Cluttering
Current Views on Its Nature, Diagnosis, and Treatment

クラタリング
早口言語症
特徴・診断・治療の最新知見

著……イヴォンヌ・ヴァンザーレン
　　　イザベラ・K・レイチェル
監訳…森浩一
　　　宮本昌子

学苑社

Kenneth St. Louis 博士、Florence Myers 博士、Coen Winkelman 博士に、クラタリングの研究・治療分野において近代的な先駆者として貢献されましたことに深い感謝をもって。

コミュニケーション・スキルの向上に努力するクラタリングのある人々と、クラタリングという困難な探求の道で彼らを導くことを選んだ臨床家のみなさまに。

私の最愛の夫 Bertram と子供たち Desirée、Anouschka、Lloyd、Giorgio、Edwin、Eli に。

Yvonne van Zaalen

献身的な夫 Aaron と子供たち Raphael と Ariella、亡き最愛の父 Abram Kanevsky に。

Isabella K. Reichel

Cluttering

Current Views on Its Nature, Diagnosis, and Treatment

Copyright © Yvonne van Zaalen and Isabella K. Reichel

Japanese translation rights arranged with Yvonne van Zaalen and Isabella K. Reichel
through Japan UNI Agency, Inc., Tokyo

監訳者まえがき

　本書はクラタリング（cluttering、早口言語症）について包括的に述べた書物の翻訳であり、クラタリングの総説書の邦訳としておそらく最初のものである。

　クラタリングとは、日本語は早口言語症（ICD-10）ないし早口乱雑言語症（DSM-IV）とされているものである。単なる早口（症）とは異なり、発話が不明瞭になったり意味不明になって通じなくなる疾患（障害）である。単なる「早口」や「乱雑言語」から想像されるものとは大きく概念が異なるため、本書ではあえて「クラタリング」というカタカナ表記を使うこととした。

　クラタリングは自覚が乏しいために単独で病院を受診することは少なく、典型的には吃音と合併して受診する。そのような症例を「親しい人との会話の方が吃りやすい変わった吃音」という印象をもったことがある臨床家は、本書を読むと目からウロコが落ちる思いがするであろう。

　本書は専門分野の教科書として、文献を多数引用して事実を並べるだけではなく、大胆にクラタリングの本質となる病態のモデルを提示し、そこから診断と鑑別と治療の論理的手順と方法について、具体的・詳細に論じたものである。流暢性障害に関わったことのある臨床家であれば、この本さえあれば明日からでもクラタリングに対応できそうだと思えることであろう。ただし、後述するが、本書は翻訳であり、検査の日本語化とその基準値の決定を含めた日本語化をしたものではないことにはご留意いただきたい。

　本書のカバーする範囲は言語学、言語病理学、神経心理学、神経科学、臨床心理学など多岐に渡り、さらに英語以外の言語の参照もあるが、それらがわかりやすく記載されている。対象とする読者としては、流暢性障害を担当する臨床家（言語療法士、大学教官、ことばの教室などの学校の教諭、医師）や言語障害・神経心理学の研究者を想定するが、当事者の方々でも、関連する専門分野の大学生レベルの基礎知識があれば、読むのに大きな困難はないと思われる。

　本書の読み方としては、まずは通読することをお勧めする。理論や診断の部分は抽象的でやや理解しにくいかもしれないが、後半を読む時に、必要に応じて読み返すと、理解が深まると思われる。診断や治療の章は、具体的にいろいろな手法が書かれているので、臨床例を経験しながら何度も読み直すことになるかもしれない。病像が想像しにくいという方は、最初に付録 M を読んでいただきたい。

　翻訳に際して、我が国で言語聴覚士と呼ばれる職業は、国によって呼び方が異なるが、本書では原語にかかわらず、言語聴覚士ないし臨床家という表記にした。分野によって日本語が異なる専門用語については、できるだけ言語学用語に従うようにしたが、一部では吃音関連で慣習的に使われている用語を用いた。人名は、同じ綴りでも国によって読み方が異なることもあり、原語そのままとした（英語綴りとなっているものもある）。翻訳困難な単語や翻訳すると意味がない語や句は、原語で掲載した。ただし、カタカナ書きが定着している語はカタカナとした。本書を読まれる各分野の専門家におかれては、用語などに疑問点やご意見がおありでしたら、ご指摘・ご教示いただけると幸いです。

言語特有な部分については、翻訳した日本語の臨床的意味づけが不明のため、日本語化していない。検査用の単語や朗読資料は、日本語化するためには、日本語での検査の妥当性・信頼性と正常値（標準値）を調べる必要があり、翻訳の範囲を超える。症例提示では、話し言葉は英語のままとし、日本語は英語の発話内容の参考としてつけたが、日本のクラタリング患者が、翻訳したような日本語の非流暢性を実際に示すのかどうかは不明である。日常に使う単語としては欧米諸国の言語では単音節語が比較的多いが、日本語では日常的に多音節語の方が高頻度であることにも留意が必要である。このため、本文中の「多音節語」への言及については、日本語では「特に長い単語」と読み換える必要がある場合もあると思われる。さらに、構音速度については、日本語では子音クラスターがない関係で、印欧語より音節速度（1秒に構音される音節数）が正常でもかなり高く、付録等に掲載されている正常値は日本語には該当しない。

　著者らが資料を掲載したサイトとしてhttp://www.NYSCA-Center.org/（"www."がなくても、また、大文字・小文字が違ってもかまわない）が繰り返し参照されているが、接続できないことがある。しかし、このサイトの資料は、ほぼ全てが本書中にある。また、翻訳時点では日本語版の資料は掲載されていない。それ以外の参照サイトについても、翻訳時点ですでに古いものがあり、最新情報が得られたものは訳注をつけた。読者の皆様にはリンクが切れている場合は検索などで見つけていただくようお願いしたい。

　本書の翻訳は、日本吃音・流暢性障害学会のワーキンググループ活動によった。小生は同学会の理事として担当を要請され、監訳の機会をいただいた。本書によってクラタリングについて不勉強であったことを思い知らされ、小生自身の吃音の臨床が大きく変わった。我が国で流暢性障害の臨床にたずさわる臨床家諸兄が、本書をきっかけに、クラタリングに自信をもって対応できるようになり、結果的に流暢性障害のある人々の生活の質が向上すると、大変嬉しい。

2018年6月

監訳者　森　浩一
　（日本吃音・流暢性障害学会理事、国立障害者リハビリテーションセンター）

序文

　他のコミュニケーション障害に比べると、クラタリングは最近になってから関心をもたれるようになった障害である。1996年の Journal of Fluency Disorders に掲載された総説（Myers, 1996）によると、Deso Weiss が画期的なテキスト「クラタリング」を出版した1964年から1996年までの間、クラタリングについての国際的な文献としては36論文しか発表されていない。北米でいくつかの文献が出版され、この障害が前より広く認識されるようになったのは、実際のところ、ほんのここ20年ほどである。そのため、クラタリングがしばしば言語病理学の「孤児」と言及されることは、不思議ではない。しかし、クラタリングは、コミュニケーション障害の疾患群の中で、徐々にその場所を見つけつつあるように思われる。この著書は、間違いなくその方向への一歩前進である。

　著者の Yvonne van Zaalen 博士と Isabella K. Reichel 博士は、長年にわたってクラタリングに献身的に取り組んできた。2人とも、流暢性障害とクラタリングの豊富な臨床経験をもち、クラタリングの研究と教育に積極的に関与し、それぞれ International Cluttering Association（国際クラタリング学会）の会長と国際代表委員会委員長として、主導的な役割を担っている[訳注]。2人は、本書を出版することで、このコミュニケーション障害についての、公衆と専門家の意識を向上させるという、国際クラタリング学会の目標の実現に貢献している。興味深いことに、両著者は、クラタリングが世界の他の地域では独立した障害だと考えられるようになるずっと前から、認識され、研究されていた国（オランダ、ロシア）の出身である。クラタリングのいくつかの原典が身近にあったことで、両著者の視点が豊かになったことは、疑いない。

　クラタリングに関する本はそう多くはなく、クラタリングに関するテキストは、クラタリングの多くの論争点についての文献の引用に終始していることが普通である。臨床家にとっては、不可解とまでは言えないとしても、混乱を招くことがある。van Zaalen 氏と Reichel 氏は、勇気をもって立場を主張している。文献を読み込み、豊富な臨床経験に基づき、クラタリングは言語能力に基づく流暢性障害であると結論し、評価と治療の両者について、明確な提案と見解と提言を提示している。クラタリングという障害に対して本書で提供される実践的な方向性と詳細な具体的・豊富な内容は、実に他に類を見ないものである。臨床家にとって、本書は、クラタリングのある人々への臨床介入を導く着想の豊富な情報源である。本書に含まれる提案や推奨には、研究によってサポートされているものもあるが、まだ実践に基づいたのみの段階で、研究によるエビデンスを待っているものもある。そのようなものとして本書は、最も適切な今後の方向性についての議論も招き、この分野の研究者を鼓舞させるものにもなるだろう。本書は、過去に獲得された知識を取り込んだ上で、著者らの独自の視点と今後の研究のための問題提起を1冊の本として出版されたもので、流暢性障害全般の分野で仕事をし

ている者なら誰にとっても、中でも特にクラタリングに興味をもつ者にとって、必読書となるであろう。

John Van Borsel

Ghent 大学、ゲント、ベルギー
Veiga de Almeida 大学、リオデジャネイロ、ブラジル

参考文献

Myers, F. (1996). Annotations of research and clinical perspectives on cluttering since 1964. *Journal of Fluency Disorders, 21*, 187-200.

Weiss, D. A. (1964). *Cluttering*. Englewood Cliffs, NJ: Prentice-Hall.

訳注:本書英語版が出版された2015年まで、Van Zaalen 氏は国際クラタリング学会の会長であった。現在は退いている。

著者序言

　クラタリングは長い間、言語病理学の分野で孤児や継子とみなされてきた（Weiss, 1964, 1968）。スイスの医師であるDavid Bazinは、1717年にクラタリングについて記述しており、彼が近代においてクラタリングについて記載した最初期の人であろう（Luchsinger, 1963）。しかし、オーストリア生まれの医師Deso Weiss（1964）が出版するまで、クラタリングは広く知られるようにはならなかった。クラタリングはその時までに存在する定義のいずれの領域にもあてはまらず、20世紀の終わりまで、広くは理解されていない状況であった。その頃から、分類困難な数々の症状の原因がクラタリングにあるのではないかと、段々と考えられるようになった。クラタリングの特徴として、世界的に受け入れられている共通の明確な理解はなかった。ここ20年間に、クラタリングに関するいくつかの文献が北米で出版されてきたため、より広く認識されるようになってきた。本書では、最近の科学的研究（エビデンスに基づく実践）と実践報告（実践に基づくエビデンス）に照らし、クラタリングの障害を明らかにしたい。さらに、その診断と、治療への実用的で段階的なアプローチについて論じる。

　純粋なクラタリングはまれである。しかし、軽度のクラタリングによる発話明瞭度の低下や、クラタリングにみられる発話様式は結構よくみられる。本書は、このような幅広く連続するクラタリングの形態全てについて説明する。理論的な基盤、診断ツール、介入計画、そして本書で示される多くの臨床的提案は、最先端の科学的研究だけでなく、豊富な臨床経験にも基づいている。

　クラタリングは、ほぼ2世紀の間、吃音とともに言及されてきたが、本書では、クラタリングは以前考えられていたよりも広く、学習障害の人々の発話と関連している可能性があることを示す。過去数十年の間、吃音は、タイミングや運動障害とみなされてきた。クラタリングは、運動のプログラミングは損なわれていないようであるが、速度の制御と調節の問題により、文章レベル（統語符号化）や単語レベル（音韻符号化）のプラニングが損なわれる障害である。本書ではクラタリングを、言語能力に基づく流暢性障害として説明する理論的なパラダイムを実証し、鑑別診断や治療などのクラタリングへの対応の臨床的側面について、網羅的に説明する。

　最近の研究（Ward & Scaler Scott, 2011; Reichel & Bakker, 2009）によると、世界中の高等教育機関において、クラタリングの専門的教育訓練は最小限しか行われていない。しかし、クラタリングの話題は、流暢性障害の授業に含めるに値し（Tetnowski & Douglass, 2011）、先進国や途上国を問わず、大学の言語病理学のカリキュラムに含めるのが相応しい（Reichel, Myers, & Bakker, 2010）。クラタリングが独立した教育課程として制度化されることによって、このコミュニケーション障害への深い理解の重要性を認識する時が来たと私たちは信じているし、実際、すでにヨーロッパと米国では多くの大学でそうなっている（Reichel & Bakker, 2009）。

　第1章では、クラタリングの理論的背景が説明される。クラタリングの中心となる特徴が明確に提示される。流暢性障害分野の新たな発展として、クラタリングの有病率と進展が、他の障害と関連づ

けて議論される。またこの章では、とりわけ Deso Weiss（1964, 1968）と Willem Levelt（1989）の記述的・説明的モデルを取り上げて紹介する。本章の最後は、クラタリングのある人々（people with cluttering, PWC）に向けられた否定的なスティグマ（烙印）についてと、様々な国におけるクラタリングに対する意識や態度に関する最近の研究についての議論で締めくくられる。

　第2章では、クラタリングの診断基準の議論に始まり、クラタリングと同時に生起する症状の症候性と理論的基盤が説明される。

　第3章では、吃音や他の流暢性障害との鑑別診断に注目する。まず、臨床家は詳しく病歴を聞き取って、Daly のクラタリング予測項目（Predictive Cluttering Inventory, PCI）、あるいは van Zaalen, Wijnen, and Dejonckere による修正版（PCI-r, 2009）に記入することで、クラタリングがある可能性を確認することができる。様々なコミュニケーション文脈で発話特徴を評価するツールを用いることの重要性と、治療の過程での綿密な評価（診断的治療）がなされることの重要性が強調される。また、クラタリング症状についての説明がされ、クラタリングと、吃音、学習障害、自閉症スペクトラム障害などの他の学習やコミュニケーションの障害との鑑別診断の基準についても説明される。さらに診断結果の臨床的応用について論じられる。諸言語での評価の書式と基準値は、http://www.NYCSA-Center.org[訳注]で入手可能である。

　第4・5・6章では、クラタリングの治療について述べる。PWC は一般的に、モニタリングスキルが低く、症状への意識はわずかしかない。クラタリング症状を認識させ、理解させることが、治療の第一段階を形成する。クラタリングの治療は、単純な練習を行うこと以上に、はるかに多くのことを意味する。それは、発話行動とコミュニケーション全体を系統的に変化させるということである。クラタリングに関しては、新しい発話行動への修正と汎化を起こすためには、特別な注意を払う必要がある。発話行動の変化を促進する方法について、発話速度を低下させること、思考を系列化する能力や形式化する能力の改善、といった様々な方法が説明される。

　宿題での練習で語想起スキルを開発することや、新たに獲得したスキルの日常コミュニケーションへの汎化について、十二分に注意が払われる。PWC が経験する具体的な挑戦と困難を克服する方法についての提案も行われる。

　第4章では、クラタリングの治療がクライアントに与える影響について論じられ、Levelt（1983, 1987, 1989）が提案したモニタリングの3レベル（フィードバックのループ）の考えを取り込むことが、クラタリングの治療へ与える利点について説明される。クラタリングの認知、感情、発話運動、コミュニケーションの各側面間の相互作用について説明される。

　第5章では、評価と介入計画に焦点を当てる。診断的治療についても徹底的に論じられる。治療の強度を決定し、治療目標を記述するためのガイドラインについて、徹底的に説明される。

　第6章では、クラタリングの特徴に気づいている話し手のために、症状に焦点を当てた練習法が提示される。クラタリングのタイプ診断に応じた治療の段階と練習が詳細に説明される。治療で行う練習と治療効果評価のための資料は、本書を補完するために構築された Web サイト www.NYCSA-Center.org からも入手可能である。本書全体を通して、治療のアプローチを説明するために症例が提示される。

要約すると、本書はクラタリングの多面的現象を理解するための理論的枠組みを臨床家に提供するだけでなく、より重要なこととして、この見過ごされ、誤診されがちなコミュニケーション障害の特徴、診断、および治療への深い臨床的理解を提供することにより、PWCとその家族、ならびに言語病理学者やその他の専門家を支援するのである。

Yvonne van Zaalen, Ph.D.
Fontys 大学、オランダ

Isabella K. Reichel, Ed.D.
Touro 大学、ニューヨーク、アメリカ合衆国

訳注：www.NYCSA-Center.org のサイトは、本文中でも頻繁に紹介されているが、2018年5月の時点ではアクセス不可能となっている。

目次

監訳者まえがき ……………………………………………………………………… i
序文 ………………………………………………………………………………… iii
著者序言 …………………………………………………………………………… v

第1部　理論
第1章　理論的背景 …………………………………………………………… 2
 1.1　クラタリングとは何か ……………………………………………… 2
 1.2　クラタリング研究の歴史 …………………………………………… 4
 1.3　クラタリングと定義 ………………………………………………… 7
 1.4　クラタリングの重要な特徴 ………………………………………… 8
  1.4.1　有病率と発生率 ……………………………………………… 11
  1.4.2　病因論 ………………………………………………………… 14
  1.4.3　クラタリングの可能性を示す徴候 ………………………… 16
  1.4.4　クラタリングと定型発達 …………………………………… 16
  1.4.5　予後 …………………………………………………………… 18
  1.4.6　クラタリングの下位分類 …………………………………… 19
 1.5　ICFとICD-10におけるクラタリング ……………………………… 20
 1.6　クラタリングの説明モデル ………………………………………… 22
  1.6.1　中枢での言語の不均衡（Weiss, 1964）…………………… 22
  1.6.2　言語学的非流暢モデル ……………………………………… 22
  1.6.3　言語自動化障害モデル（van Zaalen, 2009）……………… 23
  1.6.4　クラタリングとStournerasの4要素モデル ……………… 28
 1.7　クラタリングへの自覚と態度 ……………………………………… 29
  1.7.1　初期の文献にみられるクラタリングの否定的なスティグマ（烙印）… 29
  1.7.2　クラタリングに関する公衆の意識 ………………………… 30
  1.7.3　クラタリングについての公衆の態度 ……………………… 31
  1.7.4　言語聴覚士のクラタリングへの意識 ……………………… 31
 1.8　結論 …………………………………………………………………… 32

第2章　クラタリングの症状 ………………………………………………… 33
 2.1　序論 …………………………………………………………………… 33
 2.2　特徴と症状 …………………………………………………………… 34
  2.2.1　速く、かつ/または、不規則な発話速度 ………………… 34
  2.2.2　語構造 ………………………………………………………… 34

2.2.3	発話のポーズ	36
2.2.4	非流暢性症状	37
2.2.5	コミュニケーションの障害	38
2.2.6	抑揚パタン	39
2.2.7	リズムと抑揚	41
2.2.8	手書きと作文の問題	42
2.2.9	自己評価、発話制御、モニタリング	43
2.2.10	注意と集中	43
2.2.11	聴覚のスキル	44
2.2.12	プラニングの困難さ	44
2.3	発話速度への影響	45
2.3.1	言語的要因	45
2.3.2	音韻の側面	45
2.3.3	話者にとっての話題の関連性	45
2.3.4	話者の印象への発話速度の影響	46
2.3.5	知的障害や神経学的障害がある人々の発話速度	46
2.3.6	感情の状態と動機	46
2.3.7	年齢の効果	46
2.4	結論	47

第2部　診断
第3章　評価 ……………………………………………………………… 50

3.1	序論	50
3.1.1	クラタリング予測項目改訂版	50
3.1.2	病歴	51
3.1.3	バイリンガルについての考え方	53
3.1.4	録音・録画	54
3.1.5	発話速度の調整	54
3.1.6	流暢性	55
3.1.7	明瞭度	56
3.1.8	自覚と自覚の欠如	56
3.1.9	言語学的スキル	57
3.1.10	口腔運動の協調性	57
3.2	流暢性評価バッテリー	58
3.2.1	序論	58
3.2.2	録音と質問紙の分析	58
3.2.3	平均構音速度（Mean Articulatory Rate, MAR）	59
3.2.4	非流暢性の分析	60
3.3	様々な発話条件の分析	61

3.3.1	自発話	61
3.3.2	音読	62
3.3.3	記憶した物語の再生	63
3.3.4	作文と書字	63
3.3.5	音産出正確性スクリーニングテスト（SPA）（付録 E）	64
3.3.6	交互運動の速度	65
3.3.7	Praat を用いた音声分析	66
3.3.8	クラタリング自己評価チェックリスト	66
3.3.9	コンピュータを用いたクラタリング重症度評定	67
3.4	鑑別診断	68
3.4.1	序論	68
3.4.2	鑑別診断の基準	68
3.4.3	吃音	70
3.4.4	限局性学習症/限局性学習障害	74
3.4.5	（単なる）早口（tachylalia）	76
3.4.6	発達性発語失行	76
3.4.7	特異的言語障害	78
3.4.8	神経原性クラタリングと運動障害性構音障害	78
3.4.9	ダウン症候群	79
3.4.10	自閉症スペクトラム障害	80
3.4.11	脆弱 X 症候群	80
3.4.12	ジル・ド・ラ・トゥレット症候群	81
3.4.13	神経線維腫症 1 型	82
3.4.14	注意欠陥・多動性障害	82
3.4.15	その他の症候群におけるクラタリングについての信頼性データ	83
3.5	結論	83

第 3 部　治療
第 4 章　治療についての考察 ……………………………………………… 86

4.1	序論	86
4.2	治療の効果	86
4.2.1	短期的および長期的な効果	87
4.2.2	社会的コミュニケーションの変化	87
4.3	モニタリングの問題	88
4.4	4 要素モデルとクラタリング治療	88
4.4.1	認知要素	89
4.4.2	感情要素	91
4.4.3	発話・運動要素	92
4.4.4	コミュニケーション要素	93

	4.4.5　治療の留意事項	94
	4.4.6　練習の体系	95
	4.4.7　治療の強度（集中度）	95
4.5	結論	96

第5章　治療計画　97

5.1	序論	97
5.2	汎化と維持・安定化	97
5.3	SMART 基準	98
	5.3.1　明確であること	98
	5.3.2　測定可能であること	99
	5.3.3　達成可能であること	99
	5.3.4　現実的であること	100
	5.3.5　決められた時間内に行われること	101
5.4	宿題	102
5.5	自己観察表	103
5.6	診断的治療（評価と診断のための訓練）	103
	5.6.1　診断のための訓練1——「自分の名前を言う」	105
	5.6.2　診断のための訓練2——構音速度	106
	5.6.3　診断のための訓練3——読み課題	109
	5.6.4　診断のための訓練4——連続引算課題やその他の算数に関連した課題	109
5.7	評価結果のまとめ（診断的治療）	111
5.8	結論	112

第6章　治療のための訓練　113

6.1	序論	113
6.2	音韻性クラタリングの治療計画	114
6.3	統語性クラタリングの治療計画	115
6.4	クラタリング・スタタリングの治療計画	115
6.5	治療のための訓練	118
	6.5.1　視聴覚フィードバック（Audio-Visual Feedback, AVF）を用いた訓練	118
	6.5.1.1　AVF 訓練の理論的根拠	119
	6.5.1.2　AVF 訓練のステップ	120
	6.5.2　音節タッピング課題	121
	6.5.2.1　音節タッピング訓練の利益	122
	6.5.2.2　音節タッピング訓練のステップ	122
	6.5.3　同定——フィードバックループの習得	124
	6.5.3.1　同定における周囲の役割	124
	6.5.3.2　同定についての序論	125
	6.5.3.3　下位目標1：発話明瞭度の同定	126
	6.5.3.4　下位目標2：ポーズの数と持続時間の同定	128

	6.5.3.5	下位目標3：間投詞の同定	129
	6.5.4	聴覚的認識と音節構造の認識	132
	6.5.4.1	語の構造と音節の認識	132
	6.5.5	発話速度の低下	133
	6.5.6	発話リズム	135
	6.5.7	ポーズ	136
	6.5.8	抑揚と韻律	137
	6.5.9	言語的複雑さのレベル	138
	6.5.10	語用論	141
	6.6	獲得したスキルの維持	142
	6.7	結論	142

付録

付録 A
クラタリング予測項目改訂版（Predictive Cluttering Inventory-Revised, PCI-r） …… 145

付録 B
自発話・音読・物語再生の分析 …… 147

付録 C
平均構音速度（Mean Articulatory Rate, MAR） …… 150

付録 D
記憶した物語の再生：「財布の話」 …… 152

付録 E
音産出正確性スクリーニングテスト（Screening Phonological Accuracy, SPA） …… 155

付録 F
流暢性障害の鑑別診断プロトコル …… 158

付録 G
口腔運動評価尺度（Oral-Motor Assessment Scale, OMAS） …… 159

付録 H
クラタリングと吃音に関する簡易質問項目（Brief Cluttering and Stuttering Questionnaire, BCSQ） …… 162

付録 I
成人用音読教材 …… 164

付録 J
ビデオ症例 Baruti についての課題 …… 166

付録 K
発話の自己評価 …… 167

付録 L
クラタリングについての意見書 …… 168

付録 M

クラタリング・スタタリングのある人々の体験談……………………………………………169
付録N
短い音読教材……………………………………………………………………………………175
付録O
クラタリング用状況別発話チェックリスト（Brutten & Shoemaker, 1974改変）………176

監訳者あとがき…………………………………………………………………………………179
クラタリング関連の参考文献…………………………………………………………………181
索引………………………………………………………………………………………………199
著者紹介…………………………………………………………………………………………205
訳者紹介…………………………………………………………………………………………206

図表

図1.1	クラタリング	2
表1.1	諸言語におけるクラタリングを表す語	8
図1.2	音の融合の例（Dinger, Smit & Winkelman, 2008参照）	9
表1.2	様々な対象群と年齢群におけるクラタリングの有病率推定の概観（空欄はデータなし）	13
図1.3	1秒間の音節数で表された構音速度	17
図1.4	ICFモデルをもとに説明したクラタリング	21
図1.5	中枢での言語の不均衡	22
図1.6	言語学的非流暢モデル（Daly & Burnett, 1999）	23
図1.7	Leveltの言語産出モデル	24
図1.8	クラタリングの4要素モデル（Bezemer et al., 2006）	28
図2.1	様々な抑揚の発話　Praatソフトウェア（第3.3.7章参照）によって分析	40
図2.2	発話速度に対する外部からの影響	47
図3.1	年齢別の速度と言語形式化の関係の例	53
表3.1	クラタリングと吃音の評価（van Zaalen, Myers, Ward, & Bennet, 2008）	58
表3.2	構音速度の各年齢グループにおける基準値	59
表3.3	吃音重症度検査(SSI-4 ; Riley, 2008)の平均得点と、クラタリング、吃音、クラタリング・スタタリングの各グループの非流暢性症状の比率(van Zaalen, Wijnen & Dejonckere, 2009b)	61
表3.4	発話運動制御	65
表3.5	種々の障害の諸条件における発話特徴	73
表3.6	クラタリングと発語失行の発話の特徴	77
表5.1	最初の評価と診断的治療セッションの計画の例	104
図5.1	16のマス目、www.NYCS-Center.orgを参照	108
表5.2	様々な発話状況における注意と集中の種類（Winkelman, 2006）	111
図6.1	治療計画	113
図6.2Aと図6.2B	明瞭度の同定　音節タッピングをしながらの発話（a）と語の折りたたみ（b）	126
図6.3	コミュニケーション行動に対する発話速度調節の効果	134
図6.4	文とイントネーションのパタン	138

第1部

理論

第1章　理論的背景

1.1　クラタリングとは何か

　世界のほとんどの人は、吃音（どもり）はどんなものかという何らかの考えはあるが、クラタリング（早口言語症）という非流暢性障害については知らない。クラタリングとは、各瞬間の統語的（文法）要求または音韻的（語の構造）要求に対して、発話速度を調節することができない流暢性の障害である（van Zaalen, 2009）。クラタリングのある人（people with cluttering, PWC）は、「私は吃るけれど、実のところは本物の吃音ではないんです」と言うことがよくある。あるいは「何を言っているのか聞きとれないとか、しゃべるのが速過ぎるとか、いつも言われるんですよ。こんなことを言われないようになりたいです」と言う。

　完全に流暢に話す人はいない（Ward, 2006）。これ以上ないくらいハキハキ話す人でも、時には間違える。恐らく大抵の人は、自覚しているよりも多く間違える。間違え方はいろいろある。時間を稼ぐために、「あー」や「えっと」のような音や単語を加えることがある。言ってしまった文や単語が予定したり思っていたものと違ったことに気づくと、発話産出中でも文の構造を修正することもある。単語を繰り返したりつっかえたりするのも、よく知られている発話のエラーである。プロのコメディアンは、笑いを取るために、わざと大げさにこれらの間違いを利用することがある。

　言い間違えた時には、「あ、また吃ってる」と反応する人もいる。単語を繰り返すだけでは、必ずしも吃音ということにはならない。私たちはそれを「クラタリングによく見られる話し方（cluttering-like speech）」と呼ぶ。もし、構音の誤りや口ごもりを、異なる機会に、複数の場面で出している人がいるとしたら、それはクラタリングの症状の可能性がある。

　クラタリングは、10歳以上の小児であれば診断することが可能であることには疑いがない（Van Zaalen, 2009）。このことは、10歳未満だと診断できないことを意味するであろうか。そ

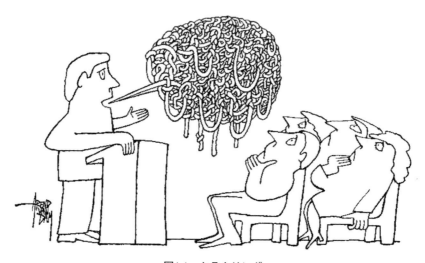

図1.1　クラタリング

の答えは「否」である。クラタリングはもっと早期に診断が可能であるが、注意深い鑑別診断が必要である。年少の小児では、発話産出のエラーと繰り返しを、他の発話や言語の障害によるものと鑑別することが困難である。10歳頃になると、発話速度が加速する傾向が出る。発話の速度が年齢とともに自然に上昇する結果、青年期になると、発話速度の制御が強いものではなくなり、症例によっては、クラタリングの特徴が現れるようになることがある。

　言語プラニングの障害が、クラタリングの非流暢性と構音の誤りを生じさせる要因であるというエビデンスがある。このことを説明するために、Levelt（1989）により提案された話し言葉産出の心的（脳内）処理工程の模式図（図1.7）を用いる。この図はクラタリングをよく理解するのに重要なので、第1.6.3章と第5.6章で説明に使う。PWCの中には、非流暢性を示す人がいれば、不明瞭な発話を呈する人もいるが、それはなぜかという問いへの答えも提供したい。最後に、クラタリングが状況によって表れたり表れなかったりするのはなぜかという問いについても回答する。

クラタリングが吃音になる

　クラタリングは見えない障害であると考えることもできる（Winkelman, 1993）。クラタリングと吃音は1人の人に共存し得るので、科学的な研究でクラタリングを吃音から区別することは非常に難しい。St. Louis, Hinzman, and Hull（1985）とSt. Louis（1996）は、非流暢な話者の流暢性障害を臨床的な知見をもとに鑑別した。結論としては、PWCは非吃音中核症状（言い直し、間投詞、句・多音節単語の繰り返し）を高頻度に示し、吃音中核症状を低頻度に示す。PWCがブロック（阻止）や引き伸ばしに注意を向けると、発話明瞭度の低さや正常範囲非流暢性に注意する能力が低下する。クラタリングと吃音は、共に類似した特徴を有し、しかもしばしば併発するので、鑑別診断が難しいことを、前世紀、特に過去数十年に、多くの流暢性障害の専門家が記載している（Blood & Tellis, 2000; Freund, 1952; Mensink-Ypma, 1990; Preus, 1992; Scripture, 1912; Ward, 2006; van Zaalen, 2009）。症例によっては、発話への恐れが強くなった結果としてクラタリングが吃音に変化すると信じられている。例えば、「何て言ったの？」「あなたの言っていることがわからない！」あるいは「何が言いたいのかわからない」「ゆっくり言って！」と周りから言われるなどの否定的な反応をされて、発話やコミュニケーションで悪い経験をすると、それによって発話への恐れと緊張が形成される可能性がある。そのような経験は、クラタリングの特定の発話症状を指摘されるものではないため、話し手を強い不安状態に陥らせる可能性がある（Winkelman, 1990）。PWCは聞き手の反応から、何かまずいことをした時はわかるが、具体的に何がまずいのかはわからないことが多い。

　クラタリングと吃音を鑑別するために、発話運動能力の検査だけでなく、音読、会話、物語再生課題など、様々な発話条件でコミュニケーションスキルを検査するべきである（Sick, 2004; St. Louis, Myers, Bakker, & Raphael, 2007; St. Louis, Raphael, Myers, & Bakker, 2003; Ward, 2006; van Zaalen, Wijnen, & Dejonckere, 2009a）。流暢性評価バッテリー（第3.2章参照）は、これらの全てのコミュニケーションの条件において、クライアントの発話と言語を評

価するために開発された。

1.2　クラタリング研究の歴史

　クラタリングに関する最早期の文献はヨーロッパで書かれた。Godfrey Arnold（1970）によると、クラタリングに関する最初のヨーロッパの研究者と専門家は、様々な医学的領域（神経内科、小児科、耳鼻咽喉科）の医師たちであった。序文で参照した Bazin は、クラタリングは「舌ではなく頭で起こる」と1717年に述べており（Weiss, 1964, p. 2）、彼がクラタリングを思考過程での障害に関連づけた最初の著者かもしれない。フランス人の Mark Colombat de l'Isere（1849）は、クラタリングの症状を、異常な構音や口ごもりをもたらすような極端に速い発話であり、それによって適切な単語や句を見つけることが困難になると、非常に正確に記述した最初の人であると考えられる（Weiss, 1964）。イギリス人の James Hunt（1861）は、英語で cluttering（クラタリング）という用語を作り出した人物かもしれない。彼は吃音とクラタリングの鑑別基準として新たなものを見出した。加えて、クラタリングと吃音は同じ人物に同時に生起し得ると述べた。1877年に、当時ヨーロッパ中に業績が知られていたドイツの Adolf Kussmaul は、tachylalia（早口）（第3.4.5章参照）を dysphrasia（連句障害）と呼ばれる障害のカテゴリーに含めて考えた。クラタリングが最初に研究されたヨーロッパの国々は、ベルギー、ブルガリア、チェコスロバキア、デンマーク、イギリス、フランス、ドイツ、ハンガリー、オランダ、ノルウェー、ロシア、スイスである。20世紀の最初の数十年間、東ヨーロッパの多くの臨床家は、クラタリングという障害を理解しようとして先行するロシアの研究者の考えを追っていた。1934年に、ロシアの心理学者 Julia Florenskaya は、発話速度の増加を主症状とする独立した障害概念として dysphrasia を同定した。彼女は、異常に早い速度の結果、語彙・文法と音韻の欠陥が生じえることを観察した。1937年に、有名なロシアの吃音専門家である Michael Khvatsev は、「クラタリングのある人の唇から音や単語がとどろき出て、狂ったように追いかけっこをし、混ざり、混乱して、飲み込まれ、完成しないままになる様子を活写した」（Reichel & Draguns, 2011, p. 265）。もう1人のロシア人の Vera Kotchergina（1969）は tachylalia の下位分類として、battarism と poltern（訳注：これらはロシアでクラタリングを表す用語）を記述した。彼女の理論に基づくと、純粋な tachylalia は、ただ単に発話速度だけの問題を表すが、battarism と poltern は形態論的、語彙的、統語的障害を含む。

　1964年に、オーストリアの音声言語学者である Deso Weiss は、クラタリングは中枢での言語の不均衡（Central Language Imbalance, CLI）に起因した結果であると述べた。Weiss は、CLI を次のように説明している。Central（C）については、中枢神経系のみを考慮しているのではなく、言語が基礎となっていると思われる全ての障害も含めて考えている。Language（L）は全てのコミュニケーションの回路（発話のみでなく）の共通項である。Imbalance（I）は、認知能力と比較した相対的な言語能力の不足を指し、もし話し手が発話過程に向ける注意を増やすことができれば、克服することができる（Weiss, 1964）。

　他の様々な著者も、流暢性障害における言語の問題の存在について議論した（Damsté,

1984; Freund, 1952; Luchsinger, 1963; St. Louis, 1992; St. Louis, Raphael, Myers, & Bakker, 2003; Scripture, 1912; Voelker, 1935; Ward, 2004, 2006; Weiss, 1968; van Zaalen, Wijnen, & Dejonckere, 2009a)。de Hirsch（1961）がクラタリングを失行に似た運動統合の崩壊であると記述したのに対し、Freund（1952）と Luchsinger（1955）は、dysphrasia 様の障害であると考えた。PWC の言語的な困難については van Riper（1982）によって、トラックⅡの吃音分類の一部（重度のクラタリング要素を伴う吃音）として記述された。1984年に、Damsté はクラタリングの3つのタイプを区別した。すなわち、リズム障害（リズム）、運動障害性構音障害（音韻）、不全失語（統語）のクラタリングである。クラタリングに言語的な要素があることは、St. Louis（1992）がクラタリングを発話・言語障害として定義した時に再確認された。これはさらに Daly（1992）にも支持された。Daly はクラタリングを、速く、リズムが崩れ、時には秩序のない、しばしば不明瞭な発話に至る発話と言語の処理過程の障害と定義した。さらに彼は、PWC の発話には、ほとんど常に言語形式化の困難という特徴があるが、いつも速いとは限らないことを指摘した。

1965年に、Lushinger and Arnold はクラタリングと診断されたクライアントの85〜90％には、クラタリングを含んだ発話や言語の問題をもつ家族がいることを見出した（St. Louis et al., 2007）。この数字は、幼小児のクラタリングは発達的な言語の問題と鑑別することが難しいため、必ずしも正確であるとはいえない（van Zaalen & Winkleman, 2009）。

Mensink-Ypma（1990）、Ward（2006）、Daly（2008）、van Zaalen（2009）の全員が、クラタリングは、言語発達が成熟した状態になった時、そして話したいという強い衝動をもつようになった時に起きるようになると結論づけた。読み書きは発話と言語の発達の他の現れ方である。読みと手書きの問題は、クラタリングのある人によく見られ、特に、速い速度か、無頓着な話し方で話す人に多い（van Zaalen & Winkelman, 2009）。van Zaalen（2009）は、発話速度制御の困難さを基礎とした言語の自動化障害モデルを提唱した。

その数年後、『クラタリング：研究・介入・教育のハンドブック』という題名の入門書が出版され（Ward & Scaler Scott, 2011）、この領域で著名な著者により書かれた章で構成されている。この入門書は、クラタリングに関する主要な研究を包括的に扱っており、診断と臨床介入アプローチの紹介においては、世界各地の専門家による協働と考えの共有を強調している。この本の後に同じ著者により『クラタリングの臨床：包括的活動手引書』（Scaler Scott & Ward, 2013）が書かれた。

北アメリカ大陸におけるクラタリング

2世紀前、クラタリングへの興味はヨーロッパの数個所で見られるようになり、他の国や大陸へとてもゆっくり広がり始め、やがて世界中の医師や科学者にとって魅力的なものになった（Reichel, 2010）。しかし、アメリカの文献では、ヨーロッパ諸国の文献と比較し、クラタリングへの注目は焦点を結んでおらず（Weiss, 1964）、クラタリングに関するヨーロッパの出版物のほとんどは、英語に翻訳されなかった（Simkins, 1973）。ヨーロッパの関連領域の専門家の

方が北アメリカよりクラタリングに興味が高かったのは、北アメリカの言語病理学の領域は、行動心理学や経験主義、つまり、明瞭で簡単に認識できる症状がない疾患について考えることを嫌がる研究者らにほぼ支配された学問領域に影響を受けていたからである（St. Louis et al., 2007）。北アメリカでクラタリングが多くの専門家の注意を惹き始めたのは、カナダとアメリカ合衆国において、1930年以降になってからである。

　第二次世界大戦中、Deso Weissがオーストリアからアメリカ合衆国に移民したため、彼のクラタリングに関する史上に残る著書（1964）は英語で出版され、多くのアメリカの専門家たちは、クラタリングという発話障害を初めて認識させられた。Weissは、クラタリングをコミュニケーションの流暢性の問題として記載した。1996年に、the Journal of Fluency DisordersはKenneth St. Louisの編集のもと、クラタリングの特集号を発行した。Kenneth St. Louisと、Florence Myers、Klass Bakker、Lawrence Raphaelからなるアメリカ合衆国の研究グループは、クラタリングという興味深い障害について、彼らの専門家としての多くの時間を同分野の専門家の教育のために割いた。これに関連する彼らの仕事で最も注目すべきであるのは、クラタリングを特徴づける症状の総数を絞ったことである（第1.3章参照）。革新的な著書、『クラタリング：臨床的概観』は、この研究グループの2人のメンバーであるMyers and St. Louis（1992）が編集しており、アメリカ合衆国だけでなく、世界中にクラタリングを認識させ、知識を広めたという点で、大きなインパクトを与えた。この著書には面白い経緯があるので、第1著者の要約を引用する。

> 　Dave RowleyとChris Codeがクラタリングの例の小さい本を書いてほしいと依頼してきたのは、1988年にクラタリングについての講演に私を招聘した後、初期のOxford Dysfluency Conference（オックスフォード非流暢会議）でのことであった。私は考えておくと答えた。DaveとChrisはFARという小さな出版社を設立したところだった。私はFARが何の省略形なのか尋ねたら、彼は「もちろん有名で金持ち（Famous and Rich）！」と言った。私は我々の1人でもそこまで（訳注：英語はfar）行けるか疑問だった。実際、FARはこの本の権利を2番目の出版社に売り、さらにSingular（現Plural）が3番目の出版社となった。でもほとんど売れなかったので、絶版になった。Singular社は私たちに連絡をくれて本は南西部（テネシー州？）のどこかの荒れ果てた倉庫にたくさん保管してあり、St. Louisと私は1冊2ドルで買い取ることができると言われた。私たちは言われた値段で買い取って、友人や学生やこの障害に興味をもちそうな人なら誰にでもあげた。これは本当の話です。昔は、クラタリングの本でさえも、ホームレスで孤児になったのであった。
> （Florence Myers、私信、2012年11月27日）

　2007年に、Myers and St. Louisは、アメリカ吃音財団の資金援助を受けてDVDを作成し、クラタリングの理論的背景を説明し、貴重な臨床的洞察を提供し、クラタリングの体験談をPWCに出演して話させた。2011年に、Myers and Bakkerは、クラタリングとその重症度を

評価し、クラタリング治療の臨床効果を測定するための、クラタリング重症度検査（Cluttering Severity Instrument, CSI）（第3.3.9章参照）を作成した。

国際クラタリング学会（ICA）

　数世紀間はクラタリングへの理解の進展は散発的であったが、20世紀の終わりから21世紀初頭に勢いを得始めた。クラタリングへの認識と知識が高まって、当代の専門家がブルガリアに集まり、2007年の歴史的な第1回クラタリング国際会議が開かれ、その会議の席で、国際クラタリング学会（International Cluttering Association, ICA）が設立された。

　インターネットとグローバリゼーションの高まりとともに、国際的な相互連携感覚が新たに生じ、ICA の名のもとに、多くの国から学者、臨床家、当事者として著名な人々を結びつけた。彼らは委員会、セミナー、パンフレット、ニュースレター、創造的で包括的なウェブサイトを通じて、協働的なネットワークを作り出した。ウェブサイトは、PWC とその家族、言語病理学者（言語聴覚士）、そして研究者にとって価値のある情報源として機能している。ICA の多国籍的、多文化的な対応努力によって、未来の研究のための踏み切り台ができ、地域、国、大陸を超えて、PWC が支援を求めるところではどこでも、この分野に興味のある人々全てが、クラタリングの病態、診断、治療について、完全なコンセンサスにより近づく（Reichel, Scaler Scott, & van Zaalen, 2012; Reichel & Draguns, 2011; Reichel, 2010）。

1.3　クラタリングと定義

　「クラタリングは発話のみではなく、言語とコミュニケーション全般を見ても、最も重要な障害の1つである」（Weiss, 1964, p. xi）。クラタリングは、異種の性質が混在しているので、様々な定義の仕方をされてきた（Op't Hof & Uys, 1974）。これらの定義の多くは、実はこの障害の症状を記述しただけのものである。St. Louis（1992）と Bakker（1996）は、クラタリングの定義について普遍的な統一見解がないことが、研究や効果的な臨床手技の発展を妨げてきたと考えた。さらに最近、Ward（2006）は、クラタリングの症状で悩んでいるが、クラタリングと診断されるほど十分に強い症状を示さない人々の行動を表現するために、「クラタリング・スペクトラム行動（cluttering spectrum behavior, CSB）」という用語を用いるよう提唱した。国際的に受け入れられている暫定的定義としては St. Louis et al. により、以下のようにまとめられている。

　クラタリングは、話し手の母語の典型的な速度に比して全般的に速過ぎると知覚されたり、速度が不規則過ぎたり、あるいはその両方であるような部分が会話に出現する流暢性の障害である。その速い、かつ / あるいは、不規則な発話速度の部分は、さらに次のうちの1つ以上を伴っていることが必須である。(a) 過剰な正常範囲非流暢性症状、(b) 過剰な音節の崩壊あるいは省略、(c) 異常なポーズ（話の間）、音節の強勢、あるいは発話リズム（2007, p. 299）。

表1.1　諸言語におけるクラタリングを表す語

言語	クラタリングを表す語	言語	クラタリングを表す語
アラビア語	إعتلاج الكلام	インドネシア語	Groyok
中国語	Yu shu zhang ai	イタリア語	Tartagliare
オランダ語	Broddelen	ラテン語	Tumultus sermonis, agitophasia, tachyphemia, paraphasia, praeceps
英語	Cluttering	ノルウェー語	Løpsk tale
エストニア語	Cluttering	ポーランド語	Geitkot または Mova bezladna
フィンランド語	Sokkelus	ブラジルのポルトガル語	Taquifemia
フランス語	Bredouillement, balbutiement, bafouillement, anonnement	ロシア語	Battarism, poltern, cluttering
ドイツ語	Gaxen, Poltern, Bruddeln	スペイン語	*Tartajeo*
ヘブライ語	דיבור חטוף	スウェーデン語	Skenande tal
ハンガリー語	Hadards	トルコ語	Hızlı konuşma

　St. Louis et al.（2003, 2007）はクラタリングの記述的定義を用いたが、van Zaalen（2009）はクラタリングの原因的定義を用いる。van Zaalen（2009）は、クラタリングは話している各瞬間の言語的、運動的要求に自分の発話速度を適応させる能力が（十分に）ない流暢性障害であると定義する。彼女は、大脳基底核の回路に問題がある可能性があるとしており、これはPer Alm（2011）の知見と一致する。彼も、発話速度制御の問題は大脳基底核のシステムにあると示唆している（Per Alm, 2011）。

　クラタリングは、過去、様々な言語において、いろいろな呼び方をされてきた。一部はしばらく使われているが、世界の様々な国でこの障害への意識が高まるにつれ、クラタリングを示す新しい用語がそれぞれの言語で造られている。諸言語でのクラタリングの名称の一覧を表1.1に示す。

1.4　クラタリングの重要な特徴

　Op't Hof（1974）と Langova Moravek（1970）は、ほとんどの PWC が自分たちの特徴を病的であると考えず、専門家の支援が必要であるとも考えないために、クラタリングの同定は常に困難であるということで一致している。Wolk（1986）は、クラタリングの症状について専門家同士でしばしば不一致があることを記載しており、それがクラタリングの診断をより複雑にしている。St. Louis（1992）はクラタリングを他の疾患から鑑別するためには、その症状の

同定が特異的であることが重要であると強調した。

　エビデンスに基づく実践と、実践に基づくエビデンスの両方によると、PWCは速過ぎたり不規則だったりと感じられる構音速度で話し、かつ、以下の3つの主症状のうちから1つ以上を伴う。

　　(a) 語の折りたたみ（telescoping）や語構造のエラーに基づく発話明瞭度の低下
　　(b) 高頻度の正常範囲非流暢性症状
　　(c) ポーズに関するエラー（St. Louis et al., 2007）

　速い、あるいは不規則な構音速度について議論した後、上記の3点の主症状について説明する。

速い、かつ/または不規則な構音速度

　構音速度が速過ぎる、または不規則であることについて議論する時に重要なことは、1秒当たりの音節数ではなく、話し手が言語形式化に必要な時間に対して発話速度を調節しているかどうかである。通常、流暢な話者は、複雑な言語文脈や困難が伴う状況では、ゆっくり話す。一方、簡単な文脈や相手に感情をぶつける状況では、少し速く話す傾向がある。PWCの発話は速かったり不規則だったりするとされているが、Bakker, Raphael, Myers, and St. Louis（2000）は、音声のスペクトログラムでPWCが実際に産出した1秒当りの音節数を数えたところ、たとえPWCの発話速度がとても速いと知覚されたとしても（St. Louis et al., 2007）、健常者の範囲内に収まると主張した。私たちは、この客観的な測定結果と聞き手の主観的な判断のずれは、主に、高頻度の非流暢性と、異常な韻律、それに、ポーズと語構造のエラーによるものであると考える。PWCの発話表出があまりにも乱れているため、聞き手の処理時間が影響を受け、測定したよりも発話が速く進む印象を与える。発話明瞭度の問題は、主に語内のラッシュに起因する。語内のラッシュ、つまり加速は、多音節語の音節数が実際の数よりも減

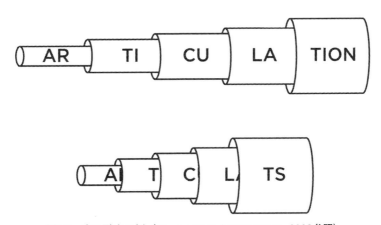

図1.2　音の融合の例（Dinger, Smit & Winkelman, 2008参照）

少してしまうのが特徴である。この過度な調音結合（overcoarticulation）は、語の折りたたみ（telescoping）（音節・音韻の脱落）あるいは音の融合（coalescence）（音節が合体して崩壊）と呼ばれる現象である。発話が誤解される問題は、主に考えながら言語形式化することで起こり、結果的には、正常範囲非流暢性とポーズに関わるエラーの頻度が高くなっている。

(a) 語の折りたたみや単語構造のエラーによる発話明瞭性の低下

構音速度（articulatory rate, AR）は、発話の持続時間によって測る。通常、（強勢や強調による）長い音を表出するためには、後続音の開始は遅れるものである。十分に遅れない場合、発話速度は過度に速くなり、時間的な韻律を欠くことになる（Alm, 2011）。

音の融合

例えば、"limitation"（4音節）の代わりに"mation"（2音節）と言う場合、この超音節的調音結合の過程で、最初の1音節は削除されたが、複数の音節の部分が互いに衝突して1つの音節を形成するすることを音の融合という。"limitation"という単語の構音速度を測定するためには、その語を形成する4音節で、語を産出されるのにかかった時間（秒数）を割る。こうする根拠は、話者はその4音節語を正確な形で発音しようと意図しているのだが、聞き手には折りたたまれた、つまり凝縮された形でしか聞こえないだけだ、ということである。語の折りたたみ（音節の省略）と音の融合が原因で起こる語構造のエラーは、音節の音韻符号化に必要な十分な時間が話者にないことにより起こると説明できる。

音の融合の例：語構造のエラー

"implications"が"implations"に変わる。
・音節が1つ削除され、複数の音節の部分が衝突して1つの音節を作る。

順番のエラーの例："undetectable"が"untedectable"に、"Madagascar"が"Magadascar"に変わる。
・音韻の配列が間違った順番になっている。

構造のエラーの例："possible"が"prossible"に変わる。
・音節に含まれる音韻が間違っている。

語の折りたたみと音の融合では、構音速度が各瞬間の音韻操作上の要求に応じて調整されていない。実は、PWCの発話明瞭度の低さは、彼らの発話をわかりにくくする唯一の問題ではない。文の言い直しや、不完全な文、語や句の繰り返しが高頻度のために、聞き手が文を正し

く理解するのが大変困難になることがある。正常範囲非流暢性症状は、話している各瞬間の統語処理が求める要求に、構音速度がうまく調整されない結果として生じる。

(b) 吃音中核症状ではなく、正常範囲非流暢性症状が高頻度（例を参照）

> 「私は、あれがしたい…、欲しい…、そうだ…、でも、なんだっけ、…えーと、えーと、その日…、その時、私は治って治って、私は完全には、十分には回復していなかった。」

(c) ポーズのエラー

PWCは速い発話速度で、抑制を欠いていることで、各ポーズは0.5秒以下にまで短くなる。これによって、次の発話への準備が不足し、息継ぎが乱れ、聞き手が聞いたことを処理できないということが生じる。

以上の3つのクラタリングの特徴は以下の論文に記載されている。Daly, 1986; Daly and Burnett, 1996; Damsté, 1984; Gutzman, 1893; Mensink-Ypma, 1990; Myers and Bradley, 1992; St. Louis, 1992; St. Louis, Myers, Cassidy, Michael, Penrod, Litton et al., 1996; St. Louis et al., 2007; van Zaalen, Wijnen, and Dejonckere, 2009a, b; 2011a, b; Voelker, 1935; Ward, 2006; Weiss, 1964; Winkelman, 1990。

一般にクラタリングの症状がよくみられる場面は、速いと感じられる発話速度の時、かつ／または、複雑な言語構造を用いる時であり、特に、PWCが自分の発話に十分に注意を向けていない時であるのは、クラタリングの最も興味深い特徴の1つである。PWCは自身の発話産出に注目している時、しばらくは症状が聞こえたり見えたりしなくなる。この現象の説明は、第1.6.3章でする。

1.4.1 有病率と発生率

特定の疾患の有病率を知ることは、臨床家がリスク要因を認識すること、臨床的なサービスを計画すること、専門家を養成すること、教育政策を策定することに役立てられる（Proctor, Yari, Duff, & Zhang, 2008）。クラタリングの有病率と発生率については十分に文献に記載されていない（van Zaalen & Reichel, 2014）。PWCの有病率を見積もった著者もいる（例を表1.2に示す）。発話・言語障害と診断された小児の中で、クラタリングの有病率は0.4%から11.5%の範囲であり、クラタリング・スタタリング（クラタリングと吃音の合併）は14.8%であった。流暢性障害の鑑別診断に焦点を当てた研究によると、クライアントの5〜27%は純粋なクラタリングを示し、13〜43%のクライアントはクラタリングと吃音の徴候を示すとされている。

Ward（2006）は、年齢と知的発達のレベルに応じて、クラタリングの有病率の数字は変わ

ると主張した。障害の分布を分析するとき、クラタリングの病態として、症候群性のものと、非症候群性のものとを明確に区別することが重要である（Drayna, 2011）。器質的な脳の機能不全があるクライアントにおいては、有病率のデータは、年齢によって異なるが、38～48％の範囲にあることを示している。Preus（1973）は、ダウン症候群の人たちの中では、純粋なクラタリングの割合は12.7％であると算出した。van Borsel and Vandermeulen（2008）は、同じくダウン症候群の集団で、純粋なクラタリングの割合が78.9％であることを見出した。これらの2つの数値は、著者らがクラタリング予測項目（Predictive Cluttering Inventory, PCI）（Daly, 2006）をクラタリングの診断手段に用いたという点で慎重に解釈されなくてはならない。PCIは、クラタリングを検出するのに、感度、特異度ともに不十分であるということが見出されている（van Zaalen, Wijnen, & Dejonckere, 2009b）。

　クラタリングの有病率の問題に明快さや合意を欠いているのには、主に次の4つの理由が挙げられる。第1に、各々の研究者が、クラタリングの診断の際にどの定義を適用したのか、確実ではない。第2に、多くの研究において、クラタリングの診断が、臨床評価によってなされたのか、いくつか規定された特徴を基準になされたのか、または自身がPWCであると思っているかどうかという質問紙によってなされたのかについて、明確ではなかった。さらに、構音速度や正常範囲非流暢性などの特徴が、吃音や他のコミュニケーション障害の評価においても考慮されたのかどうか、不明確であった。例えば、吃音とクラタリングの両方の症状を伴う人を評価する時に、上記の特徴が無視されていれば、吃音だけを呈していると誤診されるだろう。最後に、クラタリングの主要な特徴と根元的なメカニズムに関して意見が一致していないことが、確定診断を難しくしていた（St. Louis et al., 2007; van Zaalen, 2009）。現在では、主な鑑別診断（St. Louis et al., 2007）と、大脳基底核回路内の協調の不均衡によって（Alm, 2008）PWCは各瞬間の言語的あるいは構音運動の要求に合わせて速度を調節できないという考え（van Zaalen, 2009）が広く世界的に合意されているため、臨床評価に基づいた有病率の研究は実施可能である。

　Dalton and Hardcastle（1993）とSt. Louis and Myers（1997）によると、純粋なクラタリングはまれであるように思われる。Backer and Grundmann（1971）は、ドイツの学校で7～8歳の1.8％がクラタリングを示すことを見出した。特別支援教育の教室の6～12歳の（ことばの教室で吃音を主訴として指導を受ける）学童208人を対象とした調査では、1％の学童にクラタリングがあり、14.9％にクラタリング・スタタリングがあると診断された（Miyamoto, Hayasaka & Shapiro, 2006）。Preus（1981）はノルウェーでは、吃音の青年の32％にクラタリングがあったと報告した。Van Borsel and Vandermeulen（2008）はベルギーにおいて、ダウン症候群の小児の78.9％にクラタリング、17.1％にクラタリング・スタタリングがあると診断されたことを報告した。ロシアでは、Shklovsky（1994）が彼のクリニックを訪れた吃音をもつクライアントの10％にクラタリングがあると診断されたと報告した。Filatova（2005）は、流暢性障害のある55名のロシアの小児のうち、7％に純粋なクラタリング、13％に混合型があることを、クラタリングの有病率として報告した。ロシアのMissulovin（2002）は、器質的

表1.2 様々な対象群と年齢群におけるクラタリングの有病率推定の概観（空欄はデータなし）

研究者	クラタリング	クラタリング・スタタリング	対象	人数
Freund（1952）ドイツ		22%		
Freund（1970）ドイツ	10%		tachylaliaを伴う精神神経科の患者	50
Perello（1970）スペイン	0.4%		発話・言語障害のある小児	7227
Becker and Grundmann（1970か1971）ドイツ	0.8%〜1.8%		学齢児（7〜8歳）	4984
Preus（1973）ノルウェー	12.7%	19.2%	ダウン症候群の小児	47
Simkins（1973）アメリカ合衆国	11.5%		特殊教育コースに通う小児	
Preus（1981）ノルウェー		32%	思春期	
Van Riper（1982）アメリカ合衆国	12%		発話流暢性障害のある小児	256
Daly（1993）アメリカ合衆国	5%	40%	発話流暢性障害のあるクライアント	
Shklovsky（1994）ロシア		10%	クリニックに来所した吃音のクライアント	
Giorgieva & Miliev（1996）ブルガリア	27%	33%	発話流暢性障害のある学齢児と青年	15
Missulovin（2002）ロシア	100%	48%（12〜14歳）38%（15〜17歳）31%（18〜53歳）	器質的な脳不全により吃音のある患者	
Filatova（2005）ロシア	7%	13%		
Miyamoto, Hayasaka, & Shapiro（2006）日本	1%	14.9%	言語障害通級指導教室に通う吃音の児童（6〜12歳）	208
Van Borsel & Vandermeulen（2008）ベルギー	78.9%	17.1%	ダウン症候群の小児	
van Zaalen, Wijnen, & Dejonckere（2009c）オランダ	18%	43%	発話流暢性障害のある成人のクライアント	54
Howell & Davis（2011）イギリス		17.7%	発話流暢性障害のある思春期前の者（異なる2時点）	96
van Zaalen, Deckers et al.（2012）	1.1%		10歳から12歳11ヵ月の小児	270
Reichel, Cook et al.（2014）	1.2%		10歳から12歳11ヵ月の小児	85

な脳機能不全により吃音がある人（people who stutter, PWS）のうちでクラタリングのある症例について記述した。この調査では、クラタリングの人数は年齢に応じて変化した。具体的には、12〜14歳の48％、15〜17歳の青年の38％、18〜53歳の成人の31％にクラタリングがあった。米国では、Freund（1952）が吃音の22％はクラタリングもあり、その後の研究（1970）で、tachylaliaを伴う神経精神病患者50例のうち、10％にはクラタリングもみられたと報告した。Daly（1993b）は、臨床症例から、流暢性障害のクライアントの約5％が純粋なクラタリングを有しており、40％がクラタリングと吃音混合のクライアントだったことを報告した。多くのPWCは、言語治療を求めないか、クラタリングを大したことのない障害であると考えるため、クラタリングの発生率が過少に見積もられる傾向にあると考える専門家もいる（Simkins, 1973; St. Louis, Myers, Bakker, & Raphael, 2003; Ward, 2006）。

最近の有病率の研究は、クラタリングは実際には吃音よりも多いことを示している（van Zaalen, Cook, Elings, & Howell, 2011; Schnell, Abbink, & van Zaalen, 2013; van Zaalen, Deckers, Dirven, Kaiser, van Kemenade, & Terhoeve, 2012）。一部の専門家によると、純粋なクラタリングは非流暢な人々の5〜16％に現れる（Bakker, St. Louis, Myers, & Raphael, 2005; St. Louis & McCaffrey, 2005）。有病率の数字は年齢集団に伴い変化する。障害の分布を分析するとき、クラタリングに関する疫学の症候性と非症候性の特徴との間に明確な区別をすることが重要である（Drayna, 2011）。

学齢児

Froeschels（1946）によると、クラタリングのみられるかなり多くの学齢期の小児は、公立学校のことばの教室に在籍していたことがわかった。同様に、Simkins（1973）は、おそらく特殊学級に通う小児の11.5％がクラタリングであったと推定している。Becker and Grundmann（1970）は、4,984名の学齢児群の中に39名（0.78％）の純粋なクラタラリングをもつ者を発見した。有病率は年齢とともに上昇していた。7〜8歳群における純粋なクラタリングの有病率は0.0〜1.8％であった。Winkelman（1990）によると、高校生にクラタリングと学習障害との高頻度の併存が観察された。学習障害とクラタリングの併存は、女児よりも男児で4倍高い頻度で発生していた。

St. Louis et al.（2007）とvan Zaalen（2009）による暫定的なクラタリングの定義を用いて行われた最新の有病率の研究では、10〜12歳の393名のオランダの小児を無作為化した群において、クラタリングの有病率が1.8％であることが報告された。その研究では、青年期におけるクラタリングの有病率は、吃音の有病率よりも高い可能性を示している（van Zaalen & Reichel, 2014）。

注：この章で説明した全ての研究が、同じ基準、対象で実施されたわけではない。

1.4.2 病因論

PWCに神経学的症状があるのは一般的ではないが、クラタリングは器質的障害を基盤とし

たものであると、しばしば考えられている。様々な研究者が60年代前半に脳波検査で異常なパタンを発見した（Langova & Moravek, 1962, 1964）。これらの異常なパタンは、中枢神経系の不完全な成熟か、半球優位性の問題か、または異常な中枢性聴覚処理における問題によって引き起こされたと仮定されていた。クラタリングが遺伝しやすいことは、研究者や臨床家の両者からしばしば指摘される。Weiss（1964）は遺伝をクラタリングの原因に寄与するものと考えた。Seeman（1965）は、4世代18人の親族のうち、16人がクラタリングである家系について記述した。St. Louis et al.（2007）は、クラタリングのある小児の家族の85〜90％に何らかの発話や言語の問題がみられたことを論じた際に（第1.2章参照）、この障害は同一の家族に生じ、特に吃音の親族が多い家系に出やすいことを強調した。

　Luchsinger and Arnold（1970）によると、クラタリングは女性よりも男性において、4倍高い罹患率がある。この知見は、他の研究で再認されていないが、助言を求められたオランダとノルウェーの臨床家はこの比率を肯定した。偏った男女比も、クラタリングが遺伝的要因で起きることを示唆するものである。この比率が、St. Louis et al.（2007）や van Zaalen et al.（2009）によるクラタリングの暫定的定義を用いても見出されるかどうかを確認するために、さらなる研究が必要であることに注意すべきだ。

　van Zaalen（2009）は、語と非語の連続の繰り返し産出課題のfMRI研究に基づいて、クラタリングは大脳基底核における抑制の問題が原因で発生していることを想定している。大脳基底核は視床の両側にある神経核の集合体である。これらの核の最大のグループは、尾状核、被殻、淡蒼球、側坐核で構成され、線条体と呼ばれる。大脳基底核の別の核として、黒質がある。クラタリングにおける大脳基底核の役割を探求した最初の研究者は Seeman（1970）と Lebrun（1996）であった。プラハの音声医学者である Miloslav Seeman（1970）は、他の神経学的な障害による症状とクラタリングの症状を対比させ、クラタリングは大脳基底核系の障害に起因すると結論づけた。同様に、ブリュッセル出身の神経言語学者 Yvan Lebrun は、脳損傷または脳疾患後のクラタリングの症状は、パーキンソン病の症例（Alm, 2011）と同じように、通常、大脳基底核系の損傷後に現れることを、1996年に指摘した。Alm は、内側前頭前皮質の過剰活性化と調節不全がクラタリングの根本的なメカニズムであるとも提案した。彼は、そのような過程は、例えばドパミン系の過活動の結果として発生しうる大脳基底核回路の脱抑制に由来する2次的なものであると考えた（Alm, 2011）。補足運動野（supplementary motor area, SMA）自体は、大脳基底核と小脳と共に、構音のタイミング制御とひいては発話速度の制御を行う。流暢な話し手において、発話産出は様々なレベルでモニターされるが、主には聴覚から前帯状皮質（anterior cingulate cortex, ACC）と SMA への接続で起きる。「ACC と SMA が関連している機能は、（1）行動の動因、動機、開始、（2）衝動の抑制、（3）注意：行動のモニタリングと修正、（4）継次的行動の計画、（5）語と語形の選択、（6）継次的動作の遂行とタイミングである」（Alm, 2011, p. 21）。

　PWC は抑制を欠く傾向があるため、言語形式化段階の前、かつ/または、発話プラニングが十分になされる前に話し始めることがある。van Zaalen（2009）は、クラタリングでは運動

活性の神経インパルスの抑制が不十分であること、かつ/または、発話産出後の消去が不十分であることを想定する。音節が（時には語が）「こびりつく」ようである。これは、フレーズの残りの部分の遂行に悪影響を与えることになる（次の2症例を参照）。

> Desirée（付録Dに示した「財布の話」の物語再生）:
> 「雨の日のことでした。少女は『雨』と叫びながら、彼女を呼びました。」
>
> Giorgio（音産出正確性スクリーニングテストから）:
> "Impractible implications" と言うべきところを "Impractable impractations" と言う。

1.4.3　クラタリングの可能性を示す徴候

臨床家は、一般的には、クラタリングのある小児や大人が、クラタリング症状を経験するようになってから会う。一方、発達初期の段階で、クラタリングになる可能性を示す指標として知られるいくつかの徴候が存在する。小児が次に示す特徴を1つ以上示すとき、クラタリングの診断の可能性があることに留意すべきである。

> 小児にクラタリングがあり得る徴候（10歳未満で）
> ・速い発話速度や構音速度
> ・多音節語を言う時の語の折りたたみ
> ・音読時、書字、あるいは聴覚記憶課題時の（冠詞や前置詞のような）細かな語の省略
> ・速く書く、あるいは話す時にみられる意味的、統語的な誤り。一方、これらはゆっくりと書き、話す時には消失する。
> ・読みながら行きづまる、また推測に頼って読む。
> ・速い速度で読む時に誤りが多い（ゆっくりの速度、または十分に集中している時には起こらない）。
> ・/b/ と /d/ の書記素の置換。

1.4.4　クラタリングと定型発達

PWCの発話と流暢性の発達を追跡した長期的研究結果で知られているものはない。前述したように、言語要求に応じて構音速度を十分に調節できないことが、クラタリングの鍵となる特徴である。

就学中、特に思春期に、構音速度の急激な上昇が観察される。流暢な3～6歳児の平均構音速度は、1秒あたり3.3音節（SPS）である。6:3～11:7歳までの小児の平均構音速度は4.4 SPS、11:8～22歳は5.6 SPSで、これらが正常であると考えられる。通常、22歳以上では、構音速度が4.8 SPSに減少する（図1.3参照）。

第1章 理論的背景　17

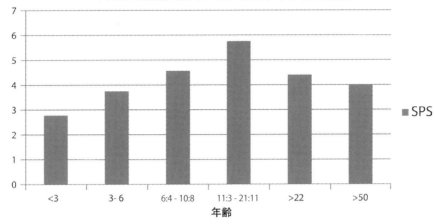

図1.3　1秒間の音節数で表された構音速度
Boey, 2003; van Zaalen & Winkelman, 2009の図を最新未発表データをもとに改変した

　自然に発話速度が上昇するため、思春期や青年期に初めてクラタリングのある発話をすることがわかることが多い。Mensink-Ypma（1990）、Ward（2006）、Daly（2008）は、クラタリングは言語発達が十分に進んだ段階で、話したいという強い内的衝動をもつようになってから初めて顕れることを観察した。よって、10歳未満の小児でクラタリングを同定することは困難である。クラタリングの発症がこのように遅い理由として重要なものが2つある。第1に、小児は発話速度が遅過ぎて、発話産出時の流暢性や明瞭性に有意な影響を与えない。第2に、文構造にエラーが出ても、言語発達の障害によるのか、発話速度が十分調節できていないだけなのかを区別するのが難しい。これらの2要因を区別するための方法は、言ったばかりのことを書いてもらうように求めることである。特異的言語障害（specific language disorders）のある人は、書き言葉と話し言葉の両方で、文構造のエラーを示すものだ。PWCの発話を書き起こして、語の繰り返しや文の言い直しを削除すると、結果として統語的に正しい文が残り、統制群で産出されたものと質的に違わない（van Zaalen, van Heeswijk, & Reichel, in preparation; van Zaalen, Wijnen, & Dejonckere, 2011）。PWCの速い発話速度での発話では、文構造のエラーや言い直しが生じるが、ゆっくり話す時、あるいは書く時には生じない。

　成人期の発話速度の低下は自然な現象である。この発話速度の低下は、思春期を過ぎるとホルモンレベルのバランスが取れることに対する反応である。クラタリングの素因のある人で、もしこのバランスが取れないままである場合、クラタリングは慢性化するだろう。

　発話速度の上昇は、他の重要な側面の発達と同時期に起こる。それは自己内省力の発達、特に、自分の見え方や話し方についてである。PWCは自身の非流暢性や不明瞭性に最初は気づかないが、人生で傷つきやすい時期である思春期に、人とは異なる話し方をしているということを次第に自覚することが多くなる。大抵の場合、この気づきが大きくなるのは、周囲の人々からのフィードバックの結果である。思春期には「おい、君が言っていること、理解するのは大変だよ」、「もっとはっきりしゃべったほうがいいよ」、「何て言ったの？」という意見を聞く

ようになる。

　思春期には、何か間違ったことをしていることは理解するが、正確に何が間違っているのかということに気づかない。よって、彼らは発話行動を変えることはできず、発話がきちんとできているか不安を覚えるようになる。Winkelman（1990）、Ward（2006）、St. Louis et al.（2007）は、PWCはこの不安により、吃音も進展させる可能性があることを強調する。

1.4.5　予後

　クラタリングの縦断的コホート研究は知られていない。実践のエビデンスに基づくと、明らかな傾向が認められる。ここでは、年齢に関することについて論じる。

> 　Diedrich（1984）は、発吃から約7年後にクラタリングが起き始めることを観察した。この観察は、Howell and Davis（2011）が行った研究の、クラタリングの開始年齢に関する知見と一致する。

　非流暢な小児が（スピーチセラピー後に）発話のコントロールを回復しても、10～13歳になって再びセラピーに戻ることがよくある。思春期の初期に、コミュニケーションの障害が再発することがよくある。自然な発達に従い、発話速度はずっと高くなっていくのと並行して、PWCはより複雑な（多音節の）語と文構造を用いるようになる。彼らの発話はさらに明瞭性と流暢性が下がる。クラタリングが思春期以前に出現している場合は、思春期に重症度が上がることに気づかれることがよくある。思春期を過ぎると、クラタリングの重症度が低下するかもしれない。が、これは特に、非流暢性や明瞭性の低下がみられる時期に、否定的な感情・情動を発展させていなければ、である。よってセラピーでは発話をモニタリングし、思春期の発話速度を積極的に低下させることがとても重要である。そうすれば、予後は、発達に伴う構音速度の上昇には比較的影響されず、発話行動を変化させようとする積極的な努力の影響を受けるようになる。

　主に実践に基づくエビデンスから、高齢者でもPWCの発話困難が増加することが想定される。発話の問題がこの時期に増大する理由はまだ明らかではない。発話産出を担う神経言語学的プロセスは、年齢を重ねるごとに徐々に衰える可能性がある。高齢者の発話速度を調整する能力が徐々に低下することが、もう1つの説明となり得る。様々な流暢性の要因に関する高齢者の流暢性プロフィールを確認するために、de Andrade and de Oliveira Martins（2010）は60歳以上の男女128人を評価した。対象者の発話サンプルが収集され、流暢な200音節の分析に基づき、発話の乱れの種類と頻度、発話速度の分析が行われた。対象者は、各年齢層間で比較された。10歳ごとの年齢群間で、構音速度（articulatory rate, AR）においてのみ有意差があるという結果が得られた。80歳以上の群では、発話の乱れの頻度の上昇と発話速度の低下に有意差がみられた。加齢の効果は80歳以降でより重要になりそうだと結論づけられた。

1.4.6 クラタリングの下位分類

　PWC の発話における音韻症状と言語症状に相違が見られることから、Damsté（1990）は構音障害型、リズム障害型、不全失語型として、クラタリングを3形態に分類した。Ward（2009）は運動性クラタリングと言語性クラタリングという下位分類を提案した。van Zaalen（2009）は、PWC は運動の遂行よりもむしろ音韻符号化において問題がみられることを見出したため、構音障害性と運動障害性のクラタリングを音韻性クラタリングと言い換えた。van Zaalen, Ward, Nederveen, Lameris, Wijnen, and Dejonckere（2009）と van Zaalen, Wijnen, and Dejonckere（2011）が報告したデータとともに、さらなる研究がクラタリングの下位分類の存在について、臨床家に目を向けるよう注意を喚起している（Bretherton-Furness & Ward, 2012）。不全失語性、リズム障害性、および言語性のクラタリングは「統語性クラタリング」にまとめることが可能である（van Zaalen, 2009）。

統語性クラタリング

　統語性クラタリングは、速い発話速度での、文法符号化と語検索に関する問題のことを言う。このような症状は、言語学的に複雑な状況で、より頻繁に生起する。この問題は、語・句の繰り返しや、間投詞、ためらいによる口ごもり、言い直しなどの正常範囲非流暢性として表れる（van Zaalen, 2009）。例えば、「私は自分の卒業論文を書くためにとても忙しい」と言うのではなく、「私は、は、えー、論文、卒業論文をか、書くのにとても、えー、忙しい」と言ってしまう。

音韻性クラタリング

　van Zaalen（2009）によると、音韻性クラタリングは音韻符号化の問題を指し、速い発話速度で、特に多音節語において起こり、語構造のエラー（例：音の融合、語の折りたたみ、音韻配列のエラー）により特徴づけられる。統語性クラタリングと同様に、音韻性クラタリングの症状は言語学的に複雑な状況ほど、より頻繁に生起する。例えば、"Probably we will meet tomorrow."と言う場合、"Probly we will teetmorrow."と言ってしまう。

　クライアントのクラタリングが音韻性、統語性のどちらが優勢かを決定するために、Reichel（2010）の「クラタリングと吃音に関する簡易質問項目（Brief Cluttering and Stuttering Questionnaire BCSQ）」の中に、「あなたのコミュニケーションをじゃましやすいのは、思考や文の組み立てですか、それとも速くて滑舌が悪い話し方ですか？」という質問がある。多くのクライアントは、文のプラニングや言語形式化より、速くて滑舌が悪いことがコミュニケーションを妨げていると答える（Exum, Absalon, Smith, & Reichel, 2010）。付録 H と付録 M も参照。

> **統語性クラタリングの経験の報告の例**
>
> 「クラタリングが起きる時の考えの過程を映像に例えるなら、機関車の操車場の衝突みたいに、いくつもの考えが突然止まって衝突し、互いに轢いてしまうのです。」
>
> 「方向性のわからない文や賢く見えない文を言ってしまった後、二度と口を開くまいと願う気持ちを克服する方法を学ばなくてはなりませんでした。」
>
> 「(クラタリングが)もっと頻繁に起こるようになって、言いたいのと完全に違う単語を言ってしまう時に、明らかに問題になりました。このことをいつも、頭の中で読み書き障害のようなことが起きているせいだと思っていました……。」
>
> 「どうして私は話し方をゆっくりにすることができないのか。そして、ただ吐き出すように言ってしまうのか。」
>
> **音韻性クラタリングの経験の報告の例**
>
> 「クラタリングが起こる時、私の話し方は速く、はっきりせず、始まりも終わりもなく言葉のボールが転がって行くかのようです。」
>
> 「私がしたみたいに、文を1つの塊にごちゃごちゃに混ぜるのを、他の人がするのを聞いたことはありません。」
>
> 「私の考えは、話せる速さよりも速く進み、まるでロックコンサートの最前列みたいなごちゃごちゃな言葉になってしまいます。」
>
> 「私の考えていることは、口が追いつけないほど速く走ることがあります。この競争の結果、大抵は口からごちゃ混ぜの言葉の塊が出てしまい、聞き手も自分自身もあっけに取られてしまいます。」(Exum et al. 2010)

1.5 ICFとICD-10におけるクラタリング

国際生活機能分類(International Classification of Functioning, ICF)は、人間の機能を3つの視点から観察する。それらは以下である。

1. 人間の器官からの視点(心身機能と身体構造)
2. 人間の行動からの視点(活動と参加)
3. 社会生活における参加者としての視点(環境因子)

疾患・障害の側面と人としての機能に関するデータを組み合わせることにより、PWCのより広い、有意義な像を作り出すことができる。これらのデータは、クラタリングの診断および治療の意思決定プロセスにおける根拠を形作る。

ICF（WHO, 2007）によると、クラタリングは以下のようにコード化される。

ICF：発話速度制御の問題であるクラタリング

身体機能
b 3300：発話流暢性、b 3301：発話リズム、b 3302：発話の速さ、b 3303：発話の抑揚

活動と参加
d 330：発話、d 166：読むこと、d 170：書くこと、d 3601：書くための機器を使用すること

個人の態度に関連する環境因子
e 310：直近の血縁関係の家族、e 315：拡大家族（訳注：核家族が両親を通じて2個以上集合した家族形態）、e 320：友人、e 325：知り合い、仲間、同僚、隣人、地域のメンバー、e 355：医療従事者、e 555：協会や組合、組織サービス、制度や政策

個人因子
急いだ、抑制されていない、衝動的な、発話モニターレベルが低い

これらのコードの間の関係をより良く理解するために、図1.4を紹介する。

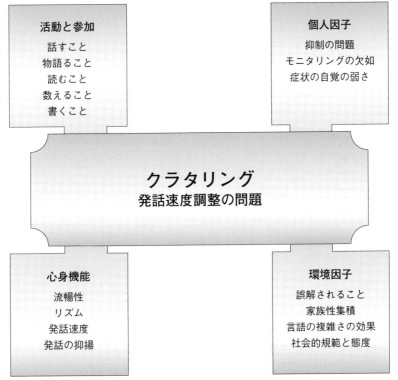

図1.4　ICFモデルをもとに説明したクラタリング

国際疾病分類第10版（ICD-10, WHO, 2007）に基づくと、クラタリングは次のようにコード化され、定義される。

> クラタリング＝F98.6
> 　流暢性の崩壊を伴い、発話速度の速さがみられるが、繰り返しや口ごもりはなく、発話明瞭性の低下に従い重症度は上昇する。発話は、異常な句の区切り（息継ぎ）のパタンを通常伴う、速く突発的に急発進するような話し方で、間違いが多くリズムに異常がある。（WHO, 2007）

1.6　クラタリングの説明モデル

1.6.1　中枢での言語の不均衡（Weiss, 1964）

1964年に、Deso Weiss はクラタリングを中枢での言語の不均衡（Central language imbalance, CLI）と記述した。彼は以下のように CLI を説明した。

C（Central）は中枢を指す。中枢神経系が関連しているからだけでなく、それが他の全ての症状の根本であるように見えるからである。L（Language）言語は全てのコミュニケーション経路（発話のみでなく）の共通要素である。I（Imbalance）不均衡は何かを遂行する時に均衡を欠く状態を示すが、回復の可能性も含む。PWC は注意が向けられた時には、均衡を回復することができる（Weiss, 1968）。

1.6.2　言語学的非流暢モデル

Weiss の概念を基に、Daly and Burnett（1999）はクラタリングを言語学的非流暢モデルの中の1つの症候群として記述した。症候群は、様々な症状を同時に呈する。Daly and Burnett は症状を、認知、言語、語用論、発話、運動といった特定の分類に従い記述した。クラタリングは、もしこれらの1つ以上の分類に問題があれば診断され得ると結論づけた。しかし、図1.6に示されているように、多くのクライアントは複数の分類に該当する可能性があり、その

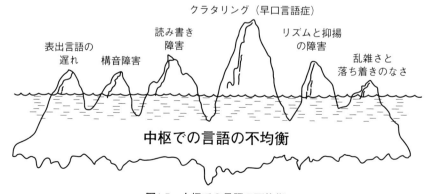

図1.5　中枢での言語の不均衡

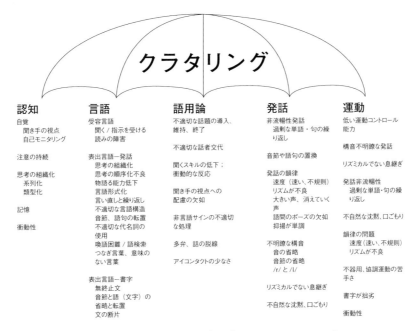

図1.6　言語学的非流暢モデル（Daly & Burnett, 1999）

結果、クラタリングとして診断される。このモデルは、起こり得る全ての様々な症状を説明するが、特異的で感度が高いモデルとは言えない。

1.6.3　言語自動化障害モデル（van Zaalen, 2009）

　クラタリングの非流暢性と発話不明瞭性の性質を説明するために、言語を産出する瞬間の直前に起きる、言語形式化の処理過程を理解することが重要である。van Zaalen（2009）はクラタリングの背景にある処理過程を説明するために、Leveltの言語産出モデルを用い、言語自動化障害モデルと称した。Levelt（1993）によると、思考の表出には3段階の過程がある（図1.7参照）。伝達意図が生じた後の最初のステップでは、思考や伝達内容のプラニングと、この伝達内容を表現するための的確な瞬間であるかどうかについてのモニタリングを行う。誰もが、不注意な時には後で後悔するようになることを言うかもしれないと認識しているだろう。このような場合には、最初のステップのモニタリングの処理過程が適切に機能していない。2番目のステップでは、伝達内容が文法的に正しい文構造をもつように言語形式化される。伝達内容に含まれるそれぞれの文は、発話者の脳内辞書から集められた語により構築される。同様に、文中にある各語も1つずつ構築されなくてはならない。語は音節から組み立てられる。音節は正しい順序で（"bli-bi-gra-phy-o"でなく、"bi-bli-o-gra-phy"［訳注：参考文献の意］）、かつ正しく（"bli-bli-o-gra-phy"ではなく）発音されなくてはならない。文と語がプラニングされ、運動プラニングが準備できた時、自分の考えを表出するという3番目のステップに移ることができる。

　Bakker, Myers, Raphael, and St. Louis（2011）は、発話速度が過度に速い話者と同じよう

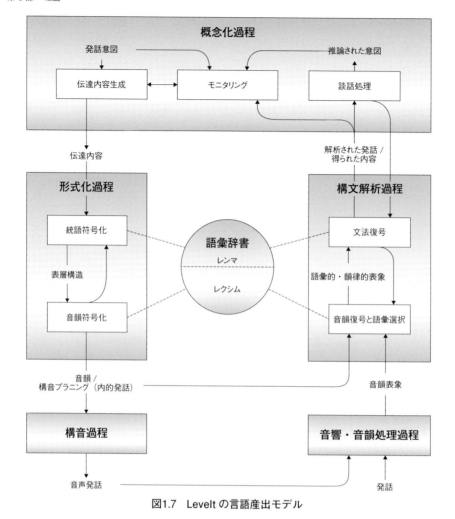

図1.7 Levelt の言語産出モデル

に、PWCは、一般的な人と比べ、発話速度を加速させて話すことに駆り立てられることが多いことを示した。クラタリングのある人は、言語的あるいは運動的要求に応じた調節をしていない発話速度で話す。つまり、言語産出に必要な全3ステップを完了させるためには、発話速度に限界があることを意味する。PWCは、発話速度に集中した時には流暢で明瞭になることが知られている。多くのPWCは、音読時には流暢で明瞭であり、特にヘッドホンを着けて聴覚的フィードバックを強化した時にはなおさらである。さらに、クラタリングの症状は、リラックスした状況で増加するようである（例：家族や友達と過ごす時）。発話遂行のこのような相違はどのように説明されるのだろうか？　我々は、言語自動化と注意、発話速度の3つの概念で説明する。本章次節では、3つの概念全てについて、最も重要な事実について強調したい。

言語自動化 / 同期障害

第1に、言語形式化の処理が同期している場合には、速い発話速度で正しい文が産出可能で

ある。文の構成は、意図したようにプラニングして産出された適切な語を用いて行われる。クラタリングがある場合、言語形式化処理は言語産出と同期しない。文あるいは語の構造化は、時間内に間に合うようにプラニングし、完成することができない。言語形式化の同期が不十分であれば、言語産出上のエラーが生起することが予想される。言語産出上のエラーは、非流暢や発話エラーの数が過剰になるという形で出現する可能性がある。

　発話の非流暢には2つの範疇が存在する。正常範囲非流暢性と吃音中核症状とである。正常範囲非流暢性は多くの人が発話を続けている時に経験するもので、語の繰り返し（例：「でも、でも私はできる。」）や、間投詞（例：「えーと」あるいは余分なポーズ）、句の繰り返し（例：「私は、私は行きます。」）、言い直し（例：「私は行き、帰ります。」）がある。吃音中核症状としての非流暢はコントロール不能感があることが特徴的であり、例えば、音の繰り返し（例：「b、b、b、バター」）、引き伸ばし（例：「アーーーニマル」）、ブロック（例：「お…、もしろい」）などがあり、身体的な、かつ/または、情動的な緊張を伴うことがある。クラタリングの発話エラーは通常、音節の折りたたみ（例：「ダイナソー（恐竜）」が「ダイソー」に）、音節の混合（例："bi-bli-o-gra-phy" が、"bli-bi-gra-phy-o" に）があり、これによって発話が理解不能になる。

　正常範囲非流暢性は、時間稼ぎの効果（Howell, 2008）により最もよく説明できる。既にプラニングした伝達内容の一部を繰り返したり、ポーズを加えたりして、そのような行動によって文の残りの部分をプラニングする時間を稼いでいる。まるで、聞き手はその人が思考している様子や文を形式化する様子を聞いているかのようである。この行動は「迷い発話」（maze behavior）として知られる（以下の例を参照）。

> 迷い発話（maze behavior）の例（言い直し、語のまとまりの繰り返し、間投詞／つなぎ言葉（fillers））：
> "Well, let's say, that I want, uhm, I will go to the to the, I will drive to the aquarium today."（「えー、何ていうかー、行きたい、えーと、行き、今日、車で水族館に行きます。」）

　PWCは発話速度が速くなると発話エラーを察知できなくなるため、発話エラーを起こす。通常、人は発話エラーを見つけ、修正する。PWCは録音された自分の発話からは、発話エラーを認識することはできるが、実際に話している時にはエラーに気づかない。話し続けている場面では、PWCはこのようなエラーに十分に注意を払うことができないのである。St. Louis et al. は、持続的なモニタリングと発話産出の調節は、PWCにとって、注意深く警戒していないとできないとしている。そのようなスキルは、自然に、自動的に行えるようになるものではなく、特に、彼らが興奮を覚えるような、あるいは複雑であると感じる話題の時にはなおさらである（St. Louis et al., 2007）。

　要約すると、クラタリングにみられる言語形式化と産出の同期不良は、発話速度調節の問題

が原因で起こるということになる。PWCにみられるこの言語産出の非同期性は、結果的に、高頻度の正常範囲非流暢性や不明瞭な発話を引き起こす。

注意

　エラーを発見し、修正するためには適切なモニタリングシステムが必要である。PWCにとって、文あるいは語のプラニングを行うのに、多大な注意が必要である。その結果、他の処理に用いる資源があまり残らず、特にモニタリングや構音が資源不足になる。よって、エラーその他の産出困難が検出されず、修正もされない。

　発話エラーや非流暢性への反応の欠如は、モニタリング（制御と修正）のスキルが低下していることの徴候である。PWCは、例えば、無意味音節の産出や、記憶した物語の再生、日常生活の描写をする時などのように、注意の能力が言語産出（文、語の構造化）に目一杯まで使われてしまわなければ、発話をモニターすることができる。

　PWCは通常、例えば教室で話している時と比べると、家庭で話している時にはより非流暢で不明瞭である。同じ小児が、クラスでは流暢で、家庭、あるいは友達との場面ではほとんど非流暢ということもある。発話とコミュニケーションの速度に加え、注意力が重要な役割を担う。PWCが疲れている時や家庭にいる時、発話産出への注意力は、学校や仕事で話す場面に比べ、低下する傾向にある。

　複雑な言語形式化課題を行っている場合など、注意が言語形式化に完全に振り向けられてしまっている時、発話エラーを認識し、修正するための資源はほとんど残っていない。したがって、クラタリングには「二重障害」が存在するという仮説が立てられる。1つは不十分な同期による言語形式化の障害で、もう1つは、その結果として、言語形式化のために処理容量が使い果たされてしまうことに起因するモニタリングの弱さの問題である。

　まとめると、PWCにとって、発話中に文の形式化と語の構音をするだけでも困難な状態であるため、発話産出のモニタリングがとても難しいものになっている。

発話速度

　PWCにみられる、繰り返しや修正のような、音声として聴取可能な言語形式化の問題は、迷い発話としても知られ、ゆっくりした発話の時には消失し、録音された自身の発話を聞く時には認知される。言語形式化自体の障害である可能性を除外するために、PWCに物語を書くよう求めるべきである。書く課題でエラーが起きなければ、言語の障害は除外できる。クラタリングのない人は、伝達内容の困難度に合わせ、発話速度を調節しているものである。つまり、話、文、あるいは語の構造が複雑であればゆっくり話し、言語産出が比較的簡単であれば、速く話す。一方PWCは、自分の発話を言語的複雑さにすぐに対応させて調節することができないのである。PWCの発話産出への集中は、最初の40秒は十分であるが、会話が2分以上続くと失われてしまうことがよくある。

　前述のように、PWCの家族にもクラタラリングのある人がいることがよくある。そのよう

な家族の発話速度は速く、思春期や成人期のコミュニケーションに悪影響を与え得る。同じグループのメンバーがその行動を続けているのに、1人だけ自分の行動を変えることは非常に困難である。

　PWC は、話し続けている時には、自分が言っていることを十分にモニタリングしているようにみえない。全ての音節をはっきりと構音するためには、多大な注意が必要である。話し続けていると、PWC は、注意力の全ての容量が言語形式化に使い果たされるので、長時間、ゆっくりとした発話速度を続けることができない。

Levelt による言語産出時のモニタリング

　Levelt のモデル（1983）は、モニタリングのレベルと言語産出の段階との共通の関連性について説明している。

概念化過程

　概念化の段階では、言語化前の伝達内容が生成される。この言語化前の伝達内容は、いくつかの処理の結果であり、表出意図の概念化、関連情報の選択、情報の順序立て、会話の道筋を維持することを含む（Olsthoorn, 2007）。話し手により形式化された思考の適切さと正確さを確認することは、内的なモニタリングと呼ばれる（レベル1）。この概念化段階では、話し手は、伝達内容が意図されたものであるか、有用であるか、この情報を他者と共有したいか、について確認する。

形式化過程

　第1に、産出する予定の概念内容の意味に対応する適切な語が、レンマ（形態素）の形で脳内辞書（Mental Lexicon）から取り出され、統語的な枠組みに入れられ、その結果、表層構造化に至る。このことを、統語符号化と呼ぶ。2番目の形式化の段階は、音韻符号化と呼ばれ、前の段階で産出された一連の形態素を伴う音（レクシム、語彙素）と強勢パタンが選択される。形式化段階の結果の出力は、言語産出の最終段階で使われる構音ないし音韻のプラニングである。

　語彙選択処理過程で、何千もの選択肢から、1つの唯一の正しい語が選ばれるはずである。音韻と韻律のパタンの（訳注：脳内の）プログラミングは、選択された語に関わる音韻符号化を基に、プラニングされる。

構音過程

　構音段階では、発話プラニングが発話器官の動きに変換され、音声化された発話になる。

音響・音韻処理過程

　プラニングされた発話の遂行後、聴覚からのフィードバック（聴取）は話し手に、話した伝

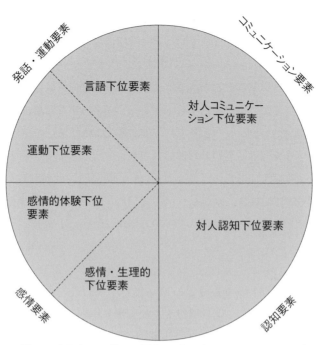

図1.8 クラタリングの4要素モデル（Bezemer et al., 2006）

達内容についての気づきをもたらす。話し手が聞いたことに基づき、伝達内容は再び正確かどうか、意図した発話や言語のパタンと比較しながらモニタリングされる。このモニタリングによって、音韻や語と文レベルで音声的な修正が行われ、また、意図した伝達内容となるような修正も行われることがある。PWCが話している間は、注意力の容量の残りが不足するため、このモニタリング機能は、低下してしまう。

要約

　クラタリングは言語機能に問題が生じる流暢性障害である。言語産出が比較的簡単な時、PWCは流暢・明瞭に発話することが可能である。言語産出が困難な時、発話速度は言語的複雑さに対応して調節されるべきである。しかしPWCは、文や語の形式化に注意を向ける必要があるため、発話速度のコントロールのために十分な注意の容量が残されていない。言語自動化のレベルが十分でない場合、より高頻度の正常範囲非流暢性症状や不明瞭な発話が生起することになる。

1.6.4　クラタリングとStournerasの4要素モデル

　Bezemer, Bouwen, and Winkelman（2006）が吃音との関係において議論したStournerasの4要素モデルは、クラタリングの様々なコミュニケーション要因の相互作用を説明するためにも有用である。このモデルにより、クラタリングの様々なコミュニケーションの特徴を明示することが可能になり、治療計画への新たなアプローチを提案する。

　クラタリングの4要素は相互に影響し合う。発話・運動要素は、運動と言語の下位要素によ

り構成される。これらの下位要素は、速い、かつ/あるいは変動しやすい発話速度、語や文構造の誤り（語の折りたたみと異常な音節の配列）、高頻度に起こる正常範囲非流暢性（例えば、語や句の繰り返し、間投詞、言い直し）のような、発話行動の特徴全てに関係している。

音韻性クラタリングでは、運動成分が最も影響を受けている要素である（例：音節の配列とプラニング）。統語性クラタリングでは、言語が最も影響を受けている下位要素である（例：文構造、ストーリー構造）。

対人コミュニケーション要素は、異常な発話が聞き手に与える効果を反映する。発話明瞭度の低下や、話し手と聞き手の速い速度でのコミュニケーションの交換は、聞き手が話し手に適応する能力を阻害する。PWCの伝達内容はそれゆえに、よく誤解される。

PWCの発話に影響する感情要素は2つの下位要素から構成される。体験の要素は、クラタリングのある人が長年にわたり蓄積してきた体験に関係する。クラタリングのある人がよく誤解されるとすれば、コミュニケーションへの恐れが進展する可能性がある。本人はこの過程に気づかないことがよくあり、その結果、表面化しない問題となる。話し手の伝達意図が理解されず、聞き手の反応と話し手自身の発話間に関連性が構築されないため、まともに取り合ってもらえないことがしばしば起きると、PWCの恐れが始まる。純粋なクラタリングにおいては、音や語、あるいは発話全体への恐れは進展しない傾向がある。

行動の抑制はクラタリングの生理的要素として捉えることができる。発話が開始されると、PWCにはそれを止めるのが難しい。抑制制御が欠如していても、クラタリングのある人がそれに悩んだり何かをやめたりすることはない。これは吃音のある人が発話中に制御を失うと、何もできなくなるほどの効果をもたらすことがあるのとは対照的である。PWCの抑制の欠如は、発話中の身体的な落ち着きの無さからも見て取れるが、人の話を聞いている最中にはそれは起きない。発話中の落ち着きのなさは、聞き手の注意を伝達内容から逸らしてしまう可能性もある。

クラタリングの認知要素はやや拡散しており、それゆえに認識することが難しい。多くの正常発話者の自己イメージは一般的には適度にポジティブである。PWCは一般的に、症状の自覚が乏しいため、自分のスピーチをプラスに判断しており、彼らの発話を理解するのに問題のある聞き手は、自分の発話に十分注意を払っていないからではないかという感じ方をしている。自分の発話と聞き手からの否定的なフィードバックの関連がわかると、前向きであった自己イメージはすぐに否定的な方へと変化する。治療時には、クライアントが症状に気づくこと（発話への注意）と、違った風に話すことに対する抵抗（慣れの効果）は、区別される。認知要素は治療の過程で暗示的にも明示的にも取り組まれる（第4〜6章を参照）。

1.7　クラタリングへの自覚と態度
1.7.1　初期の文献にみられるクラタリングの否定的なスティグマ（烙印）

Dalton and Hardcastle（1993）は、PWCに対する否定的な人格特徴のイメージをもたらしたこの領域の数人の先駆者について述べた。このようなことは、時に、印象による見方に基づ

いてときおり行われた。発話と人格の混同によって、Froeschels（1946）はPWCの人格を衝動的、不注意、忘れやすい、乱雑であると記述した。Freund（1966）は、PWCを攻撃的、爆発的、外向的、衝動的、制御されていない、性急であると描写した。さらにFreundは、PWCの発話は、聞き手にネガティブな効果を与え、緊張、フラストレーション、困惑を頻繁に感じさせ、彼らが話す内容についていくためには、一生懸命集中しなくてはならないと述べた。Weiss（1964）はPWCの人格について、聞き下手である、考えをしきりに言いたがる、表面的である、他人の関心に無配慮で、自分の行動の結果について考えないと述べた。Weissは、PWCは会話の主導権を握り、聞き手の考えや感情を無視すると指摘した。さらにWeissによると、PWCは感受性を欠き、子供っぽく自己中心的なため、人々をイライラさせるとのことである。Weissはまた、多くの思春期のPWCは、学校での成績が全般に低いためなのか、怒りっぽいとも述べている。Weissによると、PWCは不安が強く、欲求不満であり、短気で癇癪を起こしやすく、家で扱いにくいとのことである。

　Ward（2006）は、これらの固定観念に反対し、PWCの個性について、経験的にも系統的にも研究されていないと警告した。Wardは、注意力とモニタリングスキルが低いため十分に聞くことができず、誤解や不適切な反応を導いている可能性があると推測した。van Zaalen（2009）は、PWCが言語形式化に困難をきたしている時、自分の音声出力をモニタリングし、聞き手の応答に反応するためには、限られた注意の容量しか残されていないと説明している。Dalton and Hardcastle（1993）は、PWCへの否定的な固定観念について、これまで決して合理的に説明されたことはないと確信している。

　クラタリング分野の初期の先駆者たちは、臨床観察のみに基づき、PWCの性格についての印象にたどり着いた。彼らの認識は、PWCとコミュニケーションを取ることが困難であることに対する自分たちの反応に影響を受けていた。Mullet（1971）は、言語病理学の先駆者たちは、「舌を弛緩させようとして、精神も解き放とうとした。（p. 149）」と解説した。Mulletは「先駆者たちの時代にあった、切迫した多面的な焦燥感が反映されていた（p. 149）」と考えた。しかし時代は変わった。むしろ最近では、否定的な固定観念や偏見、スティグマ（烙印）が、痛みや心傷や憎しみを引き起こすと結論づける人が多い。これらの破壊的な態度は、時代や、国、文化により様々ではあるが、まだどこでも見られる（Reichel & St. Louis, 2007）。

1.7.2　クラタリングに関する公衆の意識

　コミュニケーション障害への世間一般の意識は、その障害で悩む人々に向けられる態度に重大な影響を及ぼすことがある（Pireira, Rossi, & Van Borsel, 2007）。クラタリングと吃音への意識を測定するために、アメリカ、ロシア、ブルガリア、トルコにおいて、対象者が一般市民から抽出され、「人の属性に対する公衆の意見調査　試験版（Experimental Edition of the Public Opinion Survey of Human Attributes, POSHA-E）」が実施された（St. Louis, Filatova, Coskun, Topbas, Ozdemir, Georgieva et al., 2010）。クラタリングと吃音の一般向けの定義が質問紙に掲載された。

回答者は、流暢性障害のある人々の40％がクラタリング・スタタリングで、60％が吃音のみであると推測していた。調査された4ヵ国からの回答者は、クラタリングと吃音は異なる流暢性障害であると考えており、両者は重複する可能性があるという印象をもっていた。クラタリングと吃音の人々にみられる最も一般的な重複障害は、回答者の年齢に関わらず、注意欠陥・多動性障害（attention deficit/hyperactivity disorder, AD/HD）であると思われていた。それ以外に報告されたコミュニケーションの重複障害は、言語障害、構音障害、不特定の障害であった。

1.7.3　クラタリングについての公衆の態度

今日まで、多くの人々がPWCに対して否定的なイメージの評価をもち続けている。PWCと話す時、その衝動的な話し方、不明朗な構音、抑揚のない話し方、終わりそうにない「言葉の追い立て」（Simkins, 1973）のために、イライラし聴くのをやめてしまうかもしれない。ほとんどの国や文化において、否定的な信念や固定観念は共通なものもあるが、文化によって異なっているものもあり、特に西洋以外の国々では、疾患や障害によっては「神の思し召し」、「幽霊、悪魔、または精霊」によって起こると信じられている（Al-Khaledi, Lincoln, McCabe, Packman, & Alshatti, 2009; Reichel & Draguns, 2011; St. Louis et al., 2007）。

第1.7.2章で引用した公衆の意識の比較調査の対象と同じ4ヵ国において、クラタリングと吃音に対する公衆の態度に関する調査（St. Louis, Filatova, Coskun, Topbas, Ozdemir, & Georgieva, 2011）も同時に実施された。クラタリングと吃音の障害を、肯定的、中立、否定的とみなされる他の8つの状態と比較するために、POSHA-Eも使用された。回答者は、クラタリングと吃音は肥満、車椅子を使う、精神疾患があることと同等に否定的に認識しており、年寄りであることや左利きであることよりも否定的に認識し、知能が高い、外国語が話せる、話しが上手であることより、有意に否定的に認識していた。回答者は、クラタリングは、家庭での感情的なトラウマや緊張などの心理的な要因によって起こると考えていたが、これらの全ての原因は、PWSよりも影響は少ないとも考えていた。加えて、クラタリングがウイルスや疾病、あるいは「神の思し召し」、幽霊、悪魔、あるいは精霊によって生じるという考えを必ずしも否定していなかった。クラタリングと吃音への否定的なスティグマ（烙印）は4ヵ国全てにおいて認められた。回答者はまた、PWCは神経質、興奮しやすい、怖がり、あるいは恥ずかしがりやであると思っており、たくさん話すことや、責任が要求される仕事において、必要とされるレベルで働くことができないと思われていた。このような回答は、吃音のある人々に向けられるよく知られた否定的な固定観念に似たものがあることを確認するものであった（St. Louis et al., 2011; 2013）。

1.7.4　言語聴覚士のクラタリングへの意識

クラタリングの存在と介入方法への知識は、いつも言語聴覚士のみにとどまってきたし、今もそれが続いている。アメリカ（St. Louis & Hinzman, 1986）とイギリス（St. Louis & Rustin, 1992) における言語聴覚士の意識に関する調査では、クラタリングについての彼らの知識は概ね限られていることが示された。また言語聴覚士は、PWC への治療を計画し実施する能力に自信がないことが示された。

　他の質問紙が、ブルガリア、ギリシャ、イギリス、アメリカの言語聴覚士に配布された（Georgieva, 2004）。この調査には、クラタリングと吃音を比較する質問も含まれていた。回答者は、クラタリングの症状や原因に通じているが、クラタリングと吃音の相違と共通点への明確な理解をもたず、臨床場面で治療技術について十分な経験をしていなかった。学校での準備教育が十分でなく、関係する出版物も限られているため、PWC に関わる仕事をする能力に関して不安な気持ちをもっていた。

　さらに最近、ICA の25名の国際的代表者による国際的なクラタリング調査（International Cluttering Survey, ICS）が実施された（Reichel & Bakker, 2009）。参加者の多くは、クラタリングに特別な興味をもっている言語聴覚士であった。25名の代表のうち、10名（オーストラリア、ベルギー、ブルガリア、カナダ、デンマーク、イギリス、フェロー諸島、イスラエル、スウェーデン、アメリカ）は、自国のほとんどの言語聴覚士がクラタリングを知っていると回答していたが、症状を同定し、診断に辿り着き、あるいは治療を提供するのに十分な知識があるとは考えていなかった。8ヵ国では、言語聴覚士の多くはクラタリングを知らないと報告された（アルゼンチン、インドネシア、日本、リトアニア、オランダ、ロシア、スーダン、タイ）。

1.8　結論

　クラタリングの様々な定義とモデルの説明の歴史的概説はこれで終わりである。非常に長い間、クラタリングは見過ごされ、誤解された障害であった。他の障害との相互関係において、クラタリングの中核症状を記述するために、van Zaalen（2009）は Levelt（1989）や Stourneras (in Bezemer et al., 2006) のモデルを用いて、クラタリングの4要素の言語自動化障害モデルを構築した。これにより、クラタリングという障害はより良く理解でき、理論的な枠組みの中に置かれた。

第2章　クラタリングの症状

2.1　序論

　この章では、第1章で議論した多様な症状を、理論的枠組みの中に整理する。この枠組みによって、クラタリングの評価、診断および治療の方向性を得ることができる。

> 「診断の指標とは、障害の有無を分類するために使われる、測定可能な特徴である（Shriberg, 2003, p. 510）」

　Shribergのこの定義に従うと、他の疾患からクラタリングを鑑別するには、測定可能で強力な特徴が必要である。「クラタリング」という用語は、表われ方に個人差がある症状や特徴のあらゆる組み合わせを包含する。クラタリングの診断は、単一の症状や特徴に基づいて下すことはできない（Alm, 2011）。クラタリングと診断される人は、少なくとも次の中心的な特徴を示す。すなわち、速く、かつ/または、不規則な発話速度に加えて、下記の特徴の少なくとも1つ以上を伴う。

- 吃音中核症状ではない非流暢性症状（正常範囲非流暢性症状とも呼ばれる）が高頻度。
- 統語的、意味的規則に合わないポーズや韻律パタン（音節の強勢や発話リズム）が過度に多い。
- 不適切な（多くは過度な）調音結合の使用、特に多音節語において（語の折りたたみ）（第1.3章も参照）。

　St. Louis and Schulte（2011, p. 241）は、クラタリングの定義に母語の概念を加え、クラタリングは「母語での会話において、全体に速過ぎたり不規則過ぎる部分がある流暢性障害である」と定義した。クラタリングが速度調節の問題であると仮定すると、母語という概念は決定的に必要なものではないが、第2や第3言語で話す時には、その言語に堪能でなければ速度が低下するのは確かである。しかし、クラタリングは速度調節の問題であるため、話し手が非母語を流暢に話せるようになると、クラタリングはそれらの言語にも現れる。

　上述の症状に加え、必ずしもクラタリングに特有ではないがPWC（クラタリングのある人）によく見られる症状もある。例えば、つなぎ言葉（フィラー）の過度な使用、抑揚や強勢が少なく単調、多弁、もごもごした話し方、母音の音色の変動、不明瞭な発音などがある。

　クラタリングは、特に明瞭さや内容伝達に関して、上で述べた中心的な特徴が頻繁にあることによって言語的コミュニケーションが妨害される症例においてのみ診断される（Winkelman, 1990）。発話が不明瞭である、または発話速度が非常に速い人を全てクラタリングであると診断してはいけない。発話明瞭度の低下は、特に教師やニュースキャスターなどの話すことを職業にする人たちでは、クラタリングの特徴のうちの1つだけが生じている場合が多く、2つ以上の症状の組み合わせが起きていることは少ない。発話明瞭度の低下は、多くの場合、ス

トレスがある状況で起きる。Myers and St. Louis（1992）も、異常な発話速度、非流暢性症状、言語レベルの障害、（訳注：過度の）調音結合などの変数は、独立に存在することがあると述べている。

2.2　特徴と症状

以下では、クラタリングの様々な特徴や併存する障害の症状の、広く国際的に合意された見方について議論する。国際クラタリング学会のホームページ http://associations.missouristate.edu/ica/ を参照。

2.2.1　速く、かつ/または、不規則な発話速度

話者の発話速度を評価する際、発話速度と構音速度（articulatory rate, AR）の違いを知ることが重要である。一部の研究者は、構音速度を発話運動行動の指標として見ている（Kent, 1984; Van Riper, 1982）。1秒当たりの音節数で測定される構音速度は、1分当たりの単語数で測定される発話速度よりも、発話遂行時間の良い尺度である（Hall, Amir, & Yairi, 1999）。構音速度は、発話サンプルにおけるポーズと非流暢性症状を除外した後の、1秒当たりの音節や音素の数と定義される。1分当たりの単語数によって発話速度を測定すると、ポーズが測定時間に含まれる。

私たちの考えでは、PWC の発話は、言語学上想定されない箇所に、不規則で短いポーズが高頻度に出現することが特徴的である。クラタリングでは、ポーズは持続時間に大きな影響を与える。そのため、構音速度が PWC を評価するのに最も良い尺度であると考えている。

> 社会言語学的規準とは異なるポーズを示す例
> I go with .... my friends for dinner because .... when I ... do... not do that I will be... hugry.
> （わたしは友達 .... と晩ご飯に行く、わたしは .... そう .... しなければお腹が空く .... から .... です。）

St. Louis et al.（2007）がまとめたクラタリングの暫定的定義では、速く、かつ/または不規則であると判断される構音速度は、クラタリングの必須の特徴であるとされている。St. Louis et al. は、構音速度がとても速いと感じられても、実際に測定してみると、正常範囲内に収まる場合があることを観察した。速度の乱れには以下の特徴が認められる。

・高頻度の正常範囲非流暢性
・高頻度のポーズや間違った韻律パタン
・高頻度の（過度の）調音結合。特に多音節語において

2.2.2　語構造

語は音節によって構成される。音節が並ぶ順序によって、語の意味が決まる。音節を結合し

て語を構成するには、プラニングの時間が必要である。PWCは発話速度が速いために、音声プラニング（phonetic planning）や運動遂行（構音）が完了する前に、音韻的プラニングのための十分な時間が残っていない。プラニングについてはLeveltのモデル（第1.6.3章）を参照。

　プラニングのための時間が不足すると、音節の順序の言い間違いを含め、エラーを起こしがちになる。例えば、PWCは"magnificent"を"magfinicent"と言うことがある。また、音節内の構造のエラーも起こりうる。例えば、PWCは"tangle"と言おうとして"dangle"と言ってしまう時がある。このような現象は、PWCの発話速度が速い時に見られる。構音のためのプラニング時間が不足するか、前に産出した音節がまだ話し手の頭の中にあると、語構造のエラーが起こりうる。

> 症例
> 　Bertramは、ゆっくり話す時は、ほとんど音節の順序のエラーを起こさなかった。興奮しながらベルポートの旅行について語る時は、"possible probabilities"と言おうとして、"There were prossabilities"と言った。その話の続きを語っている時にも、同じタイプのエラーが増えた。Bertramは音産出正確性スクリーニングテスト（SPA）（付録E）の他の単語でも、似たような順序のエラーを起こしていた。SPAでは、音節の誤りの点数が高かった（van Zaalen, 2011）。

　一般に、音韻モニター課題では、PWCの反応時間は統制群より短かい（Garnett, Adams, Montgomery, St. Louis, & den Ouden, 2012）。一方、PWS（吃音がある人）の反応時間は有意に長かった（Sasisekaran, de Nil, Smyth, & Johnson, 2006）。しかし、音韻モニター課題中のエラーは、PWCとPWSの両群が統制群より多い。これらの結果は、両群ともに自己モニタリング上に欠陥があることを示唆し、それが発話産出のエラーを増加させる。クラタリングを正確に診断するには、音声的（phonetic）エラーが産出されても、音声学的欠陥（phonetic deficits）ではなく、プラニングのエラーによることを確認する必要がある。このことを踏まえると、治療を計画する際には、通常の発声（滑舌を良くする）練習ではなく、自己モニタリングを向上させることが推奨される（第5章参照）。

　発語失行の人が典型的に産出するのと類似した音韻的エラーがPWCの発話によくみられる。これらのエラーはクラタリングの最も重要な特徴を反映するものとする専門家もいる（Ward, 2006）。PWCの中で典型的なのは、"grees gras"（訳注：正しくはgreen grass）や"ficefellow"（訳注：正しくはnice fellow）のような、いわゆる発話予期型のエラーである。クラタリングでは、"brink deer"（訳注：正しくはdrink beer）や"freel fee"（訳注：正しくはfeel free）のような、音韻の置換も見られることがある。PWCは発話速度を低下させたとしても、いわゆる「早口言葉」では相当な問題が出る傾向がある。

> **早口言葉**
>
> Peter Piper picked a peck of pickled peppers.（ピーター・パイパーが1ペックのペッパーピクルスをピッと取った。）
>
> Betty Botter bought a bit of butter. "But," she said, "this butter's bitter!"（ベティー・ボッターがバターをちょびっと購買した。「でも、このバターはビミョー」って彼女は言った。）
>
> A canner can can anything that he can. But a canner can't can a can, can he?（缶詰業者は缶詰にできるものなら何でも缶詰にすることが可能だけど、缶を缶詰にすることは不可能よね？）
>
> She sells sea shells by the sea shore.（彼女は海岸のかたわらで貝殻店を開業してる。）

上記のような、よく知られた早口言葉を言う時のエラーは、発達性発語失行に見られるものと似たように聞こえることがある。早口言葉の中では、以下のようなエラーが見られることがある。

過度な調音結合（訳注：音韻の省略を含む）が聴取される。例：
- "politsian"（politician）
- "pleas"（police）
- "Many thinkle peep so"（Many people think so）

音節や音の置換：
- "Magadascer"（Madagascar）
- "presisent"（president）
- "tevelision"（television）

音や音節が追加される。例：
- "spossible"（possible）

2.2.3 発話のポーズ

　文や話者間のポーズは一般的に0.5～1.0秒の範囲である（van Zaalen & Winkelman, 2009）。PWC の発話明瞭度が低いことはよく知られている。その原因の1つに、PWC のフレーズ間のポーズが、一般話者の正常な発話よりも有意に短いことがある。フレーズ間のポーズは、聞き手が話し言葉を理解するのに重要である。ポーズは話し手にとっても同様に重要である。ポーズは、話し手が次の文の形式化やプラニングをする時間を与えてくれる。ポーズは、前のフレーズで高まった呼吸の緊張をほぐしたり、次のフレーズを話すことができるよう、十分な酸

素を得るための時間も与えてくれる。ポーズを省略すると、次のフレーズの準備やプラニングのための時間が制限される。この時間制限の結果、発話の形式化を、発話しながら調整しなければならない。その調整は、例えば、言い直しや間投詞、語句の繰り返しなどのような正常範囲非流暢性症状として現れるのである。次の例はこれを説明する。

> クリニックに、発話のパフォーマンスの問題を主訴とする30歳の女性コメディアン Desirée が現れる。彼女は話し方がとても速く、言葉の曲芸師である。彼女はコントを書くのに長時間をかける。ショーの後には、ファンとしゃべる。彼女は、「ファンは、愛してくれているけど、演技中に言っていることの多くを理解していないようだ」と気づいた。ファンではない人たちは、彼女の表現方法を嫌う。その人たちは、「この娘は自分のことを話すだけでいっぱいだが、それだけだ。ひたすら話すだけだ」と言う。Desirée は誤解されていると感じる。彼女は発話中のポーズを十分にとらないために、多くの聴衆がついて来れないことがよくある。話を理解するのに十分な時間を与えないという単純な理由で、話を理解しようとしている人も諦めさせることになることが多い。頻繁に現れる非流暢性症状は、ファンには面白いと解釈される。その結果、言葉の曲芸師は道化師だと判断されてしまうのだ。

クラタリングのもう1つの特徴は、文中の不自然な位置にポーズをとることである。PWC は速い発話速度で話すため、ポーズがとても短くなりがちで、それが息切れの原因にもなっている。典型的な言語発達の過程では、ほとんどの人は、文のどこにポーズを置くかについて教えてもらう必要がない。ところが PWC は、発話速度が速いために、フレージングやポーズをつけるという内的概念が形成されない。PWC は、句読点のない文章において、適切なポーズの位置はどこか、文の始まりはどこなのか、を識別することに問題を抱えているため、どこにポーズを置くべきかを教わる必要がある。

2.2.4 非流暢性症状

間投詞や言い直しの頻出は、クラタリングの流暢性が崩壊する特質に関係している。St. Louis et al.（2007）の引用によると、Starkweather（1987）は、間投詞は語句の繰り返しに比べ、正常範囲非流暢性がより発展した形であると述べている。Logan and La Salle（1999）は、言い直しは、概念や形式化の崩壊が言語プログラミング時に発生することに起因するという仮説を提示した（St. Louis et al., 2007）。時間に依存する音韻または音声の符号化過程の中断によって発話の非流暢性症状が引き起こされるというそれまでの有力な意見は、流暢に話す人たちでは確認できなかった（Eldrigde, 2007）が、私たちは PWC の多くの非流暢性症状は発話運動の困難さからではなく、言語的困難さによって引き起こされると考えている。これらの発話の中断は「言語的迷い（linguistic maze）」行動と呼ばれることが多く（Howell & Au-Yeung, 2002）、結果的に、言語的非流暢性症状や正常範囲非流暢性症状をもたらす（van

Zaalen, Myers, Ward, & Bennet, 2008)。Howell and Au-Yeung（2002）によって提唱されたように、正常範囲非流暢性は、次の文構造をプラニングする時間を稼ぐために表出される。話し手は、すでにプラニングしたか遂行したことを繰り返す。次のプラニングができ次第、非流暢性症状は終えられ、企図した構造が遂行される。したがって、正常範囲非流暢性症状とみなされる繰り返しは、より緊張が少ないものとなり、正常なリズム形式で産出される。しかし、吃音の中核症状とは違い正常範囲非流暢性は、音節構造をバラバラにはしない。音節はそのままの形で残る。正常範囲非流暢性症状とみなされる繰り返しは、緊張がなく、正常な速度で、そして余分な強勢を伴わずに産出される音節・語・句の繰り返しである。

　PWCのほとんどの非流暢性症状は、正常範囲非流暢性である（Myers & Bradley, 1992; St. Louis, 1996a; Ward, 2006; van Zaalen, Wijnen, & Dejonckere, 2009a, b）。最近のMyers and St. Louis（2007）やvan Zaalen, Wijnen, and Dejonckere（2009c）の研究では、群間比較において、PWCは健常話者と同程度の正常範囲非流暢性を産出していたことが示されている。しかし、この知見は、スピーチセラピーを受けている人のみを観察した結果に基づいたものである。時に、PWCの正常範囲非流暢性症状の頻度がとても高くなる場合もある。さらに、クラタリングの2つの下位群の間で、非流暢性症状の頻度が異なるようである。音韻性クラタリングの場合、正常範囲非流暢性の頻度は流暢話者と同等である。一方で、統語性クラタリングの場合は、正常範囲非流暢性の頻度は他の群に比べて有意に高い。

　間投詞や言い直し、語句の繰り返しのような正常範囲非流暢性の場合、緊張は軽く、正常な発話リズムで産出される。形式化が困難であることや発話速度が速いことの影響で、高頻度の語句の繰り返しが観察される。繰り返し回数が1回である語の部分の繰り返し（例：「パ、パタン」）は、PWCにおいても頻繁に起こる。緊張のみられる語の繰り返し、引き伸ばし、緊張を伴うポーズ（ブロック）のような吃音中核症状はめったに起きない（3％未満）（Sasisekaran et al., 2006）。流暢な話者の正常範囲非流暢性症状の頻度は、学童から青年期の者で3.1％（De Nil, Sasisekaran, van Lieshout, & Sandor, 2005）から約9.7％（Eggers, 2010; Blokker, Vos, & van Wingerden, 2010）の範囲にあると報告されている。一部のPWCでは、正常範囲非流暢性症状の頻度は35％にもなる（van Zaalen, Wijnen, & Dejonckere, 2009b）。対照的に、PWSについては5％より少ない傾向がある（van Zaalen, Wijnen, & Dejonckere, 2009b）。Damsté（1990）は、この現象の説明として、PWSが通常は修正する必要のない発話でさえ修正しているということを提案している。

　注：速い発話速度、短いポーズ、非流暢性症状と過度な調音結合が組み合わせられると、非流暢性症状は実測値よりも多いように知覚される（van Zaalen & van Heeswijk, 2012）。この現象の説明については第2.3章を参照。

2.2.5　コミュニケーションの障害

　コミュニケーションの規範は、2人以上での会話を成立させるために重要である。PWCにとって、通常のコミュニケーションの規範（語用論）は当然のことではない。例えば、話者交

代（ターン・テーキング）をしたり、発話機会を相手に与えることは、非常に難しい可能性がある。PWC は、衝動的に話を始めたり、聞き手の反応に気づかないで話し続けたりする。その理由の 1 つは、注意が言語産出に極度に集中しているためである。

　発話明瞭度の不足や非流暢性症状の高頻度の出現により、PWC の発話は誤解されたり、全く理解されなかったりすることがある。PWC は、わかってもらえない理由を十分に自覚していないことがよくある。話の内容を明確にするよう求められると、PWC はたった今言ったばかりのことを、再び同じように繰り返すことが多い。これは聞き手をイライラさせるだけでなく、PWC も自分の言ったことがまたもや理解されなかったことに気づき、イライラしてしまう。自分の症状に気がついている一部の PWC は、2 回目の時に単語をもっとはっきり発音する。それは、聞き手の反応、例えば聞き手が顔をしかめるなどの結果として起き得る。

　PWC にとって、会話で話題を新たに開始したり維持したりすることも困難である場合が多い。話題を適切に開始し、適切に話し合うには、話し手は聞き手の知識について考慮する必要がある。Weiss（1964）は、このように聞き手に対して適切に対応しないことは、コミュニケーション自体に無関心であることを示すと解釈した。現時点では、PWC の速いコミュニケーション速度によって、聞き手の知識や必要としている情報を十分に判断することが、ほぼ不可能になることがわかっている。PWC が聞き手の視点を適切に考慮しないと、コミュニケーションは事実上、対話というよりモノローグ（独白）になる。しかし、コミュニケーションを成立させなくてはならない状況で、聞き手の知識や情報のニーズを判断するのに、PWC が流暢に話す人より能力が低いという経験的証拠を示した文献はない。

2.2.6　抑揚パタン

自然な発話には以下の特徴がある。

- 発話明瞭度
- 適切なフレージング
- 言語単位間で十分な長さのポーズをとること
- 抑揚パタンや強勢の使用

　そのため、クラタリングで典型的に損なわれるコミュニケーションは、異常な抑揚や韻律パタンの結果である可能性もある。これらは、上述のコミュニケーションに伴うパラ言語である。以下にいくつかの例を使って説明する。異常なフレージング（句切り）、速い発話速度、非典型的な文の形式化は、ピッチ（pitch：声の高さ）の表層的な変化や単調さをもたらす原因となり得る。単調さは伝達内容をわかりにくくし、結果として聞き手の集中力を低下させる。

　クラタリングの単調さで多く見られるのは、抑揚の単調さである。単調さとは、ピッチの変化が最小限であることを示す（2～3秒のフレーズで100 Hz 以下）。抑揚の単調さ（図2.1参照）については、この話し手は文の意味に関係なく、全ての文で同じイントネーションのパタンを

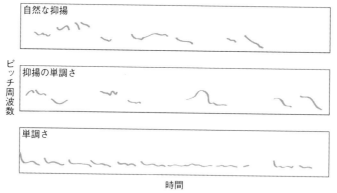

図2.1　様々な抑揚の発話　Praatソフトウェア（第3.3.7章参照）によって分析
訳注：横軸は時間、縦軸はピッチの周波数を示す。

用いている。もし聞き手がこのような話し方に気づくと、伝達内容から気が逸れてしまう可能性がある。聞き手は常に異常な発話パタンの性質を聞き分けられるとは限らないが、単調な話し方は退屈そうに聞こえるため、いずれにせよ注意力を失わせる可能性がある。

文レベルでの韻律的な困難さに加え、語レベルでも問題が起こる可能性がある。これらは音節の強勢に関わっている。例えば、"irrespon'sible"を"ir'responsible"と発音する（訳注：「'」の前の音節に強勢がある）。

さらに、例えば、"irresponsel"のように、非強勢音節がしばしば省略される。この現象が頻繁にまたは規則的に起こると、伝達内容から聞き手の注意をそらす可能性がある。

退屈にならないようにと、自分の考えを述べる際に、さほど重要な意味がない冒頭の短い語を強めて言う人は多い（PWCだけではなく）。有意味語の代わりに前置詞に強勢が置かれることもよくある。次の例で説明する。

> "ALSO this phenomenon that occurs IN the army, is IN this case A bad example that happens ON a daily basis."
> （軍隊で起こるこの現象も、この場合は、毎日のように起きる悪い例である。）
>
> ＊上記は「異常な強勢パタン」（訳注：大文字・太字は強勢があることを示す。）

間違った強勢パタンが原因で、聞き手は"that happens on a daily basis"の部分の意味を理解できない可能性がある。上の例における強勢は、声の大きさと高さの変化からなる。文末で音量が小さくなることは（ナイトキャンドル効果）、クラタリングで最も頻繁に見られる現象である（次の囲みを参照）。プロの話し手においてさえ、これはまれに起こりうる。この現象は、発話の明瞭度や聞き手の理解度に悪い影響を与える。

> ナイトキャンドル効果の例：
> "SADLY I HAVE not heard the end of the sentence."
> (「**悲しいことに私は**文の最後が聞こえなかった。」)

ナイトキャンドル効果

> 例："IN riots in Moscow four people ARE WOUNDED."
> (「モスクワの暴動で4人が**負傷した**。」)

強勢が重要な意味のある語にない例

　直上の例では、大文字（太字）で書かなかった単語は小さい声で話されている。この例における強勢は、最も意味のある単語には置かれていない。聞き手は後から「どこで暴動が起きたの？」とか「何人が負傷したの？」と自問することになる。

> 他の例：

> "Yesterday IN China hundreds OF children GOT sick after using poisoned milk powder."
> 「昨日中国で何百人もの子供が毒入りの粉ミルクを飲んで病気になった。」
> 2人の聞き手がこれについて話している。
> 「アイオワ州で？」
> 「違う、中国で。」
> 「えー、ショックですね。」

強勢が重要な意味のある語にない例

2.2.7　リズムと抑揚

　可能性として、早口（tachylalia：速過ぎる発話）または緩話症（bradylalia：遅過ぎる発話）に合併して、発話のリズムの欠如または乱れがあることが、クラタリングの良い指標になると考えている人が多い（Daly, 1996; St. Louis, 1992; St. Louis et al., 2003; Ward, 2006; van Zaalen et al., 2008）。次から次へと早い発話が出てくることは発話明瞭度に影響を与える可能性がある。文章間の短いポーズと合わさり、突然文章が始まったりすると、発話に障害があることはより明確になる。突然の発話の開始は、時としてスタッカートのような発話となる。
　クラタリングのある人にとって、幼児向けの詩を暗記したり話したりするときに問題はさらに厳しくなる。なぜなら、それらの詩は主に繰り返しやリズミカルなパタンを基にしているか

らである。リズムのパタンとポーズ（フレージング）の間の同期的な関係性が減ると、深刻なフレージングの問題が生じ、発話明瞭度をさらに低下させる。もしそのような問題が、音楽的な性質（音感）の欠如が原因であるのならば、治療は非常に難しいものになる可能性がある。それは治療効果がほとんどない時に初めて明らかとなる。この音感は、音楽的才能と誤解されるべきではない。

　発話のリズムの欠如は音楽家にも起こり得る。例えば、発話にリズム障害があるドラム奏者がいる。音楽の産出の時は、コミュニケーション（とその運動の記憶）の時とはおそらく違った脳の賦活が起こっている。音楽のパフォーマンスには、発話とは異なるレベルの注意が必要である。同様な概念は、重度の吃音があるほとんどの人が流暢に歌えるということにもあてはまる（Alm, 2004, 2007, 2008）。絶対音感をもっているが歌う時にピッチをコントロールできない著名なピアノ演奏家がいる。これらの例では、歌っている時の知覚と音階の産出とに違いがあるようである。声帯の筋肉の制御は、ドラムスティックやピアノの鍵盤を使うための筋肉の制御とは違うように組織されている。異なる抑揚を産出する能力は韻律によって決められている。声に高さやリズムをつけて産出するスキルが欠けていると、単調な話し方になる。これはしばしばPWCで見られる。

2.2.8 　手書きと作文の問題

　十分な言語スキル（読む、話す、書く、聞く）は、効率的で、楽な、そして効果的な他者とのコミュニケーションに重要である。クラタリングのある人はこれらのいずれかに問題が出る可能性があることは広く知られている。書字についての問題は、複数の研究者や本書の著者らによって指摘されている（Daly & Cantrell, 2006; Bezemer, Bouwen, & Winkelman, 2006; Dinger, Smit, & Winkelman, 2008; Ward, 2006; van Zaalen & Winkelman, 2009）。歩く、話す、書くなどの異なる動作の速度の間には、非常に強い相関がある。「あなたは歩くのが速い、話すのが速い、考えるのも速い」と言う母親もいる。

　書字は、文化的に決められた記号が、特定の区別できる形状、関係、および大きさに基づいて表される形状についての学習である。書字は発話産出と相関する。それは同じ発話と言語の符号を表現する別の方法というだけである。発話言語の産出は、呼吸、声帯、口唇、舌の筋肉の連続した運動パタンの所産である。手書きは、内的発話を表音文字（訳注：日本語では表意文字も含む）を通して可視化するために、紙面に跡を残す運動である。音韻的プラニングが話しことばの発話運動プラニングにつながるのと同じように、書き言葉では、音韻的プラニングが書記素（grapheme）の運動プラニングにつながる。読みやすさは、形と動きの軌跡と紙の余白の空き方による。書く速度は、動きや考えの速度に相関する。3歳の子供はすでに書記素の細かな運動を実行できる。幼稚園に行くずっと前の年齢層の子供たちは、精度8ミリメートルで指を動かすことができる。文字を書いたり絵を描いたりするこれらの指の動きは、幼稚園に行く年齢までに通常はよく発達している。これは、微細な運動の発達がその年齢で完了するという意味ではない。学校で上手くやっていくためには、書字は大切なスキルである。

> 10歳のLloydは「書くことに注意すると、単語をどのように書いたらいいのか忘れてしまいます。単語をどう書くかに注意すると、綺麗に書けなくなっちゃう」と言った。

近年は、書き方について教えることに焦点が当てられているが、それにも関わらず書字の問題をもつ子供の割合は増加している。現在、男子は30%、女子は10%が書字に多少なりとも問題を抱えている。

PWCの書字のエラーは発話のエラーと関連があることが多い。手書きと流暢性の障害についての科学的な研究は我々の知る限りでは出版されていない。著者らの臨床経験からは、PWCに書字の問題があることは明らかである。臨床的エビデンスからは、統語性クラタリングをもつ者は、書きことばと話しことばの両方で高頻度の単語の繰り返しと言い直しがみられる。一方、音韻性クラタリングがある者では、書記素の短縮に起因して、通常より多く読みにくさの問題を起こす。PWCは、書字の時には速さが抑制され、紙面への筆圧が増加し、書くことに疲れると不満をもらす。

2.2.9 自己評価、発話制御、モニタリング

1970年代には、クラタリングの原因と維持の要因として、感覚的要素を考えていた著者が多かった（St. Louis et al., 2007; Ward, 2006）。これらの著者によると、PWCの自己モニタリングは損なわれているとされていた。PWCが流暢性と発話明瞭度の問題に気づかない傾向があることを考えると、この説明はもっともらしく、感覚的要素がクラタリングを持続させている要因であるという考えとも整合する。明瞭度低下の原因は、それゆえに生じる言語形成、速い構音、発話速度、タイミングの異常、不規則なリズムの特異的な問題である。しかし、言語形式化のプロセスに問題がない時には、PWCは発話の自己モニタリングが十分にできるということを強調しておくことは、非常に重要である。その結果、感覚的要素がクラタリングの主要な原因からは除外されることになる。

PWCは抑揚やリズムを変えたり制御したりできないことに加えて、発話中に自己モニタリングする能力が不十分である。治療計画の最初のステップは、患者に自分の症状をわかってもらうことである。これは、クライアントが自分の発話の録音を聞くことによって実現できる。詳細は第5章を参照。

2.2.10 注意と集中

Kussmaulは1877年に、PWCは、より注意を向けると、発話産出が改善することを観察している。注意が低下すると、クラタリングの症状が明らかに多く現れる。多くのPWCの親や家族は、長年にわたって、このような観察を肯定している。

> あるPWCの妻の観察では、「最近、ピーターが私に向かって話すとき、何を言っているのか全くわかりません。でも、私の友人に話すときには、突然聞き取りやすくなります。時々、彼がもはや私のためには最善を尽くしていないかのように感じます。」

PWCの発話産出は、通常、リラックスした時に悪化する。特に馴染みのない人が1人会話に参加すると、発話産出へ向ける注意が増加する。このように発話が改善する理由は、人が加わることで、クラタリングのある人がより警戒するようになるからである。クラタリングのこの側面は、紹介しようとしている医師や臨床家の診断的評価の際に、誤解を与えることがある。多くの場合、最初の数セッション中にくつろぐことはない。彼らは発話に問題があるものの、多くの場合、どこまでできるかを示そうと集中する。その結果、発話に注意して、通常よりクラタリングの症状が少なくなる。その後のセッションで緊張を感じなくなると、それほど警戒しなくなり、クラタリング症状が増加する。最初のセッションでクラタリングの発話を検出できるようにするには、クラタリング予測項目改訂版（PCI-r）（付録A）および音産出正確性スクリーニングテスト（SPA）（付録E）が使用できる。また、発話が録音されているのを気づかれないようにして、あまり構造化していない状況下でも評価すべきである。録音の同意書については、第3.1.4章の手順を参照。

2.2.11 聴覚のスキル

クラタリングと聴覚処理能力低下の可能性の関係について、最近、研究者の間で関心が高まっている。その関係の説明の1つとして、強化聴覚フィードバック（heightened auditory feedback, HAF）または遅延聴覚フィードバック（delayed auditory feedback, DAF）をヘッドフォンを介して実施すると一時的な良い効果があることがある。クラタリングのある小児の読書力を検査している場合、HAFは、単語の省略、朗読の際の推測、音韻的な言い換えを減らすことができる。しかし、PWCが聴覚記憶の異常、聴覚分析での問題、合成、弁別、または処理に問題があるかどうかは知られていない。PWCは復唱課題でエラーを起こすので、聴覚記憶課題で低いスコアになる。しかし、文章を聞き取って書き取りするように求められたときには、誤りや脱落はみられない。PWCは、注意を集中することに全般的には問題がないことを考えると、聴覚処理能力に困難を経験するようであれば、独立した問題か、関連する問題であると考えないといけないだろう。

2.2.12 プラニングの困難さ

吃音の患者は時間通りに来る一方で、下の例にあるように、クラタリングの患者は遅れて来ることが多いといった現象を経験している言語聴覚士は多い。

> 水曜日の朝、午前7時45分、Eliは歯科の予約があった。その歯科までは自転車で10分の道のりだ。7時35分にEliはシャワーを浴びようと決めた。シャワーには5分しかかからない。その後、Eliは歯科の予約にまた遅れてしまっていることに驚愕した。

　PWCは発話だけでなく、書字や日々の一般的な活動や経済活動のプラニングにも問題を経験していると我々は考えている。興味深いことではあるが、このことについての研究データは発表されていない。PWCにプラニングの問題があるかどうかについては、現時点では明確な結論を出すことはできない。

2.3　発話速度への影響
2.3.1　言語的要因
　様々な言語的要因が発話速度に影響を与える。これは一般的に知られているが、発話の最初の方の単語にある音節は、発話の終わりの方の同じ音節よりも速く産出される。フレーズの複雑さも発話速度に影響を与える。つまり、文の構造がより複雑になると、より多くの間投詞とポーズが現れ、発話速度が遅くなる。さらに、より長い文章は、短い文章よりもいくらか速く産出されるという結果を報告した研究者も多い（例えば、Kelly & Conture, 1992）。発話速度は会話の相互作用（すなわち話者交代）の生起率にも影響される。ポーズが普段の会話の0.5から1.0秒よりも短いと、十分な長さのポーズがある対話に比べて、次の発話の速度が上がる。

2.3.2　音韻の側面
　音節の持続時間は、音節に含まれる音の数、強勢パタン、および語長に依存する。"spread"（平均0.58秒）のような複数の子音と1つの母音からなる音節の持続時間は、"job"（平均0.26秒）のような2つの子音と1つの母音からなる音節よりも長くなる。"pip"（平均0.22秒）のような前方の構音点で産出される場合は、"kick"（平均0.19秒）など後方の構音点で産出された場合に比べ音節が長くなる。音節の強勢は、ピッチの調整に加え、音節の持続時間を調整することにもよって実現される。長い多音節の単語内の音節は、一般的に、短い単語中の音節よりも速い速度で話される。

2.3.3　話者にとっての話題の関連性
　発話速度は、話者にとっての話題の関連性に大いに依存する。話者が自分の意見を言うように求められたら、発話速度はテーマとの関連性に強く影響される。教育委員会の学生代表は、授業時間数について、委員ではない学生よりもはるかに速く意見を表明するであろう。
　意見を表出する回数は、発話速度に影響を与える。同じ話を繰り返すほど、発話速度はより速くなる。診断的評価の際に、発話速度が発話課題に依存して変化する時にも、この違いが見て取れることがある。

2.3.4　話者の印象への発話速度の影響

　発話速度は社会的文脈に依存して変化し得る。発話速度が遅い人は「プロフェッショナル」または「自信がある」として受け取られる傾向にあるが、過度に速い発話の人は、「情熱的」または「神経質」と判断される傾向にある。一方、非流暢なところがなく迅速に話す人は非常に自信に満ちており、支配的とも見られる。

　家族の中では、しばしば言外に意見が示されている。「彼は本物のマクレーンのように話す」のような表現が、この1例である。自己イメージは、多くは思春期から発達する。したがって、自己イメージは、主に思春期以降に発話速度に影響を与える可能性がある。

2.3.5　知的障害や神経学的障害がある人々の発話速度

　一般に考えられていることとは逆に、知的障害（intellectual disabilities, ID）がある人は、対照群と同じくらいの構音速度と発話速度があるようである（Coppens-Hofman, Terband, Maassen, van Schrojenstein Lantman - de Valk, van Zaalen-op't Hof, & Snik, 2013）。これらの著者によると、知的障害のある成人の平均構音速度は、知的障害のない成人の構音速度とほぼ同じであることがわかったので、発話速度が障害の影響を受けているという証拠はない。発話速度と、非流暢の数・種類との間に有意な相関関係はみられなかった。したがって、知的障害がある人はゆっくり話すものだという説は立証されていない。おそらく聞き手がそう感じているだけである。知的障害者の発話は、正常範囲非流暢性が高頻度で起こり、また発言内容が知的レベルと相関するために、発話が遅いと知覚されるのだろう。

　発話速度の変化は、一部の神経学的疾患、特に大脳基底核または言語形式化に関係する領域に疾患をもつ人々で観察することができる。そのような疾患の結果として、発話速度が低下または上昇する。発話速度が上昇する疾患の例としては、パーキンソン病、ウェルニッケ失語、脆弱X症候群、AD/HD、躁うつ病で躁になっている患者が挙げられる。

2.3.6　感情の状態と動機

　メッセージを伝えたいという内発的動機は、発話速度に影響を及ぼす。話題にあまり興味をもっていない場合の発話速度は、情熱を注いでいる話題について話しているときよりもはるかに遅くなる。

2.3.7　年齢の効果

　話者の発話速度と年齢との間には関連性がある。幼児や高齢者は若年成人よりも相当発話が遅い（Zonneveld, Quené & Heeren, 2011; van Zaalen & Winkelman, 2009）。発話速度の違いは年齢以外に、性別、教育レベル、出身地、平均発話長、平均語彙数（Zonneveld, Quené, & Heeren, 2011）、民族性、および人生経験の違いが関連することがある。

　Zonneveld, Quené, and Heeren（2011）の引用によると、Quenéは、加齢による構音と認

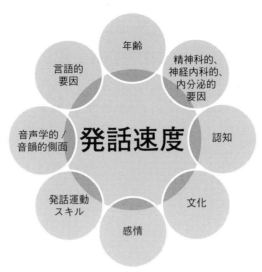

図2.2 発話速度に対する外部からの影響

知能力の低下のために、高齢者の知覚が自身の発話速度に影響を受ける可能性を見出した。Quené は、聴取者が最も心地良く感じる発話速度は、自身の発話速度と同じときであると考えた。発話速度が流暢性、発話明瞭度、読字に与える影響については第3.3.4章でも触れている。

2.4 結論

　この章では、クラタリングに関連する多種多様な症状を紹介した。様々な症状の種類、頻度、程度によって、障害の重症度が決定される。症状に関する知識と洞察は評価に役立ち、またクライアントに対して、なぜクラタリングの症状がコミュニケーションに悪影響を及ぼすのかに気づかせるのに役立つ。

第2部

診断

第3章 評価

3.1 序論

クラタリングがあるという判定は、クライアントが比較的純粋な形でクラタリングを示しているか、あるいは他の障害、特に吃音と合併しているかに左右される。後者の場合、重要なことは、吃音が自然にまたは治療の結果として軽快するまで、あるいは少なくとも吃音の治療が始まるまで、クラタリングが目立つ状態として顕れない場合があると認識することである。また、コミュニケーションや学習の障害、あるいは注意欠陥・多動性障害（attention deficit/hyperactivity disorder, AD/HD）などの併存する他の問題の可能性について記述することも重要である（van Zaalen, Myers, Ward, & Bennett, 2008）。

クラタリングを診断するために正常値が示された検査はまだなく、クラタリングの多面的特性をふまえると、そのような検査は決して開発されないだろう。その主な理由は、クラタリングが幅広く様々な症状をもつ症候群であり、それらの組み合わせのみが、クラタリングの診断につながるものだからである。吃音その他の発話障害からクラタリングの特定の側面を鑑別する、正常値の示された検査はいくつか存在する。流暢性評価バッテリー（van Zaalen and Winkelman, 2009）は、流暢性の問題をもつ人の発話行動を、コミュニケーションと発話産出の全ての側面から捉えるために開発された。流暢性評価バッテリーの各構成要素については、第3.2章で詳細に述べる。Myers and Bakker（2011）によって開発されたクラタリングの重症度を評価する検査は、第3.3.9章で述べる。入手できる検査は全て本章で紹介し、付録で詳細に説明する。読者が評価方法を視覚的に再確認できるように、いくつかのビデオやオーディオファイルがウェブサイト（www.NYCSA-Center.org）で入手できるようになっている。

ICFに従えば、評価はクライアントの制限のみではなく、変化や発達への潜在能力にも焦点を合わせるべきであることを強調しておきたい。評価は、機能と参加に加えて、個人と環境の特徴の重要性を認識することにも焦点を合わせるべきである。診断段階の大目的の第一は、吃音、クラタリング、その他の流暢性障害を鑑別するために、異なる言語産出プロセスを互いの関連性とともに調べることにある。大目的の第二は、学習障害や読み書き障害、AD/HD、発語失行、知的障害などの他の障害を考慮に入れる、あるいは除外することにある。

クラタリングは上述の問題を全て包含するかもしれないので、流暢性評価バッテリーは、この検査で収集されるデータが、吃音評価プロトコルのような他の診断ツールに簡単に適用できるように開発されてきている。

3.1.1 クラタリング予測項目改訂版

2006年にDaly and Cantrellがクラタリング症状のチェックリストの最新版を発表し、それをPredictive Cluttering Inventory（クラタリング予測項目、PCI）とした。このチェックリストは、クラタリングに関する症状についての国際的な専門家の意見に基づいている。チェックリストには、様々なPWC（クラタリングのある人）において臨床的に観察される33項目が

ある。しかし、PCIの2006年版は正常値が示されておらず、クラタリングの疑いを検出するのに、特異度と感度が十分ではないように思われた（van Zaalen et al., 2009c）。項目分析に基づくと、10の項目がクラタリングとその他の障害との有意な差異を示すようにみられた。これらの項目はクラタリング予測項目改訂版に使用され、クラタリング徴候を評価するための、基準値が示されたチェックリストとなった（第3.2章と付録Aを参照）。このチェックリストで、クラタリングが疑われる症状を同定し、流暢性評価バッテリー（付録A〜F）を用いた掘り下げ評価が必要かどうかを判断することができる。さらにクラタリング予測項目改訂版により、クライアントの言語やコミュニケーションの特徴について明確な洞察が得られる。教示と解釈はクラタリング予測項目改訂版（PCI-r）（付録A）に記載されている。

3.1.2 病歴

併存する障害、例えば特異的言語障害（specific language impairment, SLI）、学習障害、AD/HDなどとクラタリングとの鑑別診断は、10歳までは難しい。言語発達には'決して'終わりがないので、クラタリングの診断は明快ではない。流暢性障害間の鑑別診断に関するさらなる情報は、第3.3章を参照。

ほとんどの発話言語評価と同様に、病歴としては下記の5つの側面の情報が含まれる必要がある。

(a) クライアントの主訴と期待
(b) 成育歴（周産期・発達歴）
(c) 医学的既往歴
(d) 治療歴とその効果
(e) 流暢性障害や早口を含む発話・言語障害の家族歴

(a) クライアントの主訴と期待

病歴を聞くときに、最初に、人生におけるこのタイミングで診断（と治療）を受けに来た第1の理由を確認すべきである。診断や治療を求めてきた理由は、治療目標や変わりたいという内的動機づけに強い影響を与える。主訴は、コミュニケーション場面で感じる緊張の結果のこともあるし、他人からの発話へのフィードバックの結果であったりする。経験した困難や聞き手からのフィードバックと比較して、自身の話し方の影響を理解しているかという疑問点を確認すべきである。これより、コミュニケーションの問題の根本にある弱点について、本人がどの程度把握しているかを知ることができる。介入を始める前に、どのような場面での発話を変えたいと思っているのかを尋ねることが重要である。クラタリングの治療は簡単ではなく、完全に治癒する可能性は低い。治療目標が本人の期待や必要性を反映していれば、治療は非常に有益なものとなるだろう。

(b) 成育歴（周産期・発達歴）

クラタリングや他の流暢性障害に関して、周産期の危険因子は見出されていないが、周産期の情報を収集することは、クラタリングという障害をより理解するのに役立ち、その原因について重要な情報を与える可能性がある。成育歴に関する情報聴取は、クラタリングの徴候が述べられ、それが発話症状に対する自己認識に影響するので、重要である。成育歴は、発話産出以外にも扱われるべき潜在的な治療目標があるかどうかについてのヒントももたらす。例えば、書字に関する問題は、クラタリングの治療を始めた成人のほとんどは、発話とは別の障害のように感じているが、実は発話と言語の産出システムの同じ障害の一部である。我々の経験では、成人のクライアントは、自身の症状のいくつかが同じ障害によるものであって、別々の障害ではないことを知ると安堵する。

正式に診断されているかどうかに関わらず、例えば学校や職場における AD/HD や注意欠陥障害（attention deficit disorder, ADD）、学習障害や聴覚処理障害などの行動障害や注意の障害など、関係する可能性のある症状の既往について調べることは役に立つ。このような付加的な問題はクライアントの評価や治療計画に大きな影響を与えうる（第5章参照）。鑑別診断については、本章の後半でさらに議論する。

(c) 医学的既往歴

医学的既往歴に関する情報は2つの理由から重要である。まず、この情報は治療計画と治療結果に影響を与えることがある。また、患者群として PWC の情報を集めることは、将来の研究に役立つ可能性がある。医学的病歴の重要な側面は、注意や発話速度に影響するような薬を使っているかどうかである。

レボドパやリタリン、抗うつ薬などの薬は、発話や流暢性に影響を与えることが知られている。これら以外の薬が、発話速度や発話制御に影響を与えるかどうかは、ほとんどあるいは全く知られていない。もし注意や発話に影響する薬を使用している場合、薬の処方や用量を調整するのが有益かどうか確認するために、担当医に問い合わせをするべきである。

(d) 治療歴とその効果

クライアントの治療開始日を聞くと、評価を求めるほどの明瞭な症状が、発話の発達経過の中でいつ現れたのかを知ることができる。発話速度に関連した症状を改善するための治療を開始したのが思春期であれば、幼児期に開始した場合より改善する可能性が高い（図3.1）。

クラタリングの治療を求めて来る人の中には、過去に治療を受けたことがある人もよくいる。治療を「やったりやめたり」することへの説明としては、クライアントが発話速度を調節したいという思いが一貫しないことがある。もう1つの理由は、クラタリングに関わる症状の一部に関する訓練、例えば言語産出の訓練、あるいは特定の音を産出する練習のみが行われていた、ということかもしれない。

過去の治療で、例えば視聴覚フィードバック訓練（第6.5.1章参照）が効果的であったという

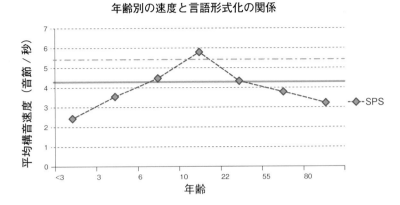

図3.1 年齢別の速度と言語形式化の関係の例
太線は、クライアント A が流暢にあるいは明瞭に話せる最大の速度を示している。この症例では、クラタリングの症状は 7～8 歳に現れ、子供時代から成人期初期まで、ほとんど変化しない。クライアント B（一点破線）は、1秒間に5.3音節の速度（SPS）で非流暢あるいは不明瞭になる。この症例は思春期が始まる頃（発話速度が5.4 SPS になった時）にクラタリング症状を経験し始め、速度が自然と低下する成人期初期に回復しそうである。破線で結んだ◆は、正常な人の発話速度を示す。

経験をしていた場合、後になっても再びそれが効果的である可能性が高い。再度効果的であるという保証はないが、治療の開始時に他の治療法を先に試す必要はない。これは特に、クライアントが効果的だと思う方法に従う場合に当てはまる。もしクライアントが、ある方法が効果的だと確信している場合、内的動機づけが高くなっているはずだからである。

(e) 流暢性障害や早口を含む発話・言語障害の家族歴

PWC は、他の発話や言語の障害をもっている蓋然性が高いと結論づけている研究者が多い。家族に流暢性障害や早口の人が何人いるのかは、集団力学の視点から非常に重要である。例えば、早口の家族において、もし周りのみなが非常に速く話したり、やりとりをする場合、その中で１人だけがゆっくりしようとしても非常に難しい。もしクラタリングや早口の人が家系にいる場合、都合がつく限り、家族全員に同時に対応することが望ましい。

注：全ての評価方法は第3.2章に詳述されている。さらに、評価用書式は、付録 A～F にある。

3.1.3 バイリンガルについての考え方

Dalton and Hardcastle（1993）はインドとパキスタンのバイリンガルのクラタリングのクライアントが、第１言語ではクラタリングではないリズムパタンを示したことを指摘した。さらに Dalton and Hardcastle の症例は、吃音より頻回にクラタリングの発話パタンを示していた。ただし、これらの仮説は、実証的な証拠ではなくて、臨床的観察に基づいていることを、繰り返しておかなくてはならないだろう。Dalton and Hardcastle は、治療戦略をクライアン

トの特定の問題に合わせ込むためには、クライアントの第1言語をもう一度調べることを提案している。彼らは、それぞれの言語の話者で見られる非流暢性のタイプと、それらの言語のリズムや構音パタンなどの言語的特徴の関係を評価することも勧める。Hernandez（2009）によると、言語間で切り替えを行うと、単語などの検索の認知的過程により大きな努力が必要になる。このような要求の増加は、クラタリングのあるバイリンガルの話し手の症状に変化をもたらす可能性がある。

3.1.4　録音・録画

クラタリングの症状を分析するための評価手順には、型にはまらない状況下で（例えば、後述の方法で、話し手が録音されていることを知らない時）、様々な言語的複雑さのレベルでの、自発話と対話（3～10分間）の音声録音を含むべきである。クラタリングが疑われる人については、様々な発話課題を課して、流暢性、速度と速度調節、文と単語構造と声の分析が後でできるように、デジタルで録画・録音することを推奨する。PWCは、録音されている時には発話行動を「正常化」しようとするかもしれないことを知っておくべきであり、録音しているときと、事前の準備をせず録音もしていないときのクライアントのコミュニケーション行動を比較することによって、これを防ぐべきである。

注：知らせずに録音することは非倫理的であるとみなされる。録音する予定があれば、クライアントやその保護者と最初に面談する時に、あらかじめ、録音や録画をすることと保護者もそうすることについて、許可を求めるべきである。一旦同意書に署名されれば、クライアントが録音されていることを知らないときに家族がクライアントの発話を録画・録音することができる。家で、ラップトップPCや携帯電話、あるいは、iPodを使って録音してもらうことはよくある。あらかじめ、クライアントの許可が得られている限り、これらの記録は臨床家も使うことができる。

流暢性評価バッテリーを実施する中で鑑別診断を行うことも、クラタリングの評価の一部に含むべきである。流暢性評価バッテリーは様々な課題で構成され、音読、自発話、記憶した物語の再生、書字、音産出正確性スクリーニングテスト（SPA）（付録E）、口腔運動の協調、質問紙がある。さらに、理解と表出の言語検査を追加すれば、言語障害を除外するための診断ツールとしても使用できる。

クラタリングの重症度は発話課題の特性によって変化することがあり、クラタリング重症度検査によって測定されうる（Bakker & Myers, 2011）。第3.3.9章参照。クラタリング症状は、発話課題が準備なしでフォーマルでなく、構造化が少なく、より感情的であり、言語学的に複雑である場合、あるいは、クライアントが録音されていることを知らないときに、表面化しやすい。

3.1.5　発話速度の調整

クラタリングは、発話速度を各瞬間の言語的（統語的あるいは音韻的）要求に合わせること

ができないという流暢性の問題である。言語的に難しい文脈では、人々は通常ゆっくり話す。つまり、言いたいことを検索し形式化するための時間を稼ぐために自身の発話速度を調節する。一般論として、流暢な人は単純なことについて話すとき、あるいは同じ話を3度か4度目に話すときに速く話す傾向がある。より難しい発話状況で速度が遅くなる理由は明らかである。いつも使われる表現は、初めて使う表現や久しぶりに使う表現よりも、取り出すのにかかる時間が短くなるのである。流暢な人々は、第2あるいは第3言語でコミュニケーションをとるときは、特に発話が遅くなる。PWCは、各瞬間の要求に速度を合わせることに障害がある。難しい言語課題を行うとき、たとえ検索や形式化に相当長い時間がかかっても、彼らの出力システムは同じ速度のままである。彼らの構音速度は、言語的複雑さが異なるレベル間でも等しい。臨床経験から、流暢な人は、音読、物語の再生、自発話において、1.1〜3.0音節／毎秒（SPS）の範囲で発話速度を変化させて話している。この数値は、平均構音速度の最低値と最高値である。PWCにおいては、先に述べた3つの発話場面間における平均構音速度の調整範囲は1.0 SPSを下回る。速度調整能力を評価する別の方法は、クライアントに速く話すよう、あるいは速く読むように求めることである。流暢な話し手とPWS（吃音がある人）は実際に発話速度を上昇させるが、PWCは慌ただしい、あるいはリラックスしたような態度を示すものの、発話速度が実際に速くなったり遅くなったりはしない。

> クラタリングの評価は、様々な速度で、かつ異なる言語的複雑さのレベルの課題を実施して行うべきである。

3.1.6 流暢性

　間投詞と言い直しが頻繁にあることは、クラタリングでは流暢性崩壊の特徴を示すものである（Starkweather, 1987; Logan & LaSalle, 1999; 第2.2.4章参照）。PWCが示す非流暢性の多くは、運動面ではなくて言語的な困難に起因することが想定されている。この非流暢性はしばしば「言語的迷い行動」（Howell & Au-Yeung, 2002）と呼ばれ、言語的な非流暢、すなわち正常範囲非流暢性症状が生じる（van Zaalen, Myers, Ward, & Bennett, 2008）。Howell and Au-Yeung（2002）が提唱したように、正常範囲非流暢性症状は、その次の言語構造をプラニングするための時間を稼ぐときに産出される。PWCは、すでにプラニングされたことは正常に話す。次のプラニングができたらすぐに、非流暢は止まり、意図された構造が実行されることになる。それゆえ、正常範囲非流暢性と考えられる繰り返しは、緊張がなく、正常なリズムパタンで産出される。吃音中核症状とは対照的に、正常範囲非流暢性は音節構造を壊さない。音節はそのままの形で残る。正常範囲非流暢性は、正常な速度で緊張や余分な強勢なしに1回か2回繰り返される単語や句からなる。

　流暢性障害について考えるとき、言語的複雑さが非流暢性症状のタイプと頻度に与える効果を調べることは重要である。言語形式化がPWCの速い発話速度の影響を受けやすいかどうか

は、言語的複雑さのレベルによる。発話速度と言語形式化の関係を調べる方法の1つは、自発話や物語の再生、音読などの異なる発話状況で話す課題を実施することである。そして、正常範囲非流暢性症状と吃音中核症状のそれぞれの頻度とタイプを調べ、言語課題への効果を比較する。通常、より複雑な課題を行うと、より多くの正常範囲非流暢性症状が生起する。しかし、例えば自発話などの1つの状況の中でも、話の内容、発話の長さ、話している人数によって、言語的複雑さのレベルは異なる（言語的複雑さの詳細の記述は第6.5.9章を参照）。課題の複雑さのレベルは、正常範囲非流暢性症状を引き出すほどに高く、かつクライアントが課題への抵抗を起こさずに成功できる程度に容易にすべきである。

3.1.7 明瞭度

発話明瞭度の低下は、音韻性クラタリングとされるクラタリングの下位分類の中核的特徴である（第1.4.6章も参照）。明瞭度の評価には、短くて構造化されている課題から、長くて構造化されていない課題まで含むべきである。前者の例としては、数を数えたり物語の再生といった単調な課題がある。音節や単語構造のエラーに注意しながら、構音速度を計測すべきである。PWCの中には、ある音韻に限定したエラーを示す者がいる。多くのPWCは、話がフォーマルでなくなり、長くなってくると、音韻特異的ではない発話明瞭度の低下を示す。発話明瞭度は、音や音節の省略、母音の中和（訳注：あいまい母音化、長母音の短母音化などを含む）、子音結合の縮小・弱化によって低下する。発話明瞭度の低下には、発話中の顎の動きの減少がからんでいることがしばしばある。この顎の動きの低下は、大きな声で音読するときのように、ゆっくり話すと自動的に改善する。

明瞭度を評価する簡単な検査
- 20から29まで数えさせる。
- 29から20まで逆に数えさせる。
- 数字を2つずつ飛ばしながら逆順に唱えさせる。例えば、100、97、94、91……。

10歳8ヵ月までのクライアントには、発音するのが難しい語（例えば、"statistical"（統計的）、"chrysanthemum"（菊）、"possibilities"（可能性）、"tyrannosaurus"（ティラノサウルス））を音読させ、次にこれらの単語を順番に続けて3回言わせる。3回のうち、最初は楽な発話速度で、その後は、速く言わせる。明瞭度と音韻出力に関する掘り下げ検査としては、「音産出正確性スクリーニングテスト（SPA）」として付録Eに示した。年長のPWCに対しては、強勢パタンの順序に変化のある単語をいくつか読ませる。例えば「ア**プ**ライ、アプリ**ケ**ーション、**ア**プリカブル（ap**p**ly, appli**ca**tion, **ap**plicable）」（訳注：太字部分に強勢がある）。

3.1.8 自覚と自覚の欠如

PWCが発話産出に注意を向けると、短い時間、通常30～40秒の間、発話の明瞭性は向上す

る。対して、PWS（吃音がある人）は発話にことさら注意を向けると、緊張の強い非流暢な発話産出になる可能性があることを経験する。PWCは、最初に専門家にかかった時にはいかなる発話の問題も見つけてもらえず、治療なしに帰されたと、不満を漏らすことがある。親や家族は、クライアントが自身の発話に十分な注意を払う意思がないように見えると話すこともある。家族がこのような結論に至るのは、家にいる時の注意を払っていない発話産出は、他人が周囲にいる時に比べて非流暢で不明瞭であるからである。評価のための録音は、クライアントが録音されていることを知らず注意を払っていない発話と、クライアントが録音されていることを知っていて注意を払っている発話の、両方を含むべきである。これらの2条件の違いは、クライアントの変化の可能性についての重要な情報を与える。録音の同意についての議論は、第3.1.4章を参照。

3.1.9 言語学的スキル

PWCは、構音の問題に加えて言語の問題をよく経験する。PWCの言語の問題には、語検索の問題、統語構造の弱さ、談話やナラティブにおける一貫性と結束性の欠如、語用論的能力の問題（例えば、聞き手の視点や知識を考慮に入れないなどの推定する能力の弱さ、あるいは会話相手の話を頻繁に中断する行為）がある。しかしクラタリングにおいては、言語の問題のほとんどは、言語的文脈が複雑でない場合には消失する。話し言葉に現れる多くの言語的問題は、必ずしも書き言葉には現れない。したがって、クラタリングの言語的問題は発話産出速度に関連しており、言語能力の欠陥によるのではない。それゆえ、クライアントの言語スキルを評価することは必須である。流暢性の異常の理由として、言語の問題もあるのかを除外するために、言語検査を実施すべきである。もしクラタリングの症状に加えて受容性あるいは表出性の言語の問題がある場合は、クライアントのコミュニケーション障害には、二重の欠陥があると見て治療するべきである。

3.1.10 口腔運動の協調性

口腔運動評価尺度（OMAS, Riley & Riley, 1985）のディアドコキネシスの課題は、口腔運動の協調スキルを観察するための明確な指針を提供する。口腔運動の評価には、語彙検索は必要なく、限られた音韻符号化だけが必要である。口腔運動の評価は、言語的意味が要求されない産出である連続音節の繰り返しで、筋肉運動を調節する能力についての情報を提供する。OMASはデジタル録音ができない時代に正常値が示された。OMASは青年や成人の正常値が示されていなかった。van Zaalen and Winkelman（2009）によるOMASの改訂版では、全ての年齢群に対する正常値のデータが示されており、それらのデータは音声分析ソフトPraat（Boersma & Weenink, 2012）を使用してデジタル分析されたデータによるものである。運動遂行の問題は、クラタリングの特徴ではない。それゆえOMASは、明瞭度の低さの背景として、運動遂行機能の問題を除外するために実施される。クラタリング症状に加えてOMASでも問題を呈する症例は、二種の独立した欠陥があるものとして治療するべきである。

3.2 流暢性評価バッテリー
3.2.1 序論

流暢性評価バッテリー（van Zaalen & Winkelman, 2009）は、様々な発話課題で実施した速度（第3.2.3章）、流暢性（第3.2.4章）、明瞭度（第3.3章）、構造（音節構造、文構造、談話構造）の分析を含む。発話課題には、自発話（第3.3.1章）、音読（第3.3.2章）、「財布の話」の再生（第3.3.3章）、音産出正確性スクリーニングテスト（SPA）（付録 E）（第3.3.5章）、書字（第3.3.4章）、口腔運動評価尺度（付録 G）（第3.3.6章）がある。流暢性障害において使用されている評価ツールの多くは言語を扱うため、流暢性評価バッテリーの評価記録紙は多くの異なる言語、例えばオランダ語、英語、フィンランド語、フランス語、ノルウェー語、ポーランド語で入手可能である。他の言語への翻訳は進行中であり、追加の翻訳が利用できるようになり次第、www.NYCSA-Center.org に掲載される。

3.2.2 録音と質問紙の分析

録音と質問紙を分析し、発話速度（の調節）、流暢性、構音、言語、認知・情緒といった障害の要素について判断を下さなければならない。臨床家の視点をクライアントの視点と比較することで、クライアントの障害への自覚とそれを克服することへのモチベーションについての情報を得ることができる。評価の記録を残すため、付録 A～F に用意した評価記録紙を使用するべきである。

表3.1　クラタリングと吃音の評価（van Zaalen, Myers, Ward, & Bennet, 2008）

クラタリング評価項目	所見と解釈
発話速度	SPS の単位で表示した平均構音速度（articulatory rate, AR）（10～20 の連続した流暢な音節における） 発話出力における速さの程度と不規則さの評定（すなわち、ポーズが句や節の境界と一致するかどうか）
流暢性	正常範囲非流暢性頻度（％） 吃音中核症状頻度（％） 吃音重症度検査 SSI-4（Riley, 2008）
構音	音節構造と語構造の正確さ、適切な強勢パタン、発話の自然性（適切な韻律の使用）、発話全体の明瞭度
言語	語、文章、物語の構造、ナラティブの結束性と一貫性、語用論的側面
認知と情緒の側面	コミュニケーションに対する感情と態度、発話や言語行動（症状）に対する自己認識
所見	実施した発話課題の結果と、様々なチェックリストについての臨床家の所見を、コミュニケーション行動についてのクライアントの自己認識と比較。流暢性評価バッテリーを使用する。結果と所見を記録するために付録 F を使用するのがよい。

3.2.3 平均構音速度（Mean Articulatory Rate, MAR）

　録音した後、「自発話、音読、物語再生の分析記録紙」（付録B）を完成させなくてはならない。この録音サンプルは、構音速度、流暢性、語と文の構造、ポーズの使用と持続時間を分析するのに使用できる。

　多くの研究者（Hall, Amir, & Yairi, 1999; Pindzola, Jenkins, & Lokken, 1989）は、構音速度の測定は、ポーズを除いた発話の連続した部分でどのくらい速く音が産出されるのかを表すためのものであることに同意している。流暢性の評価において、構音速度は、流暢に聞こえる部分において、1秒間あたりの音節あるいは音素数として算出される。知覚的に流暢な産出には、非流暢性、ためらい、250ミリ秒以上のポーズを含まない（Yaruss, Logan, & Conture, 1994）。持続時間を測定し、音節の数を数えるには、発話分析ソフトPraat（Boersma & Weenink, 2012）を使うと最も楽にできる。評価には、録音に2分間、分析に4分間かかる。測定方法と発話速度の解釈の詳細な記述は、付録Cを参照。

　音節数を数える際に、発話前にプラニングされた言語学的に正しい語の形と、実際に発話運動として出力されたものと、どちらかを選択しなくてはならない。言い換えると、言おうと意図していた言葉を数えるべきなのか、実際に言った言葉を数えるべきなのか、ということである。発話前に正しい語の形態をプラニングしていたという仮定に基づくなら、言語学的に正しい語の形態が、構音速度の決定に使用される。もしクライアントが"libry"と言うなら、音節数を数えるには、"library"と発音するのに必要な音節数が採用されることになる。この仮定を使う合理性は、発話プラニングに問題が存在するかどうかを判断するために、単語の産出に向けてプラニングした時間がどれくらいなのかを知ることが重要であるということである（Verhoeven, Pauw, & Kloots, 2004）。

　構音速度の値の解釈において、下記に示す流暢な話し手の標準データを、各年齢の平均構音速度の指標として使用できる。

　例：8歳男児の構音速度を測定する。5つのランダムな録音からの平均は7.2 SPS（音節／秒）である。表にあるように、この平均速度は同年齢の小児の速度より速い。しかし、速い発話速度だけでクラタリングであるとすることはできない。3つの特徴、つまり、低い明瞭度、正常範囲非流暢性、あるいはポーズのエラーのうち少なくとも1つがない限り、クラタリング

表3.2　構音速度の各年齢グループにおける基準値
3分間の発話サンプルからランダムに抽出された連続する流暢な10～20音節で測定された（van Zaalen et al., 2009b; van Zaalen & Winkelman, 2009）。

年齢	毎秒の音節数（SPS）
6～11歳	2.5～5.0
12～22歳	2.5～5.5
23～64歳	2.5～5.3
65歳以上	2.5～4.8

訳注：日本語のデータではない。

とは診断されず、単なる早口となる。

　平均構音速度は速度の指標として使用されるだけであり、発話速度に影響を与える言語的複雑さの効果についての解釈に必要であること（付録B参照）は強調されるべきである。クラタリングでは、速度と言語形式化の間の不均衡が存在するということは、構音速度が正常範囲であっても、その人の発話産出システムが扱える以上に速過ぎることがあり得ることを意味する。これは特に知的障害がある人に当てはまる。

　構音速度の平均値が標準より低い場合、その症状は遅口症と呼ばれる。構音速度の平均値が標準より高い場合、その症状は早口症と呼ばれる。平均構音速度を測定する方法は、流暢性評価バッテリー（van Zaalen & Winkelman, 2009）の付録Cで細部まで説明されている。

3.2.4　非流暢性の分析
頻度

　非流暢性頻度を求めるために、少なくとも100語の発話サンプルが必要である。クラタリングと吃音はよく併発する。吃音症状を数えるのと似た方法で正常範囲非流暢性症状を数える必要がある。吃音重症度検査第4版（SSI-4, Riley, 2008）で使用される吃音頻度記録紙の修正版を、流暢性評価バッテリーの一部（付録B参照）として使用することを勧める。SSI-4には、正常範囲非流暢性症状が完全に無視されているという限界がある。とりわけDamsté (1987)、Janssen (1985)、Howell and Au-Yeung (2002)、St. Louis et al. (2007) は、流暢性障害の解釈に正常範囲非流暢性を考慮に入れることを勧めている。正常範囲非流暢性症状の数（頻度）は、発話速度が言語プランニング能力にどの程度関係しているかを示す指標である。Eggers (2010) とBlokker et al. (2010) によると、自発話の100語のサンプル中に平均して8.97％（SD 5.5）の正常範囲非流暢性症状が見られる。これは、物語再生課題における正常範囲非流暢性症状の量（平均9.17; SD 5.38）と比較して有意差はない。しかし両結果とも、文章音読課題の数値（平均3.32; SD 2.33）とは異なっている。Yairi and Ambrose (2005) によると、3％の吃音中核症状は吃音であることを指す。Juste, Sassi, and de Andrade (2006) は、青年期初期（正常範囲非流暢性を示す音節の割合は3.65％）と青年期後期（吃音中核症状を示す音節の割合は1.35％）との差異について検討している（訳注：しかし実際には、4歳から4歳11ヵ月の小児を対象に、吃音・非吃音群の群間で、機能語と内容語の頻度を比較し、さらに、それぞれの吃音中核症状と、正常範囲非流暢性症状の割合を比較した研究である）。

非流暢性のタイプ

　吃音中核症状（stuttering-like disfluencies, SDF）は発話の流れを妨害する非流暢性であり、例えば、力の入った語・音節・音の繰り返しや、引き伸ばし、ブロック（阻止）がある。正常範囲あるいは非吃音中核的な非流暢性（nonstuttering-like disfluencies, NDF）は、発話の流れの中で生じ、制御できない筋肉の緊張を伴わずに生じる非流暢性症状であり、例えば、力の入っていないゆっくりとした語・音・句の繰り返しや、言い直し、間投詞である。一般的

表3.3 吃音重症度検査（SSI-4; Riley, 2008）の平均得点と、クラタリング、吃音、クラタリング・スタタリングの各グループの非流暢性症状の比率（van Zaalen, Wijnen & Dejonckere, 2009b）

	クラタリング	クラタリング・スタタリング	吃音
吃音重症度検査 第4版（SSI-4）	非吃音〜軽度吃音	軽度〜中等度吃音	軽度〜重度吃音
非流暢性症状の比率	RD ≥ 2.7	0 < RD > 2.7	≤ 0

訳注：第3.4.3章と付録BではRD（RDF）の境界は3.0と1.0となっており、この表のRDは正しくない可能性がある。
　　　クラタリング・スタタリングは、クラタリングと吃音の合併。

には、SDFには気づかれるが、NDFは気づかれない。

非流暢性の比率（RDF）

　科学的研究によって、吃音中核症状と正常範囲非流暢性症状のパーセンテージよりも、これら2つの非流暢性症状の比率の方が、クラタリングと吃音をはっきり区別することが示されている（van Zaalen, 2009）。この比率は正常範囲非流暢性症状のパーセンテージを吃音中核症状のパーセンテージで割ることで算出される。非流暢性症状の比率の解釈を表3.3に示す。

3.3　様々な発話条件の分析

　以下の節では、様々な発話条件での発話速度、流暢性、発話明瞭度の分析手順について述べる。

3.3.1　自発話

　臨床家は、クライアントが大いに興味をもっている話題についての、リラックスしたやりとりに引き込む必要がある。例えば、ビデオゲームの説明、好きなスポーツや娯楽の話、面白かった最近の出来事についての話などがあり得る。発話サンプルは、最低10分は録音すべきである。発話サンプルは、出来事を列挙していくようなものよりも、物語で構成される方が良い。我々の経験では、会話がよりくだけて、自発的で、広がっていくほど、クラタリングの症状がより明らかになる。クライアントが録音されていることに気づいていない時が、クラタリングの「コントロールされていない」発話を記録する最高の機会である。そのような発話は、例えば親子の会話や、臨床家が席を外している時のカップルでの会話のような場合にも見られる（van Zaalen et al., 2007）。クライアントに初めて電話で連絡をする時は、症状に関する質問をしていくことで、発話症状を調べることができる。ただ、初回のやりとりでは、クライアントは発話に注意を集中しているため、そのことが発話産出に影響を与えうるということは念頭におくべきである。録音・録画の同意（第3.1.4章参照）を得たらすぐに、クライアントの発話を録音・録画しながら（www.NYCSA-center.org の Baruti のビデオを参照）、主訴と現病歴を詳細に聴取する。録画することで、話題を限定しない会話が可能となり、後で初診時の全ての情報をまとめることができる。

録画終了後、(臨床家が感じたことは伝えないで) クライアントに録画中の自分の発話のできについて、印象を尋ねるようにする。臨床家とクライアントの認識を比較することで、クライアントが自身の発話を認識している深さを知ることができる。初回面接でのPWCは普段よりずっと集中していて、非流暢性や発話の不明瞭さは少しだけしか出ないことがよく知られている (第2.2.10章参照)。もしかしたら初回面接の前に、話す「練習」をしてきたかもしれない。このような練習の効果を軽減する1つの方法として、初回面接の際にクライアントが予想していないことを質問するという方法がある。第6.5.9章で述べるように、何かについて、言語的複雑さを高くして尋ねることを勧める。自発話のサンプルの処理には15分程度かかる。

3.3.2　音読

　文章音読課題では、課題自体の特性のため、PWCがもっているかもしれない言語形式化の問題は表れにくい。しかし、韻律の誤りや、単語産出時における誤りなど、言語形式化以外のエラーは生じやすい。音節や語 (特に代名詞や冠詞) の省略や置換が見られることもある。多音節語の短縮 (折りたたみ) や当て推量で産出された語など、音節・語構造の誤りは注意して記録する必要がある。音読の素材としては、会話体の文が含まれるものが推奨される。少なくとも2分程度あるような文章を3回繰り返し音読してもらい、流暢性評価バッテリーの書式 (付録BとC) を使用して、発話速度、流暢性、発話明瞭度の3つを評価する。音読と自発話を同じ手順で実施することで、課題が発話速度、流暢性、発話明瞭度に与える効果を容易に比較することができる。

　文章の難易度はクラタリングの重症度に影響を与えるため、複雑さに変化をつけた適切な文章素材を使う必要がある。多音節語を多く含んだり、言語学的により複雑な文を含んだ難しい文章は、難易度の低い文章に比べてクラタリングの症状を起こしやすくなる。事前準備をする場合としない場合のそれぞれで文章を読んでもらい、それを比較することも推奨される。

　クラタリングのない人とは異なり、PWCは同じ文章を4回続けて読むと、繰り返していくうちに注意が低下していく。注意の低下は発話に表れ、特に音読文の難易度がクライアントにとって明らかに低いと、読み始めの音読に比べ、推測読みが増え、多音節語の短縮 (折りたたみ) が起こり、非流暢性症状の増加が聴取される。一方、PWSでは、同じ文章を繰り返し音読しても発話の様子に影響が出ない。しかし、特定の音に対する不安と結びついたブロックや引き伸ばしがあると、より長く、より重度になることもある。

　PWCの発話時の聴覚的モニタリングのレベルは、正常範囲を下回るので、音読後すぐに、自分自身の発話速度、流暢性、発話明瞭度を自己評価してもらう必要がある。それは音読課題の難易度に関わらず同じである。また、ヘッドフォンを用いて朗読すること (強化聴覚フィードバック) は、発話時の自己モニタリング能力の弱さを代償し、発話の不明瞭さ、非流暢性、音読のエラーを減少させることが知られている。

　音読課題により、発話障害の情緒的要素についても重要な情報が得られる。音読時に不安を感じていないだろうか？　自発話と比べて音読の方が発話をコントロールできていると感じて

いるだろうか？　このような自己の発話に対する印象と、臨床家の印象とを比べることによって、診断につながるデータだけではなく、クライアントのモニタリングのスキルに関する直接的な洞察を得ることができる。時に対決姿勢のように見られる可能性もあるが、クライアントにとっても、治療に有益な経験となり得る。

3.3.3　記憶した物語の再生

　PWCが物語再生課題に問題を抱えていることを多くの臨床家が観察してきた。PWCは、必要以上に詳細な情報を伝えようとする衝動によくかられるのである。話の筋を維持することに問題があるという報告もされている。しかし、これらの印象を支持する明確な根拠を示した実証的研究はない。逆に、PWCは「財布の話」（付録D）と呼ばれる物語再生課題では、枝葉の部分については流暢な統制群の話者と同程度に話していた。van Zaalen, Dejonckere, and Wijnen（2009a）の研究は、PWCはストーリー進行の助けにならない補足説明を加えたり、余分なコメントを付けたりするという点で、PWSと区別できることを示した。

　「財布の話」（付録D）は特に、自発話と比較し、言語の形式化に焦点が当てられていない発話表出についての情報を得る目的で作成されている。その目的を達成するために、物語を提示する時には、話の構成と文の構造の両方を与える必要がある。聴覚記憶が正常ならば、このような方法は文構造と同様に物語の構造を記憶するために役立つ。この物語は、バスの話（Renfrew Language Scales）の基本原則と、Arizona Battery for Communication Disorders of Dementia test（ABCD）の物語構造を参考にして、van Zaalen and Bochane（2007）によって作成された。バスの話は、12歳以下の小児にはそのまま使うことができる。

　物語の再生発話においては、話の構成要素、構音速度、非流暢性症状の比率、および文構造を分析する必要がある。構造化された課題において話の構成要素と発話の出来不出来を評価することで、クライアントと他の人の結果を比較したり、またクライアント自身の異なる状況下での結果を比較したりすることができる。発話速度、流暢性、発話明瞭度の成績を比較することで、クライアントの言語形式化能力が自身の発話の質に与える影響についての情報を得ることができる。物語再生課題では複雑な構造の文の模倣や使用が可能だとしても、自発話では同じ文構造を産出することができないかもしれない。そのような症例にみられる言語形式化のエラーは、言語産出能力の欠如と関係するのではなく、速い構音速度で物語を再生する際に言語形式化能力が欠如することと関係する。このような症例では、文構造の訓練は、発話速度や言語プラニングの訓練と比べて、発話を変える効果があまりないと想定される。

3.3.4　作文と書字

　読み書きの能力は、発話能力と言語能力の発達段階の最も高いレベルに位置する（van Zaalen & Bochane, 2007）。構音速度は書字の速度と大いに相関しているように著者らには思える。言語的な弱点と同様に、手書きが下手なことは、クラタリングに関連して比較的早期に見られる行動の1つである。年長のPWCには、筆記体ではなくブロック体を使うという代償

戦略を用いる者もいる（訳注：最近、米国では筆記体を学校で習わないことがある）。比較するため、筆記体とブロック体の両方で書いてもらうべきである。書字のエラーは発話領域の困難さを反映することがあるため、短い1段落を書かせるとよい。その後、書字の乱雑さや読みにくさ、綴りの弱さ、正しく構成されていない文法、そして、文字の転置や省略があるどうかを、クラタリングに関連した症状の根拠として探すべきである。

　手書きの速さは、手書き速度検査（Handwriting Speed Test; Wallen, Bonney & Lennox, 1996）を用いて評価できる。この検査では、あらかじめ決められた時間内に標準化された文を10回続けて素早く書くように求められる。その後、手書きはvan Hartingsveldt, Cup, and Corstens-Mignot（2006/2010）の手書き観察リストを参考にして分析する。Van Hartingsveldt et al. によると、書字動作のなめらかさ、動作の大きさ、筆圧、紙の空間の使い方、可読性、ならびに書字速度を分析する必要がある。例えば、読めない文字を書くなどの重度の書字運動の問題を有しているなら、治療的介入の立案の際に考慮しておくべきである。こういった症例では理学療法士か作業療法士への紹介が推奨される。

3.3.5　音産出正確性スクリーニングテスト（SPA）（付録E）

　非流暢な発話者は全員、発話運動制御ならびに音韻符号化の領域における問題がないか検査してもよい。吃音の発話運動制御の問題は口腔運動評価尺度（Riley & Riley, 1985; van Zaalen & Winkelman, 2009）（第3.3.6章参照）（付録G）によって同定できる。クライアントの発話が多音節語で不明瞭であったり、つっかえたりする場合は、語や句のレベルでの音韻プラニングと、発話運動能力を評価することが望ましい。

　PWCは、語レベルで音韻符号化に異常を示すことがよくある。なぜならPWCには抑制に問題があることにより、発話速度を、出現頻度の低い多音節語が必要とする上位のプラニングスキルに合わせて調節することができないからである。低頻度語は高頻度語に比べて語彙検索に時間がかかる。頻繁に使われる語は言語学的な運動記憶にもとづいて、ずっと速く検索される。まれにしか使われない語は運動が開始される前に、プラニングを行う必要がある。このプラニングには時間を要するにも関わらず、PWCは十分なプラニングの時間がないため、速く話すことを「強いられて」いるのである。PWCは、語の音節のプラニングを完了させつつある時に、すでにその語を産出し始めているのである。PWCは、新しい語に対して音節のつらなりを新たにプラニングしている時とは逆に、同じ語の産出を繰り返し試みる場合でも、プラニングと産出のバランスが欠如するという同じ問題が起き、前の良くできた産出から益を得ることはできない。流暢な話者は音産出正確性スクリーニングテストの語（次の段落と付録Eを参照）を3回連続で速く、同じように、明瞭に産出することができるが、PWCはこの3回の連続を、3回の別々の試みとして、各々に対してプラニングを行う。

　クライアントの音韻的プラニングと遂行能力を評価するために、音産出正確性スクリーニングテスト（Screening Phonological Accuracy, SPA: van Zaalen, Cook, Elings & Howell, 2011）が開発された。これはvan Zaalen et al.（2009b）によって開発されたSPA（オランダ語：

Screening Pittige Articulatie）の訳を修正したものである。SPA はオランダ語と英語で利用可能であることに加えて、ドイツ語、フランス語、ノルウェー語、ポーランド語、フィンランド語などの様々な言語でも使用可能であり、それ以外の言語への翻訳についても進行中である。www.NYCSA-Center.org を参照。SPA の詳しい使用方法、正常値、解釈については付録 E にある。

3.3.6　交互運動の速度

口腔運動評価尺度（OMAS）（付録 G）は Riley and Riley（1985）が開発し、van Zaalen（2009）が後にデジタルで録音と分析を行うよう改訂した。OMAS は不明瞭発話の要因として口腔運動の問題を除外するための最も有効な検査である。OMAS の正常値と解釈については付録 G に記載されている。

クライアントの口腔運動能力をできるだけ多く調べることは重要である。この検査結果により、クライアントが自身の構音速度を、各瞬間に必要とされる口腔運動の要求に合わせてどの程度十分に調節できるのかについての洞察を得ることができる。言い換えると、OMAS は、口腔運動システムが無意味な連続音をどれくらい速く産出できるのかを計測するのに役に立つ。PWC は、音節配列（時間的順序）や統語的構成能力（文法的順序）を発話速度に合わせて調節する能力が十分にない。統語的プラニングや運動動作を制御するために維持できる構音

表3.4　発話運動制御

側面	変数	正しい産出	エラー
正確さ	歪み	適切な構音点と適切な強さ	有声音では発声開始が構音動作とうまく同期しない：有声音開始時間（VOT）の問題（吃音でよくみられる）
	発声	正常な発声	有声音が有声化されずに発声される（あるいはその逆）
スムーズな発話の流れ	調音結合	1つの発話動作から次の動作への連続的な流れ	音節間の余分なポーズまたは力の入った起声
	流れ	均等なリズムと正常な強勢	リズムの乱れた発話産出
	語の短縮（折りたたみ）	正しい音節数	音連鎖における音節の削除（例：「パタカ　パタカ」が「パカ　パカ」になる）
	順序	正しい音／音韻連鎖の順序	音節の順序が入れ替わる（例：「パタカ」が「パカタ」に、「pata」が「pa-at」になる）
速度	音節／秒	10音節の組み合わせを3試行以上行ったときの平均速度	極端に発話速度が遅く（3 SPS 未満）、余分なポーズが入ることがある

速度が、訓練で使う適正な発話速度の目標として選択されるべきである。平均構音速度が発話状況や言語的複雑さのレベルによって変化することは明らかである。したがって、OMAS課題で産出された発話速度の平均値は、絶対的な最高速度であるとみなして扱うのがよい。言語的要求が少ない状況下で明瞭に話せるとしても、言語構造の複雑さが高い状況下では、発話速度を落とす必要がある。

発話運動制御は表3.4のような側面を含んでいる（Riley & Riley, 1985; van Zaalen et al., 2009）。

発話運動制御の特性は、発話運動の要素（音節）と関連し、舌運動、口唇の丸め、顎の動きなどの非言語的な要素とは関連しない。

> Edwin（22:3歳）が長期休みについて話す時の発話速度は平均6.0 SPS（音節／秒）であり、発話運動制御をするのに適切な速度である。一方で彼がプールの利用規則について意見を申し立てる時は、6.0 SPSでの発話であっても語の短縮（折りたたみ）や正常範囲非流暢性症状が高頻度に生起する。「パタカ」は、6.5 SPSで産出できた。臨床家からの助言を受けて、発話速度を低下させ（測定した時は5.1 SPSだった）、自分の発話のコントロールが再度できるようになった。

3.3.7　Praatを用いた音声分析

PraatはアムステルダムWW音声学部のPaul BoersmaとDavid Weeninkによって作成された音声分析・音声合成のためのプログラムである。ウェブサイトはwww.fon.hum.uva.nl/praatである。プログラムは常に改善・更新されている。Praatを使って、音声分析（スペクトラム、ピッチ、フォルマント、インテンシティ、ジッター［周期のゆらぎ］、シマー［振幅の揺らぎ］）、音声合成（ピッチ、フォルマント、インテンシティ、調音）、聴取実験（同定・弁別実験）、音声操作（ピッチや持続時間の変更）を行うことができる。また、無料でダウンロード可能である。初学者向けのユーザーマニュアルはwww.NYCSA-Center.orgからダウンロードできる。デジタルの音声分析は、測定値を客観的に示すことができ、クライアントの発話をよく理解するのに役立つ。第5章と第6章を参照。音声分析は訓練でのフィードバックの道具として使用できる。たった2分でインストールできる。8歳以上であれば、10分程度の説明を1、2回聞くだけで、ほとんどのクライアントがPraatを使用することができる。

3.3.8　クラタリング自己評価チェックリスト

発話の自己評価は、様々な検査や宿題でさせることができる（付録Kを参照）。自己評価で、クライアントのクラタリングについての認知・情緒面の所見を得ることができる。PWS向けに作成された検査はPWC用に調整して用いることができる。例えば、Brutten and Shoemaker（1974）の状況別発話チェックリストをクラタリング用に調整したものがある

(付録 O 参照)。

吃音予測検査（Stuttering Prediction Instrument, SPI）（Riley, 1981）では小児の現病歴、反応性、語の部分の繰り返し、引き伸ばし、吃音の生起した頻度を評価して、重症度を測定し、慢性化を予測する手助けができる。吃音が個人の生活に与える影響については、Wright and Ayre 吃音自己評定プロフィール（The Wright and Ayre Stuttering Self-Rating Profile, WASSP, Wright & Ayre, 2000）と、Overall Assessment of the Speaker's Experience of Stuttering（OASES, Yaruss & Quesal, 2010）によって評価できる。WASSP や SPI の質問の中には非流暢の身体的側面についてのものがある。それらがクラタリングの症状に関連する場合は、臨床家の観察とクライアント自身の観察を比較することができる。感情・態度を評価する質問紙（例えば、Erickson's Speech Situation Checklist、WASSP の下位項目、SPI の予期と回避に関する項目）を用いることで、クライアントが質問紙に一通り回答した後で臨床家はクライアントと一緒に回答を1つずつ見直すことができ、クライアントの回答をその後の訓練の足がかりとして利用することができる。

いろいろな発話課題を録音し、それをクライアント自身に自己評価してもらい、その後、臨床家によるフィードバックと比較する。5段階評定（1：流暢で訴えなし〜5：重度の非流暢）は、発話と言語に関する主要な領域のそれぞれについて、録音サンプルを評価するのによく使われる。

3.3.9　コンピュータを用いたクラタリング重症度評定

クラタリングは多面的という特性をもつため、発話速度や流暢性など、個々の側面の評価を、経験ある臨床家の観察に基づいたクラタリングの全体的な重症度評価で補う必要がある。この目的のために、Klaas Bakker and Florence Myers（2011）によってフリーの評価ツールであるクラタリング重症度検査（Cluttering Severity Instrument, CSI）が開発された。これは International Cluttering Association のウェブサイト http://associations.missouristate.edu/ica/ の"Resources and Links"のページで入手できる。

この診断ツールにより、発話時間のうちのクラタリングの症状が出た割合を求めることができる。発話サンプルを聞いて、それが流暢であろうとクラタリングであろうと発話が行われている間、コンピュータのマウスの左ボタンを押し続けていれば、発話時間を計測することができる。クラタリングの症状であると聞こえる間、右マウスボタンを押し続けることで、クラタリングのラベルがつけられる。詳細はダウンロードサイトを参照されたい。

CSI の作成にあたって、クラタリングでは以下のように測定する必要があると想定されている。すなわち、(1) 臨床家の印象評価手順を用いる、(2) 多面的な側面に対応する、(3) 異なるパタンの重症度に感度がある。CSI により数量化された結果によって、ベースラインとなる重症度を決めることができる。それと同時に、8つの臨床的側面にわたって、訓練による改善の程度が決定できる。クラタリングはシステムの障害であるため、一側面の改善は他の側面に波及効果があり得る（Bakker & Myers, 2011）ことは注目すべきである。

CSIは全体的なクラタリングの重症度を示す数値を算出することができ、これがこのソフトウェアの主な目的である。ただそれだけではなく、オプションとして、クラタリングの個々の側面の重症度を分析し、それらが全体的な重症度にどのように作用しているのかも考察できるようになっている（Bakker & Myers, 2011）。

CSIソフトウェアとプログラムのソースコードとマニュアルは全て制限なしで誰でも無料で利用することができる。プログラムのソースコードはKlaas Bakkerに請求すれば入手可能である。さらなる情報はhttp://associations.missouristate.edu/ICA/ を参照。

3.4　鑑別診断

鑑別診断とは、関連性の強い候補の中から、1つを選択することをいう。本章では、クラタリングとの鑑別として、吃音、学習障害、（単なる）早口、発達性発語失行（developmental apraxia of speech, DAS）、SLI、神経原性クラタリング、それに運動障害性構音障害について論じる。さらに以下の障害や症候群におけるクラタリングの有病率について触れる。ダウン症候群（Down syndrome, DS）、自閉症スペクトラム障害（autism spectrum disorder, ASD）、脆弱X症候群（fragile X syndrome, FXS）、トゥレット症候群（Tourette syndrome, TS）、神経線維腫症1型（neurofibromatosis type 1, NF-1）、AD/HDである。

3.4.1　序論

クラタリングは通常は吃音、構音障害、AD/HD、学習障害などの他の障害と併存する。現在入手可能な文献全体から言えるのは、クラタリングと吃音の本質的な違いは、話者が言おうとする際の準備の水準にあるということである。吃音のある人は言おうとしていることはわかっているが、様々な語を口に出す際に運動レベルで破綻が起きる。それに対しクラタリングのある人は、何を言いたいのか、あるいはどのように言うのかを全てわかっているわけではないが、とにかく話し続けるのである。吃音では典型的には語の部分の繰り返し、引き伸ばし、ブロックが産出されるのに対し、クラタリングでは、過剰な正常範囲非流暢性症状がしばしば発話を特徴づける。正常範囲非流暢性症状には、間投詞、不完全な句や語、言い直しが含まれる。

クラタリングでは、音素の正常な量的、質的な変動の限界を超え、音節の省略や、標準的な話者ならあいまい化しない音節をあいまい化したり省略したりする傾向があり、特に速い発話で顕著になる。ADD、あるいはAD/HDの症状はしばしばクラタリングとされるが、AD/HDと診断された人全てがクラタリングを示すわけではない。限局性学習症（限局性学習障害）（specific learning difficulties, SLD）、中でも特に口頭表現、読み、書字、手書き、音楽の学習障害は、クラタリングを合併した報告がある。しかし、それを裏づけているのは事例報告である。

3.4.2　鑑別診断の基準

Eisenson（1986）は、クラタリングは吃音の「いとこ」であり、吃音もクラタリングも同じ

系統から生まれていると記述している。Van Riper（1970）は、「いわゆる夜明け前の闇黒時代」（p. 347）以来、言語病理学の領域ではクラタリングと吃音の混同があったと述べた。歴史的に、クラタリングは吃音と同じ障害と考えられていた（Georgieva, 2010; Van Riper, 1970）。ドイツ（de Hirsch, 1970; Freund, 1966; Froeschels, 1946）とオーストリア（Weiss, 1964）の何人かの研究者たちは、吃音はクラタリングによって引き起こされるという信念を表明した。De Hirsch（1970）は、言語体系が未成熟でクラタリングのような症状を示す小児は、情動的な葛藤やストレスにより吃音になりやすいと指摘した。

　臨床場面では、クライアントの発話表出を評価するために、診断的評価を遂行する。効果のある治療を計画するためには、障害の分類や下位分類間の鑑別を行い、同時に併存する可能性がある障害を除外することが重要である。流暢性障害の鑑別診断は、クラタリングまたは吃音の要素を同定するためにも重要であり、同時に、クライアントの発話表出に対する発話速度の影響を理解する上でも重要である。しかし上述したように、非流暢あるいは明瞭度の問題が起きる症候群は多い。症候群を鑑別するために、様々な発話条件下における綿密な評価が必要である。どのタイプの流暢性障害であろうと、1つか2つの症候のみを診断の根拠とするのは不十分である。クライアントの本質的な問題について臨床家に答えを与え、その結果、正しい診断に導くのは、種々に異なる条件下で観察される発話症状のプロフィールである。

　注：症状は訓練プログラム期間中に変化する可能性がある。重度のブロックがあると、クラタリングの部分が見過ごされることがあり得る。なぜなら、ブロックは抑制を欠いて話す状態を妨げるからである。PWCは過去のコミュニケーションの経験から、話すことへの厳しい否定的な反応に悩んでいても、セラピー開始時にはそういった考えを明らかにしない可能性がある。それは、発話の問題と否定的な見解の関係に気づいていないからである。ここからは、クラタリングと他のコミュニケーション障害の間の共通点と相違点をより詳しくみていく。

　言語病理学の分野では、発話の客観的な音響分析は、日常的には行われていない。発話は一般には感覚的に評価されている。あるクライアントの発話を1人の臨床家が速いと感じても、全く同じ部分を聞いた別の臨床家には正常範囲と感じられることはあり得る。このような感覚的な差異はクライアントの利益にならず、正しい診断の阻害要因にもなりえる。臨床的判断は、例えば、Praat（Boersma & Weenink, 2012）のような音声分析ソフトウェアを利用して、客観的測定によって行うこともできる。

　第5章と第6章に、練習課題でPraatを利用する方法について説明している。採点用紙と検査ツールについてはこの章で全て取り扱う。Praat使用についての解釈と採点用紙はwww.NYCSA-Center.orgに掲載されている。

診断的特徴

　第1章に記載したように、クラタリングは構音速度が速過ぎるか、変動し過ぎることが特徴であり、その結果、正常範囲非流暢性症状が高頻度に生じ、ポーズの入れ方や語構造にエラーが生じる。しかし発話が速い人が全員クラタリングというわけではない。さらに、クラタリン

グでない人の中にも、不自然なポーズや語構造のエラーがみられたり、「正常範囲の」非流暢が多く認められたりすることがある。つまり、単一の特徴があればそれだけでクラタリングの診断が正しいと言えることはなく、言語的複雑さが変化すると異なる反応が見られることがクラタリングの特徴である。最近の研究（van Zaalen, Heeswijk, & Reichel, 執筆中）では、クラタリングのある人は、流暢な話者と比較して、正常範囲非流暢性症状や語構造の誤りが有意に多いことが明らかになっている。しかしこれは、知的障害、運動障害性構音障害、パーキンソン病、あるタイプの失語症にも当てはまる。上記の症候群に見られる非流暢性症状の根本的なメカニズムが、クラタリングの根本的なメカニズムにどの程度類似しているかについては、以下の節で議論する。

　PWCが自身の発話速度を、多音節語の言語的複雑さに応じて調節しない場合、語構造のエラーが容易に生じ得る。最も明らかなエラーは、音の順序の誤りと、過剰な調音結合（語の折りたたみ）である。複雑な多音節句を連続して3回産出する場合、通常、発話プラニングが産出に先行する。発話のプラニングが産出に先行する場合、各産出は同じプラニングに従い別々に遂行される。産出しながらプラニングが行われる場合、各産出は異なるものになる。音産出正確性スクリーニングテスト（SPA）（付録E）（van Zaalen et al., 2011）は、このような言語処理過程に感度があり、音韻性クラタリングかどうかを示す診断ツールとして利用できる。

3.4.3　吃音

　クラタリングは吃音に類似した流暢性障害であるが、多くの側面で大きな違いもある。クラタリングと吃音が同時に生じている場合には、balbuties e paraphrasia praecipe（Freund, in Weiss, 1964）とも呼ばれ、20世紀初頭にScripture（1912）により、併存障害として記述されていた。クラタリングと吃音が合併して生じることが初めて詳しく記述されたのは100年も前であるが、臨床家の多くがクラタリングについてはいまだほとんど知らず、クラタリングを吃音と、あるいは他の障害と混同している（Ward, 2006）。

　St. Louis, Hinzman, and Hull（1985）は、吃音とクラタリングの症状の相違について研究した。彼らは、クラタリングと吃音を併存する者には、非流暢性が高頻度に認められることを確認した。PWCはPWSと比較して有意に、音や音節の繰り返し、引き伸ばし、もがき行動が少なかった。PWCにみられる発話の中断は、言語的なプラニングの時間を稼ごうとする結果のように見える。PWSにおける発話の中断は、すでにプラニングされた言葉を産出するための緊張やもがきを反映する。

クラタリングと吃音の違い

　PWCは、PWSと以下の点で鑑別される。

　1．構音速度が速い、または変動する

　2．多音節語において発話運動制御が不良である

　3．非流暢性症状比率（正常範囲非流暢性症状／吃音中核症状）が高い

4．言語的な複雑さに応じた発話速度の調節がない
　　5．集中すると発話が改善する
　　6．リラックスすると発話が悪化する

クラタリングと吃音のこの6つの違いについて、以下でさらに詳しく述べる。

1　構音速度が速い、または変動する
　我々の臨床経験では、PWCは約40秒間以上発話速度をコントロールしていることができない。このことは、発話が言語学的により複雑であったり、発話者が非常に疲れていたりする場合に、特に当てはまる。

2　多音節語において発話運動制御が不良である
　PWCの特に音韻性クラタリングでは、多音節語を速く言う場合に、正確な音節構造を保つことが困難である。低頻度語では特に当てはまる（第3.3.5章の音産出正確性スクリーニングテスト［SPA］［付録E］も参照）。PWSもまた、この課題では困難を経験する。PWSは、言い始めに困難を示すが、語構造は崩れることなく完全に保たれる。

3　非流暢性症状比率（正常範囲非流暢性症状／吃音中核症状）が高い
　非流暢性症状の比率は、正常範囲非流暢性症状と吃音の中核症状の比で示される（第3.2章参照）。PWCでは通常、吃音中核症状と比較して7倍の正常範囲非流暢性症状を示す。PWSではこの比率は常に3未満であり、1未満であることが多い。

4　言語的な複雑さに応じた発話速度の調節がない
　統語性クラタリングでは、自分の発話速度を、各瞬間の言語学的要求に合うように適切に調整することができないように見える。様々な発話状況間で平均構音速度を比較した場合、変動は1.0 SPSを下回る。それに比してPWSは、様々な言語学的文脈で構音速度を調整することができる。構音速度を調節できる者では、様々な発話状況間での構音速度の違いは、通常1.0～3.3 SPSの範囲である（van Zaalen & Winkelman, 2009）。

5　集中すると発話が改善する
　PWCが自分の発話に集中すると表出が改善するのに対し、PWSでは一般的に、発話に余分に注意を向けると緊張が増し、発話表出がより困難で非流暢になる傾向がある。

6　リラックスすると発話が悪化する
　PWSでは、リラクゼーションは発話産出に良い影響をもたらす。それに対し、PWCではリラクセーションが発話産出を悪化させる。例えば、親しい親戚や友人とのコミュニケーショ

ン場面でPWSでは問題が減るのに対し、PWCでは問題が増える。

クラタリングと吃音には以下のような多くの類似点もある。

1　発話への恐れ
2　語への恐れ
3　社会的な達成度の低さ
4　対人関係の問題
5　否定的な烙印への対処

以上5つの類似点におけるPWCとPWSの鑑別的な特徴についても詳しく説明する。

1　発話への恐れ

多くの臨床家の考えに反して、コミュニケーションや発話への恐れは、PWCとPWSの両方に存在する。両タイプの非流暢の話者は、聞き手の反応を恐れている。PWSにおけるこの恐れは、話している間に詰ってしまうのではないかという不安（吃音への恐れ）に関係する。PWCは理解してもらえないという不安を発展させる。このような恐れが大きくなる程度は、両タイプの非流暢とも同じである。PWCの中には、この不安の結果、吃音を進展させる者もいる。このことについては、後に詳しく議論する。

2　語あるいは難しい語への恐れ

語への恐れのあるPWSは、特定の音、特に破裂音や母音で始まる語を産出するときに困難を感じる。前に吃音が生じた語を恐れるようになることがある。PWCは多音節語の産出や音読を恐れるようになることがある。

3と4　社会的な達成度の低さと対人関係の問題

吃音やクラタリングのある話者は、発話の問題のために、人生の多くの場面で達成度が実力より低くなる。例えば、就職活動を避けるため、能力より低い職業に就くことがある。電話対応や顧客とのやりとりが多く求められる仕事は、流暢性障害のある人には難しい場合がある。PWCはチームミーティングにおいて、自分の意見を明瞭に、理解できるように表明することが非常に難しいと思う可能性がある。我々のクライアントの1人、34歳男性のWilcoは次のような話を打ち明けた。「お葬式で亡くなった方のお名前を正確に言うことが大変難しかったために、葬儀屋の部長の仕事をあきらめて救急車の運転手になりました。」

5　否定的な烙印への対処

PWCとPWSが世間から否定的な烙印を押されていることは、広く知られている。Dalton

表3.5　種々の障害の諸条件における発話特徴

障害の鑑別診断				
言語学的、心理学的要因	クラタリング	吃音	学習障害	AD/HD
平均構音速度	非常に速いか、不規則	遅い～中等度	正常範囲	正常範囲～速い
モノローグ、物語再生場面における非流暢性症状の比率（正常範囲非流暢性症状：吃音中核症状）	正常範囲非流暢性症状の比率が高い	吃音中核症状の比率が高い	正常範囲非流暢性症状の比率が高い	正常範囲非流暢性症状の比率が高い
ポーズ	少な過ぎる、短か過ぎる、言語学的に不適切な位置にある	適切	多過ぎる 長過ぎる	多い	短か過ぎる 位置は正常
言語的複雑さに応じた発話速度の調節	なし	あり	あり	なし
語構造のエラー	ありえる	なし	ありえる	ありえる
文構造のエラーの考えられる原因	時間的な制約下での文形式化	回避行動	文形式化能力の未成熟	
注意を向けると発話は	改善	悪化	改善	改善
リラックスすると発話は	悪化	改善	改善	改善
外国語を話すときの発話は	比較的良い	いろいろあり	比較的悪い	比較的良い
知っている文章の音読は	比較的良い	ほとんどの場合良いが、発話への恐れがあれば悪い	比較的良い	比較的悪い
知らない文章の音読は	比較的良い	比較的悪い	ほとんどの場合悪い	ほとんどの場合悪い
コミュニケーションへの恐れ	ありえる	あり	なし	なし
症状の自覚	ほとんどない	ほとんどあり	ほとんどない	あり
言語障害の自覚	しばしばあり	ほとんどあり	なし	なし
恐れを感じる語は主に	多音節語	多くは感情的負荷がかかる語	なし	なし
音に対する恐れ	なし	よくあるが人によって異なる	なし	なし

訳注：付録F（p.158）と類似しているが、全く同じではない。

and Hardcastle（1993）によれば、「聞き手は吃音者から不安が伝染することはほとんどないが、PWCが言おうとしていることをくみ取ろうとするとしばしば自分自身が不安になる」（p. 127）。最近の調査には、4ヵ国の回答者が、PWCとPWSについて、神経質で、興奮しやすく、怖がりあるいは内気で、相当な量を話すことが求められる仕事では満足に働くことができないと思っていることが報告された（St. Louis et al., 2011）。

クラタリングと吃音のどちらがより否定的な烙印であるかと問うと、以前に引用した「簡略版クラタリング・吃音質問紙」への回答者が次のように答えた。「吃音とクラタリングは違う意味で烙印になっている。」「吃音に対してはかわいそうか、おかしいと思われるが、クラタリングに対しては混乱したり、電話だと相手は長い間沈黙してしまう。そして両方とも、感情的反応を引き出す。笑いであれ涙であれ、それは決して忘れることができない反応である。」「吃音がほとんどの場合発話に関係していると考えられるが、クラタリングはその変わった特性から、一貫していない考え、知能指数の低さ、認知能力の欠如、心の知能指数の低さなどと結びつけられることが多い。」最後に、「発話努力なしに、明確に自分の考えを表現できないことで、聞き手の表情やコメントに困惑が見られるようになる。」（Exum et al., 2010）

表3.5に、様々な流暢性障害を鑑別する特徴の概要を示した。

3.4.4　限局性学習症/限局性学習障害

Tiger, Irvine, and Reis（1980）は、クラタリングと学習障害の類似性を検討した。Daly（1992）も類似性に言及し、PWCに見られる多くの症状が、学習障害のある人にもあると指摘した。Dalyが症状と言ったのは、衝動性、秩序や気づきの欠如、不注意、学業不振、特異的な読みの障害、言語障害などのことである。Daly（1992）とMensink-Ypma（1990）によると、共通の要因としてはさらに、書字の問題とリズムの崩れた発話がある。両障害で症状は類似しているが、症状の背景にある根本的な処理過程は異なり、したがって改善率も異なるかもしれない。

言語形式化の問題はPWCと知的障害を有する人の両方にあるため、Preus（1996）は、クラタリングは、PWSの発話より、知的障害者の発話の方が共通している部分が多いと結論づけている。この考えは、1990年にMensink-Ypmaも表明していた。上述した特性は臨床家による観察に基づいており、「言語形式化の問題」や「発話症状に気づいていない」といった比較的あいまいな用語で記述されている。最近の研究によると、言語症状のタイプ、重症度、根底にある言語学的行動の処理過程に違いがあることが示されている。PWCと知的障害がある（訳注：DSM-5では、学習障害と知的障害は異なる群に分類される。しかし、ここでは、同等に扱われている）人にみられる発話・言語特徴の相違を以下に記載する。

van Zaalen et al.（2009d）のオランダ国内での研究（150名の10:6〜12:11歳児が対象）では、思春期のクラタリングと知的障害のある人々では、構音速度の得点が類似していたことが報告された。

クラタリングのある小児は、学習障害のある小児と以下の点で異なっている。

1. 正常範囲非流暢性症状の頻度がより高い
2. 意味的な錯語の数が多い
3. 発話には文法的な誤りがあるが、書字では認められない
4. 物語を話すときに、話の本筋、枝葉と無関係な発話の割合が同じようにより高い
5. 話の順序の誤りが少ない

それではクラタリングと学習障害の発話表出の違いを議論する。

1　正常範囲非流暢性症状のタイプ

　PWCにみられる正常範囲流暢性症状は、主に語と句の繰り返しである。この非流暢性症状は、考えを発話の音声に変換する時間を稼ぐために使われている可能性がある。繰り返しの症状は、発話のプラニングと遂行の時間を稼ぐために使われている。知的障害のある人は、語検索にかかる時間を稼ぐために、「えーと」などの間投詞を使う。さらに、「考え」とか「メッセージ」を組み立てることは、知的障害の人たちにとっては厄介なものであるように見える。知的障害のある人には、正常範囲非流暢性症状に加えて、非典型的で、吃音中核症状とも、正常範囲非流暢性症状とも分類されないような、最終音節の繰り返しがみられる（Coppens-Hofman et al., 2013）。

2　意味的な錯語の数

　PWCは音韻錯語だけでなく、意味的に関連のある語も使う。前者については、高いレベルの音韻類似性をもつ語を組み立てる（例："I book a flight"［飛行機の便を予約する］と言おうとして、"I book a fight"［試合の席を取った］ということがある）。産出した後でもこれらのエラーは訂正されないが、録音したものを再生して聞けばエラーに気づくのである。知的障害のある子供は、意味的な錯語が非常に多い。こういう誤りをPWCがする場合は、頭の中には正しい概念があって、それを表現したいと思っているのに結果的に違った意味をもった文が、意図されずに産出されるのである。例えば、クラタリングのあるTatyanaは回想して、「思ってもいないことを言ってしまった後、『もう決して口を開くまい』と思う気持ちを克服する方法も学ばなくてはならなかった」と言った（Exum et al., 2010）。PWCは、脳内辞書から正しい語を検索し損ね、それを指摘されるまで気づかないのである。しかし録音テープを繰り返し聞けば誤りを識別する。例えばCharleneは、その経験を次のように表現している。「思考のスピードに口の動きのスピードが追いつかなくなり、結果的に、いつも口にあるたくさんのぐちゃぐちゃしたことばが出てきてしまって、聞き手と私自身は当惑するばかりです」（Exum et al., 2010）。

3　発話には見られるが書字には見られない文法的誤り

クラタリングの文構造のエラーは、発話にのみ表れる。書字にはその誤りはない。PWCでは、注意が適切に保たれた状態で話せば、文法的な誤りは産出されない。知的障害のある人の場合、書字にも発話にも文法的誤りがみられ、この点はクラタリングと異なっている。

4　話の本筋と枝葉、無関係な発話の割合

van Zaalen, Wijnen, and Dejonckere（2009a）の報告によれば、知的障害のある子供の発話は、話の本筋と枝葉の部分が少なく、「わかんなくなっちゃった」や「なんと言ったんだっけ？」のような間投詞、元の話にはみられない追加された文などの、無関係な発話が多かった。PWCは流暢話者と同じくらい、話の本筋と枝葉を多く用いる傾向があるが、一般に、ストーリーに無関係な発話も多少は産出する。

5　話の順序の誤りが少ない

知的障害のある子供は、物語を順序通りに再生するのに大きな問題を呈する。物語再生課題において、話の要素を順番に配列するのを間違える。彼らは順番を意識していない（例えば「お父さんはアムステルダムまで運転し、車の中に座った」）。PWCは発話速度が速く、ストーリーに無関係な発話が頻繁にみられる上に、高頻度の非流暢性症状や長い単語の折りたたみを伴っているために、聞き手には、混沌としていると感じられる。しかし自分自身では発話にそのような構造の誤りがあるとは認識していない。

3.4.5　（単なる）早口（tachylalia）

（単なる）早口とは、神経学的あるいは心理学的病因がない、速い速度の発話をいう。早口とクラタリングは容易に区別できる。早口の人は、速い発話速度においても、発話の流暢性は損なわれずに保たれている（Weiss, 1964）。早口の人はいつも速い発話速度で話すが、クラタリングのある人は、よく速度が変化する。それ以外の早口とクラタリングの明らかな違いは、PWCが高率に長い単語の折りたたみを示すのに対し、早口では語の構造は影響を受けない。クラタリングでは発話の速さとともに、短いポーズが言語学的に誤った位置によく生じる。一方、単なる早口の人のポーズは短いが、位置は適切である。"Cluttering"というタイトルのDVDに出てくるPWCの何人かは、単なる早口も示している（Myers & St. Louis, 2007）。

3.4.6　発達性発語失行

発達性発語失行（developmental apraxia of speech, DAS）は、連続した発話運動の協調がうまくいかない障害とされている。DASは、ある目標に対する一連の運動の遂行に一貫性が認められない状態である。それは、筋肉運動のプラニングと協調の問題を意味する。失行の明らかな特徴は、ある動きを意図的に行おうとすると失敗するが、それを無意識に行う時には知らないうちにできているということである。DASの子供は例えば、熱いお茶の入ったティー

カップを吹くことはできるが、単独で［f］という音韻を出すのには困難を示す。

　発語失行に特徴的な誤りは、時々PWCにも起こる。例えば音の歪みは、発語失行とクラタリングに共通しており、PWCの発話においては、構音運動の順序立てと音の配列の順序化との同期が異常であることを示すのかもしれない（Ward, 2011）。DASとクラタリングは全く別の病因をもちながら、両者には明らかな類似点も認められる。類似点を議論した後、相違点にも触れる。

クラタリングと発達性発語失行に共通する特徴

1．様々な発話条件下での発話速度の調整
　DASの子供もPWCも、異なる発話条件に対して発話速度を調節することはしない。DASでは、発話速度は遅いことが多く、一方クラタリングでは発話速度は速いことが多い（Dannenbauer, 1999）。

2．口腔運動の探索行動
　正しい構音位置を探索する一連の口唇の動きが、DASで見られることはよく知られている。クラタリングでも見られるが、それは発話速度が速過ぎる時にのみである。

3．多音節語の反復産出にみられる変動性
　DASは、PWC同様、同じ語を反復して産出する際に高い変動性を示す。DASはこの現象が低頻度語でも高頻度語でも生じるが、PWCでは低頻度語のみ影響を受ける。

4．語尾の子音の省略が起こる頻度が高い
　語尾の子音の省略はDAS、PWCの両者で見られる。

表3.6　クラタリングと発語失行の発話の特徴

特徴	クラタリング	発達性発語失行
反復時の変動性	速い	速い
発話速度	速い	遅い
口腔探索行動	速い発話速度の時のみあり	あり
語頭音の置換	なし	ありえる
語尾の省略	ありえる	ありえる
音の付加	速い発話速度の時にあり	あり
症状が最も多い年齢	思春期初期	幼児期

5．音の付加

音の付加は、DAS の子供の発話明瞭度を低下させる。クラタリングにおけるこの傾向は、発話速度が速過ぎるか、複雑な多音節語が用いられた時にのみ起きる。

3.4.7　特異的言語障害

「クラタリングは、中枢的での言語の不均衡が発話に現れたものであり、全てのコミュニケーション経路（例えば、読み、書き、リズムと抑揚）と行動の全般に影響を与える」（Weiss, 1964, p.1）。Myers and St. Louis（2007）は、PWC は、言語検査では標準的な得点を示すと結論づけた。しかし、Ward（2004, 2006）は、自発話において言語学的な逸脱がみられるとした。言語的な複雑さがクラタリングの症状に影響することについては、Mensink-Ypma（1990）、Winkelman（1990）、それに van Zaalen and Winkelman（2009）も記述した。話し手の伝達内容が複雑になるほど、言語形式化の困難さがより生じやすくなる。主に臨床観察からの見解ではあるが、PWC の言語の困難は、必ずしも言語障害があることを示すわけではない。PWC に見られる言語の困難さは、遅い速度で話したり、書く時には消失するのである（van Zaalen, 2009e）。

ほとんどの話し手では、言語形式化の問題は、言語表出の複雑さと関連している。この点は PWC でも全く違いはない。例えば、意味的な変換や語想起の問題、あるいは統語の問題のような言語産出に問題をもつ者は、PWC と鑑別できる。最も重要な違いは、特異的言語障害（Specific Language Impairment, SLI）では、発話速度や書字速度が遅くなっても言語表出の問題が消失するわけではないということである。簡潔に言うと、SLI は、必要とされる文法構成や語彙選択の能力（語想起戦略）をもっていないということである。PWC は、ゆっくりした速度で話すことで言語形式化の能力は改善するが、流暢な話者と同じ程度までにはならない。

3.4.8　神経原性クラタリングと運動障害性構音障害

神経学的障害の結果として成人期に発現したクラタリングは、神経原性クラタリングと呼ばれる。文献によると、多発性硬化症（multiple sclerosis, MS）やパーキンソン病（Parkinson's disease, PD）があってクラタリング症状も経験した症例が神経原性クラタリングとして記述されている（第3.4.13章も参照）。PD は、中脳黒質の細胞が死滅し、その細胞が作るドパミンやメラニンがなくなることで生じる。進行すると、大脳基底核（第1.4章参照）の他の部位と、他の神経伝達物質を使って筋肉を制御する神経にも影響が出る。神経原性クラタリングの一番の特徴は、発話の速さにある（De Nil, Jokel, & Rochon, 2007; van Borsel & Tetnowski, 2008）。Baumgartner（1999）は、クラタリングと神経原性クラタリングを鑑別するために、発話課題をいくつか導入した。PWC の非流暢性症状は、神経原性の非流暢性障害に比べて、より変化しやすいが、単純な発話課題において症状が悪くなるのは、神経原性障害の特徴である。

van Zaalen and van Wanseele（2012）によると、一般に考えられているよりも、PDとPWCは関連があるかもしれない。これらの研究者は、運動計測によって、PDにおける顎の安定性を、音韻性クラタリングや流暢発話者と比較することを試みた。下顎のコントロールは、良い構音の基盤であると言われている（Hayden, 1994）。安定した下顎の動きは、安定した運動パタンと振幅と持続時間として記述される（Hartinger & Mooshammer, 2008）。安定した顎運動は、発話の明瞭性に良い影響をもたらすと言われている（Smith, Goffman, Zelaznik, Ying, & McGillem, 1995）。Van Zaalen and van Wanseele（2012）は、適度な幅の時間変動と、顎運動の高い空間的変動、つまり柔軟性が、発話明瞭性に不可欠であると結論づけた。PWCでは、PD同様、運動の振幅が制限されていた（つまり、顎の開き具合が流暢な発話者より小さかった）。言い換えると、クラタリングとPDでは、原因はおそらく異なるであろうが、顎の開き具合が正確ではあっても限られていることが、発話産出時の明瞭度に負の効果をもたらしているのである。

3.4.9　ダウン症候群

1866年に遡ると、John Langdon Downは、後に彼の名にちなんで名づけられる症候群がある人々の発話について、クラタリングの診断基準と合致すると思われる症状があるとしていた（van Borsel, 2011）。「知的障害のある成人の発話の非流暢性症状は、公式の報告や患者のカルテではほとんど『吃音』とされ、『吃音』に焦点を当てた訓練が行われている。驚いたことに、この特異的なグループに見られる非流暢性症状を分析的に鑑別するための研究は、ほとんど出版されていない」（Coppens-Hofman et al., 2013, p. 485）。1つのテーマがこの領域の文献で繰り返し議論されている。それは、ダウン症候群（Down syndrome, DS）の非流暢な発話は、吃音の特徴なのかクラタリングの特徴なのかという問題である（van Borsel, 2011）。DSの発話の非流暢の基本的な原因は、知的障害のない者の非流暢とは異なり、関連する可能性のある問題として、認知機能、言語と語の知識、集中力、記銘困難、内服薬、聴覚入力の問題、および合併症などがある。正常範囲非流暢性と吃音中核症状に加え、DSでは、語尾音節の繰り返しのような非典型的な非流暢性症状も呈する。このような非典型的な非流暢性症状は、PWCやPWSには通常見られない。

Devenny and Silverman（1990）は、DSの研究協力者の42％から59％が非流暢であったと述べている。DSには、クラタリング、吃音あるいは、クラタリング・スタタリングに加え、その他のタイプの非流暢性症状が観察された。DSには、二次的症状や、その他の、吃音に典型的にみられる行動は見られなかった。幾つかの研究では、DSに高頻度の非流暢性症状が認められることが示されていたが、非流暢性症状のタイプ分類についてのデータはほとんど提示されていない（Bray, 2003; Devenny & Silverman, 1990; Van Borsel & Vandermeulen, 2008）。

Otto and Yairi（1975）とCoppens-Hofman et al.（2013）の研究は、非流暢性症状の鑑別に注目した。彼らは、DSは、吃音よりもクラタリングやクラタリング・スタタリングをより頻繁に示すと考えた。Stansfield（1990）はDSの総症例数の14〜77％が非流暢であり、PWS

対PWCの比率は13：2であると結論したが、Van Borsel and Vandermeulen（2008）はDSの78.9％がクラタリングに、17.1％がクラタリング・スタタリングに分類されたと報告した。Bray（2003）も同様の仮説をもち、DSの治療経験のある27人のスピーチセラピストから観察データを収集した。それによると、観察された非流暢性のほとんどが、語の繰り返しのような正常範囲非流暢性か、多音節の繰り返し、間投詞、または長い単語の折りたたみであったが、時にブロックもあった。

3.4.10　自閉症スペクトラム障害

クラタリングと自閉症スペクトラム障害（autism spectrum disorders, ASD）についてはほとんど知られていない。ASDの発話に関する研究は限られてはいるが、ASDのある者は、統制群に比べてクラタリングの発生率が高いものの、クラタリングがASDのある者全てに認められるわけではないことが示されている（Scaler Scott, 2011）。ASDのある子供と関わっている臨床家は、「経験上、ASDと診断されて他の合併症をもっている子供をたくさん見ている」と言うことがしばしばある。ASDの診断がクラタリングの診断と混同されることもある。特に、症状への自覚の欠如が単にクラタリングの症状の1つであると考えられている場合、類似性が誤解を招くこともある。ASDと診断された子供は、聞き手の立場に立つことができないが、それをPWCの語用能力の悪さと関連づけられてしまう。というのも、PWCはコミュニケーションがうまくいかないことを聞き手のせいにすることが知られているからである。また話題が次々に転換するという、クラタリングによく認められている症状も、ASDがある小児の特徴とも見える。例えば特定不能の広汎性発達障害（PDD-NOS）の小児は、情報処理の際の混沌とした思考や洞察力の欠如に困っている。

自閉症の特徴のある人に焦点を当てた研究（Shields, 2010; Thacker & Austen, 1996）や、アスペルガー症候群に焦点を当てた研究（Scaler Scott, 2008; Scott, Grossman, Abendroth, Tetnowski, & Damico, 2006）によると、ASDのコミュニケーションパタンを評価する時に、クラタリングは併存する可能性がある症候群として考慮に入れる必要があることが示唆される。

3.4.11　脆弱X症候群

脆弱X症候群（fragile X syndrome, FXS）の小児の発話には、しばしば短い突発的な早口と音、語、句の繰り返しを含む発話の流れの分断が認められる。これらの子供たちの発話は衝動的であり、よく固執的であると記述されている。FXSのある子供の発話はまた、「クラタリング」と記載されることもあった。Gillberg（1992）は、クラタリングの発話はFXSの特徴でもあり、他のいずれのASD群にも観察されなかったと述べた。よく脱線した発言をし、話題の維持に困難を示すことがある。この症候群の者の統語能力は通常、精神年齢に相応である。また彼らは通常、高い理解語彙得点を示すが、聴覚的知覚・処理能力は弱い（Scharfenaker & Stackhouse, 2012）。FXSの男児は、その自閉的状態に関わらず、音韻発達（子音産出

の正確さ、音産出プロセスの単純化の存在）においてはより低年齢の定型発達児と同様の傾向を示すが、連続発話では明瞭度の低さを示す（Barnes, Long, Martin, Berni, Mandulak, & Sideris, 2009）。FXSのクライアントにクラタリングが生じるか否かについては、van Borsel, Dor, and Rondal（2008）により論破されている。FXSがあるフランス語話者の発話における非流暢性症状を検討した研究で、van Borsel et al.（2008）は、FXSの平均発話速度が標準値よりも低いことを報告し、発話の速さがFXSに一貫して見られる特徴ではないことを示した。ただし、van Borsel et al. のこの知見に対して、我々としては、言語的複雑さに合わせて発話速度を調節する処理過程は、単純に発話速度を測定するよりもずっと複雑であり、発話速度の変動性や、発話速度が文と語の構造に与える影響を考慮しないで論じることはできないと考える。St. Louis et al.（2007）が述べたように、クラタリングにおいては、実際の測定で発話速度が正常範囲に入っていても、発話速度が速いと知覚されることがある。

　Zajac, Harris, Roberts, and Martin（2009）の比較研究では、FXSとASDのある男児は、同年齢の対照群よりも発話速度が速いと判断された。重回帰分析により、文末の語を除いたときの構音速度と文末のF0（基本周波数）の低下が、知覚された発話速度の分散の91％を説明していたことが示された。Zajac et al.（2009）は、非典型的な文末のプロソディーが、FXSとASDのある男児の発話速度の知覚に影響を与えたのではないかと結論づけた。発話速度の知覚についてのさらなる情報は、第1章を参照。

3.4.12　ジル・ド・ラ・トゥレット症候群

　ジル・ド・ラ・トゥレット症候群（トゥレット症候群）（Tourette syndrome, TS）とクラタリングの関係について出版された研究はない。大脳基底核の一部である被殻は、自転車に乗る、あるいは車を運転するといった自動的な行動の調整に関与しているようである。TSの症状は被殻の問題に起因するものと言えるかもしれない。TSとクラタリングが議論されてこなかった最も明白な理由は、TSが発達性吃音と同様に、不随意な反射や運動を起こす錐体外路系の運動システムと関連があるからかもしれない。錐体外路系運動システムがPWCにおいて障害されているという知見はない。しかし、発達性吃音とTSは、多くの臨床的類似点がある。Abwender, Como, Kurlan, Parry, Fett, Cui et al.（1996）は、発達性吃音（developmental stuttering, DS）において錐体外路系が関与することを議論し、またDSとTSが病理学的に関連している可能性を示唆した（1998）。しかし、De Nil, Sasisekaran, Van Lieshout, and Sandor（2005）は、TSの児童69人の音読と自発話の流暢性を詳細に分析したところ、全体的に正常範囲非流暢性症状の頻度は統制群より高かったが、TSの非流暢性症状は、吃音中核症状や正常範囲非流暢性症状と異なっており、主に語中や語末の位置での生起率が高かったことを明らかにした。これはvan Borsel and Vanryckeghem（2000）の18歳のTSのある男性の症例報告によっても支持され、非流暢性症状のタイプとしては間投詞が最も多く、全ての非流暢性症状のうちの48.2％を占めた。TSのクライアントのクラタリングは、句の繰り返し、語全体の繰り返し、間投詞、頻回な言い直し、最後まで話されない不完全な句、のような、吃音

には見られない非流暢性症状が顕著にあることによりほぼ特徴づけられているのかもしれず、結果的に、秩序がない言葉遣いの原因になっている（van Borsel, 2011）。引き伸ばしやブロックは、TS のクライアントには観察されなかった（van Borsel & Vanryckeghem, 2000）。

3.4.13　神経線維腫症 1 型

成人の神経線維腫症 1 型（neurofibromatosis type 1, NF-1）の構音速度を最初にデジタル測定した研究は、流暢性に関して、NF-1 と統制群の最も明確な違いは、構音速度であったと結論づけた（Cosyns, van Zaalen, Mortier, Janssens, Amez, Van Damme, & van Borsel, 2013）。NF-1 と統制群の非流暢性症状の頻度は似通っていたが、NF-1 は統制群より平均構音速度（MAR）がより速く、ポーズはより長く、その出現頻度はより高かった。このため結果的に、NF-1 のクライアントの発話速度はゆっくりで、構音速度は変動が大きかった。Cosyns et al. (2013) は、NF-1 の患者が示す非流暢性症状のパタンは、吃音よりもクラタリングのパタンの方がよく対応していると判断した。

3.4.14　注意欠陥・多動性障害

注意欠陥障害（attention deficit disorder, ADD）あるいは注意欠陥・多動性障害（attention deficit/hyperactivity disorder, AD/HD）の症状は、クラタリングの徴候を示すと考えられることが多いが、AD/HD と診断された者全てにクラタリングがあるわけではない（van Borsel et al., 2008）。ADD や AD/HD の平均構音速度は、「正常範囲」から「速い」である。非流暢性症状の割合は、正常範囲非流暢性症状が高い。ポーズの位置は適切であるが、短か過ぎることが多い。クラタリングで経験されるのと同様に、ADD や AD/HD では、話すことへの集中は発話を改善し、逆にリラックスは発話を悪化させる。St. Louis and Schulte (2011) によると、クラタリングのある15名の参加者は、AD/HD 質問紙中の注意に関する下位項目で異常を示した。Alm (2011) は、PWC はドパミン作働薬に対して AD/HD と反対の反応を示すことを観察し、このことは同じ注意システムの中に注意欠陥に関する異なる種類の調節異常がある可能性を示していると考えた。

AD/HD とクラタリングの間で、コミュニケーション特徴については概して相違がないことの証拠が示されている。AD/HD と診断された患者では、思考の「マルチトラック」を使っていると説明する者もいた。複数の思考のトラック（径路）は、同時に、そして時には高速に 2つ以上の異なる話題が続けざまに切り替わりながら流れていることが経験される。これらの思考パタンは、外部の観察者からは、内的な注意散漫あるいは、1 つの話題への集中を持続させることの困難として説明されるかもしれない（Jerome, 2003）。この思考のマルチトラック現象は、クラタリングでは記載されていない。

AD/HD あるいは ADD のある者が、言語構造の複雑さに応じて自分の発話速度を調節する能力をもつかどうかが、彼らがクラタリングも呈するのか否かを決定するであろう。診断を確認するか否定するかを決めるには、様々な発話条件や投薬の有無による違いも評価する必要が

ある。

　もう1つの大事な考慮すべき視点は、ADDやAD/HDへの投薬が発話産出へ与える影響である。リタリンなどの投薬が、過活動全般を抑制するという事実を考慮すると、このような薬物は発話速度を低下させ、クラタリング症状を減少させるために処方される可能性もある。

3.4.15　その他の症候群におけるクラタリングについての信頼性データ

　正常範囲非流暢性症状であっても吃音中核症状であっても、それぞれの症候群の特徴によって非流暢性症状の量が決まることがよくある。非流暢性症状は、多くの場合、速度や明瞭度などの情報なしに、単一の変数として言及される。ただし、複数の異なる非流暢性の枠組みが記述されてきたこともあって、非流暢性症状の分析については批判がある。「臨床経験が非常に豊富な評価者間での合意や、吃音と非流暢性タイプに基づく分類をする際の一致度は、一部の定義を用いると相対的に高いが、他の定義を用いると非常に低い」（Bothe, 2008, p. 867）。これらの結果から、小児の非流暢性症状をタイプ分けしないで、定量化あるいは記述する測定方法が提案された（Bothe, 2008）。発話速度やその変動、文や語構造など、他の鑑別診断的特徴は、ほとんど考慮されないのが現状である。非流暢性の下位群についての理解を十分に深めるには、上述した障害群において、最新のクラタリングの定義を用い、特に非流暢性症状の様々な下位分類に配慮して、様々な発話課題を使用し、特に連続発話サンプルにおいて、流暢性、発話速度、音韻、明瞭度を考慮しながら研究を進めることが必要であり、それによって、各個人の発話の潜在能力をより良く理解することに貢献するであろう（St. Louis et al., 2007; van Zaalen, 2009）。

3.5　結論

　クラタリングの特徴を二次的症状として示す様々な障害について、正確で包括的な診断法を提案した。上述した特徴、分析および解釈により根拠のある鑑別診断が可能になる。

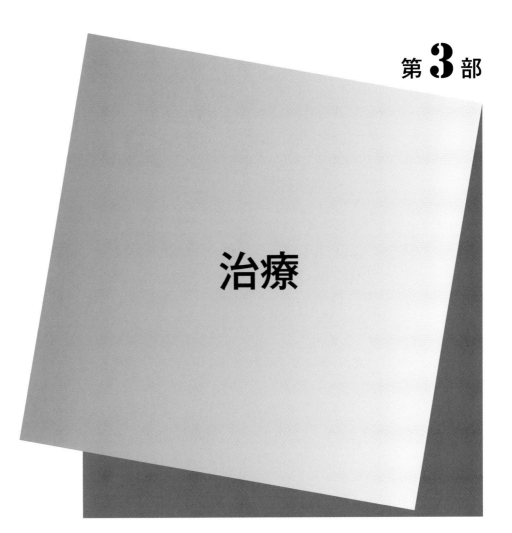

第3部

治療

第4章　治療についての考察

4.1　序論

　本章では、クラタリングの治療に関する一般的な考察を概観する。具体的には、社会的コミュニケーションの変化、モニタリングの問題、Stourneras（1972）の4要素モデルとクラタリングの治療、クラタリングと吃音の両方がある人の治療の優先順位、練習体系および治療の強度などである。クラタリングの治療がPWC（クラタリングがある人）に及ぼす効果は、短期的および長期的な結果それぞれに関連して検討する。短期的な結果は、発話行動、認知および感情への直接的な影響として見ることができる。クラタリングの治療では、長期的な結果を得ることが難しい。そのため、コミュニケーション文脈での短時間の集中的訓練を複数回実施することのみにより結果が得られる。さらに、認知、感情、発話運動およびコミュニケーションの要素から成るStourneras（1972）の4要素モデルについて、PWCが4要素全ての機能を改善するために、どのように支援できるかという観点から説明する。

　本章では、クライアント中心の介入や、症状の同定、発話、注意および記憶力の改善に焦点を当てた日常の練習などの課題に関連する治療上の考察を提案する。特に注目するのは、表出および受容的言語能力の促進、構成能力、語用論的スキル、語彙検索スキル、会話スキルの向上である。本章の最後で、練習の体系と強度について議論する。

4.2　治療の効果

　吃音の治療と同じく、クラタリングの治療は、クライアントの話し方を変える以上のことが関わってくる。治療は、日常的な話し方の練習を超えるコミュニケーションの多くの分野において変化を生じさせる。そのような取り組みの例として、発話に集中する訓練、発話内容の作成、新たな傾聴態度を育成し、会話相手に注意を向ける練習などがある。発話明瞭度が低いPWCは、聴き手のフィードバックを正しく解釈できない場合がある。PWCは、聴き手の反応に対して、PWS（吃音がある人）が示しがちな反応とは違う反応をする。下の例は、クラタリングのある人が、話を聴いている人の反応から手がかりを正しく読み取れなかった様子を示している。

> 23歳の地理学専攻の学生であるAnouschkaは次のように言った。
> 　「2週間前、久し振りに会った友人とバーへ行きました。私はビールを2杯飲んで、会話はたいへん盛り上がりました。とても楽しい夜でした。2日ほど前、彼女に再会しました。彼女は私に、『あなた、すごく酔っていたわね。あなたが言ったこと、一言も理解できなかったわ。楽しかったわね』と言いました。私は愕然としました。世界が崩れ落ちました。おしゃべりしていた間、彼女は私の言っていることを理解しているとばかり思っていました。私はちっとも酔っぱらっていなかったのですから。」

4.2.1 短期的および長期的な効果

クラタリング治療の短期的な結果は、発話行動へのポジティブな効果と、認知および感情へのポジティブな効果という2つの主要な要素に影響される。発話行動への影響は、特にクライアントが新たな話し方を汎化し、安定させることができるようになれば、意味があるものになる。発話は自動化された行動なので、クラタリングの治療において、長期的な結果を達成するのは困難である。長期的な結果を達成するためには、SMART目標、つまり後の第5.3章で議論しているように、具体的、測定可能、達成可能、現実的でタイムリーな目標を達成することを目指して、短時間の集中訓練を実施することを強く推奨する。

4.2.2 社会的コミュニケーションの変化

PWCは、自分にとってコミュニケーションが難しい理由に気づかずに、自身のコミュニケーションパタンや社会的行動を変えてみようとすることがよくある。まれにはこうした直感的な修正が、クラタリングを解決するのに十分なこともあるかもしれない。そのような場合は、何も変える必要はない。PWSと同様、PWCも話すのが困難な状況を回避することがよくある。このような回避行動は、PWCが自身の非流暢性や明瞭度の低さが、この回避行動の主な理由であるという事実を意識していない場合にもよく起こる（下の例参照）。

> 症例：
> 35歳の大学のカリキュラム開発者であるAriellaは、7人の同僚と一緒に1年生用の新しいカリキュラムを開発していた。会議でAriellaは、創造的な解決法やアイデアをいくつも提案した。グループの同僚たちは、彼女に微笑みかけたものの、提案内容には特に反応を示さなかった。同じグループの他の同僚が、彼女とほとんど同じアイデアを提案したところ、その独創性を称賛され、そのアイデアが新たなカリキュラムの計画に採用された。このようなことが何回か続いた後、Ariellaはグループの書記になる決心をし、自身のアイデアを他の人と共有することをやめた。これは短期的な解決法ではあったが、その後しばらくしてAriellaは、自分が役割を適切に果たせていないことを自覚し、会議に関して疑念を覚え始めた。2ヵ月後、彼女は発話と言語の診断と治療を受けに行くことを決意した。治療の最初の目標の1つは、Ariellaが仕事のグループ会議において、集中して話したり応答したりする訓練をすることであった。治療で学んだことを実践した結果、同僚たちは彼女の知識と創造性に驚いた。Ariellaは書記役をやめ、再びブレインストームのグループの一員となった。

クラタリングがある人の回避行動の例

4.3 モニタリングの問題

上記でも指摘した通り、クラタリングの最も重要な特徴の1つは、発話速度がコントロールできなくて速過ぎるか不規則なことであり（第2.2.1章参照）、それが発話運動と言語形式化の、プラニングと遂行における問題につながり、さらに2つ目の特徴として、言語表出を正確にモニタリングできなくなることである。PWCは、間違いを検知しても、その異常な発話速度による問題ゆえに、修正するのが難しいことがある。

流暢に話す人は、聴き手に気づかれることがない、いわゆる内的「フィードバックループ」（内的モニタリング）によって問題を認識する。自身の発話の質を意識しており、必要であれば改善することもできる。流暢に話す人は、言いよどみや言い間違いの多くを、全て言い終える前に認識する。顕在性（訳注：声に出てからの）モニタリングの例としては、「私は家に、歩、自転車で帰りました」（"I w-cycled home"）などがある。これは、全て言い終えた後に修正されることもある（例：「私は家に歩いて、いえ、自転車で帰りました」（"I walked; no, cycled home"）。

文献で議論されているものの、PWCにモニター上の問題があることについて、エビデンスはこれまで出されていない。ただ、臨床経験からは、複雑な言語課題ではPWCが自身の発話をモニタリングする能力が限られることは明白である。同時に、PWCは基本的な発話の場面（例：音読、1から10まで数えるなど）では、自身の話し方を適切にモニタリングしていることに全く疑いはない。つまり、PWCが言語課題の複雑さに応じて自身の発話速度を調整できないことで、自身の話し方や言語表出を適切にモニタリングする能力も損なわれてしまうということである。これを二重の弱点という（van Zaalen, 2009）。

言語的複雑さの様々なレベルにおける弱点のモニタリングと、訓練が可能であるかによって、クラタリングの介入効果の予後が決まる。言語的複雑さの様々なレベルでモニタリングのスキルを開発することが、クラタリングの治療で最優先される。このような治療は、言語産出遂行後のモニタリングから始まる。このレベルでは、話したメッセージの一部を聞き、それを言語学的ルールおよび意図した発話内容と比較する。このレベルのモニタリングでは、PWCは症状を聴覚的、視覚的および感覚的に同定する訓練が役に立つ。発話を録音して聴かせることは、自分自身の発話パタンに気づかせる優れた方法である。PRAATソフトウェアを使うなどすると、これを視覚的情報により補強することができる。PRAATについては、聴覚・視覚フィードバック訓練（第6.5.1章）で説明する。www.nycsa-center.org を参照。

4.4　4要素モデルとクラタリング治療

この章の序論と第1章において、Stourneras（1972）の4要素モデルについて説明した。このモデルには、認知、感情、発話運動およびコミュニケーションの要素がある。PWCは、コミュニケーションのこれら4つの要素全てにおいて改善を目指すべきである。治療では、発話運動とコミュニケーションの要素だけでなく、認知と感情の要素にも注意を払うべきである。この章では、治療における4要素の重要性に焦点を当てる。

4.4.1 認知要素

我々は経験上、PWC が自己認識と感情の広い連続性（否認から絶え間ない不安まで、自分の発話の弱点に起因するフラストレーションから、会話を理解できない他人の弱点に対するフラストレーションまで）のどこかに入ると信じている。PWC は自尊感情が低く、自分は誤解されやすく無能だと思っていることが多い。例えば、2名の教師は生徒に理解してもらえないことを心配していた。言語病理学専攻の大学院生は、将来の就職について心配していた。車の整備士は、コミュニケーションの失敗により顧客を失ったことを悲しんでいた。ある高校生は、言ったことを繰り返すように何度も言わることにイライラしていた。この若者は、クラタリングのせいで、発話が非常に不明瞭で速いにもかかわらず、コミュニケーション上の問題を全て吃音のせいにしていた。別の高校生は、成績が悪く、社交上の抑制が利かないため、いつも仲間と喧嘩してしまうことにイライラしていた。13歳の男の子は、母親にテレビゲームをせずに発話の練習をするようにいつも迫られているせいで、びくびくうろたえていた。要するに、PWC の否定的な考えや感情は、PWS ほど深刻ではないものの存在しており、将来への不安、治療が成功する望みの欠如、自尊感情や意欲の低下などの一因となっていた。

Stourneras モデルの認知要素には，「注意」と「習慣化」の2つの下位要素がある。

注意

自発的で短いフィードバックループは、自己修正につなげることができる。発話への意識を高める訓練をする際、クライアントは、クラタリング症状への臨床家のフィードバックを受け、助言通りに修正した発話を繰り返す。その後、クライアントはクラタリング症状を自分で認識、検知、修正できるようになり、わかりやすく流暢に聞こえるようにできる。治療では、臨床家は、クライアントがフィードバックループをより自動的に使えるよう努める。PWC の治療の目標は、声を発する前に、適切に発話を準備して組み立てられるようにすることである。話者に文章を組み立てる時間が十分あれば、モニタリングの第2レベル（訳注：第1.6.3章参照）が間に合って、形式化の過程での欠陥を減らしたりなくしたりすることもできる。その結果、聴覚的（訳注：顕在性、声に出てからの）修正の頻度が減り、語句の繰り返しや言い直しの回数も減る。内的（訳注：声に出る前の）自己修正の前提条件は、話している時に修正する時間が十分あるということである。発話速度を下げると、発話のプラニングが改善し、自己修正しやすくなる。

> **短いフィードバックループ**
> 「自己しん…すみません、自己修正」("Selfcrecie…excuse me self-correction") は、短いフィードバックループで、顕在性モニタリングの例である。
>
> **内的修正**
> 　多音節語を声に出す前に、話者は発話の明瞭度を確保できるようにするため、予防的に発話速度を落とす。例：「私は、とーしょーかーんーを歩いて、本を探します。」("I walk in the … li-brai-ry searching for a book.")

　デジタル録音またはビデオ録画をすることにより、臨床の第1段階の効果を上げることができる。その後、外部からのフィードバックなしに自発的にモニタリングができるようになる。

習慣化

　認知要素である「習慣化」には、治療過程で常に注意を払う必要がある。速度を落とす練習中、特に治療の始めの頃は、PWCは落ち着かないものである。彼らは発話がもはや「自然」ではないと感じるであろう。話者のこのような否定的な反応は、流暢性や発話明瞭度の改善などのポジティブな効果に影を落とすだろう（下記の例を参照）。

> 　グループセラピーのセッションで、クラタリングのある参加者の1人が集中して発話し完全に明瞭であった。他の参加者は、「いつもそういう話し方をしていれば、あなたのコミュニケーションにとてもいい！」と発言した。先の参加者は、「そうかもしれないが、私にはとーっても遅く聞こえる。自分がカメになったようだ」と答えた。

　新しい話し方は、否定的な考え（例：「変に聞こえる」「退屈だと思われる」「ゆっくり過ぎると思われる」）や、不自然な発話から生じる恥ずかしさやじれったさなどの否定的感情を生じさせる可能性がある。臨床家は常に、クライアントの認知および否定的な自己評価に注意を向けておく必要がある。録音や録画を使ってクライアントの発話を再生し、新しい発話パターンのほうがずっと聞き取りやすいことを示すべきである。「新しい」発話パタンの習慣化は、治療の重要な目標と考えられる。達成感や満足感を積極的に励ますことは非常に大切である。「あなたはこれに慣れる必要があります」のような文言は、治療の初期にはよく使ってもいいかもしれない。後になると、「慣れてきましたか」、またはさらに挑発するかのように「聞いている人は、あなたがとてもゆっくりしゃべった時に居眠りをしましたか」などの文言を使うことができる。こうした気軽な励ましにより、クライアントの抵抗感は早い段階で薄れ、習慣化が進んでいく。発話速度が著しく速い場合、挑発的で逆説的なコメント、例えば「より遅く話すほうがより速く進む」などが役立つかもしれない。これにより、コミュニケーションを早く改善したいという気持ちが刺激されるかもしれない。クライアントがゆっくり話せば、構音の

誤りや語句の繰り返しが減り、結果的により明瞭度が高く、理解しやすい発話になる。PWCは自己イメージが低いことが多い。彼らは、「誰も私の言うことなんか聞きたくない」などと言うかもしれない。治療では、そのような発言があれば、「あなたはすでに多くの場面で以前より明瞭で流暢な話し方をされていますよ」などの肯定的な励ましを返すべきである。

4.4.2 感情要素

クラタリングの心理や認知の側面については、世界中の文献を見ても、今のところ十分に考慮されていない。複数の研究者（Bennett, 2006; Dalton & Hardcastle, 1993; Daly, 1986, 1993; Daly & Burnett, 1999; Winkelman, 1990, 1993）が、PWC は、明瞭に話して理解されることの失敗に対して様々な感情をもつことがあることを強調しており、それには、不安や不満（Dalton & Hardcastle, 1993）、否定的な思考（Daly, 1993, 1986）、神経質、悲嘆、自尊心の低下（Reichel, 2010）がある。Green（1999）は、PWC の流暢性のスキルと自己モニタリングのスキルを向上させるために、肯定的な社会心理的環境を提供することを勧めている。Langevin and Boberg（1996）は、クラタリングと吃音があるクライアントの態度や自己認識、自信を向上させるために、認知行動療法のスキルを身につけさせる訓練を治療に導入した。

クラタリングの感情面としては、PWC の多くに恐れ、怒り、あるいは悲しみのような否定的な感情が見られ、またクラタリング症状が出た発話に対する生理的反応という形で現れる。これらの感情的反応は、PWS の反応と同じような過程で学習されたものではない。Sheehan（1975）によると、吃音とは、吃らないようにと工夫する行為である。PWC は、PWS によく認められる二次症状や力み、制御不能感を示さない。症状を意識しないおかげで、PWC は発話中に困難を経験することが少ない。PWS とは対照的に、PWC は、場面への恐怖や特定の音韻への恐怖、発話がつっかえることへの恐怖もない。

他方で、自分で適切な変化を遂げることができる（統制感覚）という自信がある PWC は、PWS より少ない。このため PWC は、症状に対してさほど大きな恐れを抱かない。強い恐れを抱くようになるとしても、それがすぐに大きくなるようなことは、普通はない。正常範囲非流暢性症状と速い発話速度だけでは、コミュニケーションを阻害しない。クラタリングでは、吃音のように不安にさせる「音」や「感じ」は生じない。一般的に、話し手も聞き手もクラタリングを「発話障害」あるいは発話制御の欠如の徴候とは考えない。PWC は、自分の発話に社会から否定的な反応が返ってくるとは思っていないため、発話に対して、もしあるとしても、強い恐れは抱かない。しかし時に、聞き手からの否定的な反応によって、PWC でも、コミュニケーションへの恐怖を（コミュニケーションの前や最中に）抱くことがある。PWC は、明白な理由がわからずに理解してもらえなかったり、コミュニケーション場面で無視されたりすることで恐怖心が芽生える。PWC は、周囲から騒がしいとか、自己中心的などと受け止められることがある。このような否定的な態度を示されると、回避やその他の対処行動につながるコミュニケーションの恐怖を引き起こす結果となる。

Daly（1993, 1986）は、クラタリングの症例を扱う場合に、認知面の訓練、カウンセリン

グ、態度変容、リラクセーション、自己肯定訓練、そして肯定的自己対話を組み合わせた方法を提案した。Reichel（2010）は、Bar-On's（2000）が提案している10の心の知能指数（emotional intelligence, EI）の能力をクラタリングに携わる臨床家が利用可能な形に適応させた。クラタリングに特徴的な症状を示しがちな人には、以下の5つのスキルが導入される。①感情面の自己認識、②衝動性の制御、③現実との整合性、④共感性、⑤対人関係。こうしたスキルを身につけることで意図しているのは、感情やコミュニケーション行動への気づきを向上させること、自己統制力を獲得する手助けとなる感情の管理能力を身につけ、感情を認知的に処理すること、状況を現実的に判断すること、聞き手の感情に配慮すること、期待に添う責任感を高めるような情緒的共感性を授受する力を最大限にすることである。

クラタリングが軽度の場合、コミュニケーションへの恐怖を全く抱かない可能性がある。こうした場合、発話・運動要素のみを示していることがある。発話明瞭度が上がれば上がるほど、クライアントはコミュニケーションの恐怖を感じなくなる。クラタリングが中等度や重度の場合、発話・運動要素へのアプローチは特に重要である。こうしたクライアントへは、認知要素へアプローチすることも必須である。こうしたクライアントの発話面が向上すると、結果的にコミュニケーション能力が向上していることに気づくようになり、発話練習をすることに対する意欲が向上する。

4.4.3 発話・運動要素

クラタリングの感情・認知的側面は吃音とは異なるため、クラタリングとクラタリング・スタタリング（クラタリングと吃音の合併）の治療では、発話・運動要素にずっと強い焦点を当てる。ほとんどの症例で、音節ごとにタッピングする（訳注：指で机などを軽く叩きながらリズムを取る）ことで、速い構音速度に対処することが可能である。こうした発話速度を下げる練習は、聴覚と視覚両方のフィードバックを利用して、注意深く構造化された方法で実施する必要がある。発話速度を減速・調節することに加えて、発話と言語の表出の結束性や相乗効果を促進するためには、発話課題における運動面と言語面の負荷の程度に配慮する必要がある（Myers, 2011）。

クラタリングを含む多くの障害に出る可能性のある頻度の高い構音の誤りは、口唇や舌、顎の動きの低下である。従来から導入されている構音指導のアプローチは、クラタリング以外には適切かもしれないが、クラタリングの治療には十分ではないことがある。

> PWCは、全ての発話運動を正しく行うことができるが、発話速度が速過ぎるときにはそれができない（van Zaalen & Winkelman, 2009）。

PWCは、例えば顎の動きでいうと、口腔運動の遂行機能だけでなく、プラニングにも問題が現れる。語のレベルで発話運動スキルの問題に対応することが重要である。音節を正しい順に発音する、特に多音節語を速い発話速度で正確に発音する練習を優先させる。次のステップ

は、文のレベルでこのスキルを練習することである。

クラタリングと吃音を合併している症例の治療の優先順位

　吃音を伴うクラタリングのある成人の場合、吃音による発話に対する不安や恐れがない限り、クラタリング特有の症状に対する治療を最初に行う必要がある。St. Louis et al.（2003）や van Zaalen and Winkelman（2009）は、呼吸法の練習と共に行うリズミカルな発話練習のような流暢性促進法が、この目的に利用できると述べている（連続引算課題：第5.6.4章を参照）。ひとたび PWC が発話が上達していることを実感すると、全般的な自信も増す。クラタリング・スタタリングの症例では、吃音に対する恐れが維持要因になる。発話に対する自信を高めさせることは、吃音に対する恐れを減らす支援にもなる。クラタリングの側面から治療を開始する２つめの理由は、もしそうしないでクラタリングの症状が持続すると、いつかは吃音が再発する結果となるためである。クラタリング・スタタリング症例の治療に対するこの見方は、すでに Weiss（1964）によって広く紹介されている。吃音の前にクラタリングの側面から治療を開始する３つめの理由は、クラタリングの症状に対する気づきの欠如である。発話症状に対する正確な気づきは、行動の変容を永続的なものにするために必要である。そして最後の４つめの理由として、発話速度を下げると、吃音緩和法を適用することがずっと容易になる。

　クラタリング・スタタリングの小児の場合、発話に対する恐怖心を抱かせないために、最初の２、３回のセッションを吃音治療（吃音緩和法）に割り当てることから治療を開始する方が良い。吃音に取り組むことは、小児が治療に期待することと一致するので、クライアントと臨床家の間に必要なラポールを構築するのにも役立つ。２、３回のセッションの後に初めて、クラタリングの症状も治療しなければならないことに気づかせると良い。小児の場合、吃音の治療を最初に導入するもう１つの理由は、クラタリングと言語発達障害を鑑別することが困難なためである。

4.4.4 コミュニケーション要素

　Weiss（1964）は、コミュニケーションへの興味の無さや消極的な生活態度、怠惰といったたくさんのクラタリングの特徴を述べている。これらの特徴は、コミュニケーション焦点化システム理論によって説明できる。これは、コミュニケーションの内容のレベルを関係のレベルと区別するものである（Watzlawic, Bavin, & Jackson, 1970）。

> 内容のレベルには、単語の意味あるいは意味論が含まれる。
> 関係のレベルには、２人の会話パートナー間の関係性が該当する。

　「もう少し優しい言い方ができないかな？」のような言い廻しは、二者間の関係における内容のフィードバック（内容のレベル）を要求している。「やっと私に同意してくれて嬉しい」のような文は、２人を相互に近づける。しかし、いつも一方が他方よりよくわかっているとい

うことを言っていることにもなる。これは、両者の関係のレベルへの言及である（Korrelboom & ten Broeke, 2004）。Watzlawic et al.（1970）は、内容のレベルよりも関係のレベルの方がコミュニケーションに対してより大きな感情的な影響があることを指摘している。Weiss（1964）が描写したクラタリングの負の特徴は、相手の話をよく聞かない、話者交代が異常、多弁といった、関係のレベルにおけるコミュニケーションの機能不全に関わっている。関係のレベルは、何よりも、模倣や声量、ポーズ、強勢、身ぶりのようなメタ言語行動や非言語行動（「アナログ型」コミュニケーション）によって特に決められる。PWCは、意図しない不要なメッセージを送る可能性がある。これは、Weiss（1964）が記載したような、PWCの性格についての誤解につながる。

したがって、クラタリングの治療では、関係レベルに焦点を当てて、上述したコミュニケーションの諸側面に明示的に対応して訓練をする理由がたくさんある。システム理論の観点からは、全ての発話者とそのコミュニケーション相手にとって、コミュニケーションの文脈が大変重要であることも知られている。特にクラタリングでは、環境（パートナーや同僚）からある期間、頻繁に直接的なフィードバックをもらうことが、発話への気づきを増やすのに貢献する可能性がある。パートナーに焦点を置いたコミュニケーション（聞き手に発話を合わせること）は、PWCが発達させる必要のあるスキルである。

4.4.5　治療の留意事項

クライアント中心の介入計画は、包括的評価と診断的訓練の評価の結果に従って立てる必要がある。PWCの治療には明確な構造化が必要である。SMART基準に従って、クライアントが治療の初日から毎日欠かさず練習をすることが重要である。また、症状やスキルのレベル、個々人のニーズに合わせて、毎日の練習量を調整することも重要である。

音韻性および統語性クラタリング（下位分類については第1.4.6章を参照）に対する治療計画は、どちらも誤りを同定する訓練から開始する。もちろんクライアント全員に対して全ての同定訓練をする必要はない。多くの症例で、同定訓練のレパートリーが広いと、言語産出に治療的効果がある。同定訓練の後に、発話や記憶と集中のスキルを向上させるための訓練について話し合う必要がある。著者らは、言語形式化への取り組み方や、簡潔にではあるが、言語スキルを社交場面で使う訓練の方法についても提案する。

個々のクライアントが目標を達成するごとに、ほめたり強化したりすることはとても重要である。クライアントは、成功感があり、臨床家とともに目標に向かって歩んでいることが実感できると、クラタリングの残っている症状を克服するための希望と誇りと勇気がもたらされ、発話明瞭度（構音と韻律）や表出・受容言語能力の向上、文章構成力や語彙検索スキルの向上などに取り組むことができるようになる。特に注意を向けるべきは、発話への意識を増し、話者交代や話題の維持、ストーリーを物語るなどの語用論的スキルの向上である。

4.4.6 練習の体系

練習の順序を決めるために、クラタリング用に修正されたBrutten（1979）の状況別発話チェックリスト（付録O）に回答させる。このチェックリストに回答すると、クライアントと臨床家の双方は、様々な会話場面におけるコミュニケーション能力について良く理解できるはずである。もちろん、練習はまず、ほとんど困難の無いことがわかっている状況から始める。こうすると、目標を達成しやすくなり、一つひとつの成功体験の積み重ねにより、変化したいという内的動機が高まる。また、クラタリング重症度検査（CSI）（Bakker & Myers, 2011）（第3.3.9章を参照）を行うように求めてもよい。最後に、観察された感情・情緒面についての質問項目（付録H参照）に対するクライアントの回答結果のリストについて話し合う必要がある。この回答結果のリストによってクライアントは発話やコミュニケーション全般に関する否定的な思考や感情に気づくことになる。もし、治療が進んだ段階に入ったら、治療の効果を測定するために流暢性評価バッテリー（付録A～I）とクラタリング重症度検査（CSI）を再度実施してもよい。治療前後の得点を比較することで、クライアントの感情や思考が改善したか、そして、専門家による症状の重症度変化の判断とクライアントの意見が一致するかを評価できる。

4.4.7 治療の強度（集中度）

クラタリングの介入を成功させるために、集中治療プログラムを計画することが推奨される。プログラムの時間配分は、障害の重症度によって変えるべきである。自己モニタリングのスキルは発達させるまでに時間がかかり、集中的訓練によって獲得される（Bennett Lanouette, 2011）。新たに獲得された行動が維持されるようになるには、8～12週間程度必要と考えられる。発話行動の変化は、小脳の機能、特にその神経可塑性に関連している。小脳は、身体運動領域において平衡感覚や統合、安定性を維持するが、脳のその他の機能についても、平衡や統合、安定に寄与している可能性がある（Rapoport, van Reekum, & Mayberg, 2000）。

神経可塑性とは、生きている間に新たな神経回路や接続を形成することで、脳が自らを再編成する能力である。神経可塑性により、脳の神経細胞（ニューロン）は、新たな状況や環境の変化に反応して機能を調整することで、現在抱えている問題を代償することができる。刺激が強化と認知的に関連づけられると、それに対応する大脳皮質での局在が強化・拡大される。新たな感覚運動行動が初めて獲得される際には、場合によっては1～2日で皮質の対応領域が2～3倍になることがあり、変化はたかだか数週間でほぼ完成する（Blake, Heiser, Caywood, & Merzenich, 2006）。そのため、訓練を頻繁に短期間で行う必要がある。それは、ヒトにおいては発話ほど頻繁に学習が起きる習慣行動やスキルはないからである。日中のほとんどの時間では、古い習慣行動が維持されている。これは、新しい習慣を練習する時間が相対的に限られていることを意味する。

PWCにとって、自己認識力が限られていることや症状に気づくことの弱さを補うために、集中的訓練のスケジュールが必要である。PWCはモニタリング力が弱いために、発話を制御

する力をつけることが余計に困難である。また、PWC にとって、人生を自分で変えることができるという感覚としての内的統制を獲得することはさらに困難である。治療が集中的に行われなければ、新たな発話パタンを維持する機会は提供されない。新たなスキルをクリニックの中だけで練習しても不十分である。新たに学習した発話パタンは、日常のコミュニケーションに取り込まれる必要がある。新たな習慣への移行は、徐々に起きるはずである。本物の「練習」は、例えば家庭や職場、通勤・通学中、スポーツの練習中など、あらゆる発話場面で行われるべきである。一方、どんな状況でも逐一発話の質をコントロールすることは困難であることも、正直にクライアントに説明する必要がある。しかし、ほとんどのクライアントが自分の発話を全ての状況においてモニタリングすることはできないものの、たとえいくつかの限定された会話場面だけであっても、はっきりと話すことは、PWC にとって有益である（Miyamoto, 2011）。

4.5 結論

　この章では、クラタリングの治療を行う上で考慮すべきこととして、社会的コミュニケーションの変化、モニタリングの困難、クラタリング・スタタリングの治療の優先順位、練習の優先順位、そして訓練の強度などについて提案した。また、この章では、Stourneras（1972）の4要素モデルを適用することで、これらの考慮すべきことがどう変わる可能性があるかについても探った。治療目標は以下が推奨される。表出・受容言語能力について取り組むこと、そして構成力や語用論的スキル、語彙検索と会話のスキルを向上させること。これらの目標についての議論の次に、言語的複雑さの異なるレベルにおける発話の自己モニタリングのスキルを伸ばすことと、クラタリングの発話運動の側面を優先させることについて議論した。続いて本章では、集中的訓練のスケジュールに対する見解と、PWC の症状への気づきや自己モニタリングのスキルが限定されて弱いことを補うために、日常のコミュニケーションに新たに学習した発話パタンを取り込ませることの重要性について述べた。本章の最後では、PWC の発話行動が変化するのに必要な時間は、神経可塑性に関係していること、またその神経可塑性とは、新たな神経回路の形成により獲得される、大脳が自己を再組織化する能力であり、それゆえに現存する問題を補完することができるようになる能力であることを説明した。

第 5 章　治療計画

　この章では、診断的治療（訳注：診断を確定するための治療）と介入計画の最も重要な構成要素を扱う。診断的治療が発話者に与えうる影響について記述する。診断的治療からクラタリング治療の同定段階が始まり、クライアントが自身の発話行動を変えようとする動機の強さを評価する。

5.1　序論

　この章では、評価の過程を紹介する。この過程では、診断的治療のデータが収集され、それに基づいて綿密な治療計画が立てられる。PWC（クラタリングがある人）が自身の症状を自覚していないことがよくあることを考えると、評価過程の中で、彼らが経験しているクラタリング症状とコミュニケーションの問題に気づくようになることは特に重要である。診断的治療の過程で実施する、最も重要な症状に対処する練習は、治療への動機を大いに高める。この過程を通して、クライアントが治療に対しどの程度反応するか見極めることができる。最も優先される質問は「何が効くか」である。これを決めるために、早期の評価段階から訓練を提供する。この章では、治療計画の諸相について説明する。次に、早期の汎化と維持、そして診断的訓練のいくつかの方法に焦点を当てる。診断的訓練の間に、クライアントが自身の主要な症状を学習する能力を観察し、どの症状が改善しやすく、あるいは改善しにくいか、訓練がどの程度すぐに症状の認識（症状の自覚）を助けるのか、注意を向けた訓練や他の訓練場面において、臨床家が示すモデルの模倣によって、あるいは自己修正によってどのように症状を治療できるのか、についても観察するべきである。診断的訓練の結果に基づき、おおまかな治療計画（訓練計画）が立案される。確認可能で良好な結果が得られるアプローチは、クライアントの内的動機づけを高める。

5.2　汎化と維持・安定化

　吃音と異なり、クラタリングでは、訓練の努力はクライアントにポジティブに（内的な褒美として）捉えられる。訓練によってより良く理解されるようになるので、コミュニケーションが楽しいものであることを再発見する。これは即座に良い影響をもたらす。PWCの内的フィードバックループの形成は遅いため、症状の再発の危険性には早期から注意を払う必要がある。したがって、治療の頻度は徐々に減らすことが重要であり、それによって維持と安定化が促進される可能性が最大になる。再発を防ぐことは発話行動を変えることでも可能で、特にクラタリングの場合、訓練開始の最初の週から汎化の活動を始めることによって再発を予防する。汎化とは、習得されるスキルを日常のコミュニケーションと生活全般に適用することである。効果的な汎化は、学習結果の安定化の可能性を増やす。安定化とは、学習されたスキルが完全に習慣化され、再発の可能性が高くない状態で、以下によって実現される。

- 定期的にコントロールのための訓練セッションを実行する。
- 各自の環境で親しい人に発話に対して適切なフィードバックを提供してくれるよう依頼する。
- 発話を定期的に自己評価する。

この章では、効果的な汎化のための3つの方法を論じる。それらは宿題に始まり、自己観察表、そして適切な練習の遂行に際して達成すべき基準（SMART 基準、下記参照）である。

5.3　SMART 基準

課題と訓練の結果が「有効か無効か」は、明確な枠組みの中で遂行されるかどうかによって決まる。したがってその訓練は、ある基準を満たすように行われる必要がある。クラタリングでは、毎回の訓練課題は可能な限り明確にクライアントに説明されることがとても重要である。SMART 基準とは、その目標に達するための有用な手段である。SMART は下記英単語の頭文字を並べたものである。

- 明確であること（Specific）
- 測定可能であること（Measurable）
- 達成可能であること（Attainable）
- 現実的であること（Realistic）
- 決められた時間内に行われること（Timely）

日々の使用において、これらの SMART の基準はガイドラインの役割を果たすよう意図されている。これらは時に互いに重なることがある。全ての治療に役立つわけでもない。この基準は小児では、青年とは異なったやり方で使われる。これらは正確に発話行動を変えるための「潤滑油」の役割を果たしており、それ自体を目標として捉えるべきではない。

もし訓練が SMART 基準を満たしていない場合、クライアントは効率的に練習をしない可能性が高い。つまり、その訓練が良い結果をもたらさないことを意味し、治療が負担となり、訓練への動機づけが低下することになる。以降、クラタリングに特化した SMART 基準について議論する。

5.3.1　明確であること

「明確であること」というのは、それぞれの訓練の目標や下位目標を正確に評価するクライアントの能力のことである。例えば、クライアントが自身の症状を自ら同定できることは、治療の同定段階の目標を達成するための重要な前提条件である。同定の訓練は、臨床家による援助なしに、自宅で行える必要がある。もしクライアントが自分の症状を同定できないなら、この訓練は有用ではない。別の例として、もし音節に合わせてタッピングする訓練が明確ではな

い、あるいは宿題ができない場合、おそらくクラタリングに変化は全く出ないだろう。宿題の目標は、明確で、誤解なく、肯定的に表現されなくてはならない。そのため、それぞれの訓練は次のような質問に対して明確な解答が求められる。「なぜ？」、「いつ？」、「どのように？」、「どれくらいの時間？」、そして「どれくらいの頻度？」。

　原則として、訓練は短期集中的に行われる必要がある。

5.3.2　測定可能であること

　訓練の結果は測定可能でなければならない。これは多くの様々な方法で行うことができる。「訓練の効果は何か？」という問いの答えを考えることは、臨床家がクライアントを正しい方向に導いているか確かめるのに役立つ。さらに、訓練方法が適切に記載された説明書があるにもかかわらず、勝手なやり方をされてしまうことがしばしばあって、意図された練習方法が選択されていなかったり、実践されていないことがある。臨床家は次のような質問をすると、正しい方向に誘導することができる。「自宅でどのように訓練しているか、やって見せてもらえますか？」。同様に、録音（携帯電話、ボイスレコーダー、またはPC）を用いて自己評価をしてもらうことも可能である。Praatを用いた詳細な手順は第3.3.7章にある。

　よくあるのは、宿題に関する指示のいくつかを忘れられてしまうことである。指示した通りに課題を実施したか、そして、望ましい精度で課題の目標を達成したかを管理するのは難しい。自己観察表を用いることは、クライアントと臨床家の両方にとって可視的かつ測定可能な活動をつくりあげるための方法である。

　繰り返しとなるが、課題の目標は明確に肯定的な表現で構築される必要がある。ここに適切な測定の例を示す。

- 1分間100語中のエラー数など
- 構音速度（1秒あたりの音節数）
- 文と文の間の0.5〜1.0秒のポーズ

5.3.3　達成可能であること

　これまでと違ったように話し方を習うようになると、たいがいその話し方が「奇妙だと感じる」。それゆえ、訓練は達成可能なものにすることが重要である。そうでないと、自宅では練習を行わないだろう。下位目標は全ての練習ではっきりわかるように強調する必要がある（音節タッピング課題の目標についての例を参照）。

音節タッピング課題

　音節タッピング課題において、多音節語は単語レベルでタッピングする。この訓練目標は多音節語での気づきを向上させることである。この目標は、音節タッピング課題を宿題にする度に言及する必要がある。訓練の後半に、文レベルでの音節タッピング練習を宿題にする場合

は、同じ目標を明言するとともに、構音速度を落とすことを意識する点を強調する必要がある。

　宿題は各瞬間の知覚に焦点を合わせる必要がある。Block（2004）は、たとえ根拠に基づくアプローチに反することになっても、クライアントを中心とした治療をすべきだとしている。Blockはさらに、たとえその発話がクライアントにとっては自然な感じがしないものであっても、新たに獲得する正常に聞こえる発話を習慣化させるために、新しい発話パタンについてクライアントと議論するべきであると書いている（第5.2章参照）。十分に練習をしないクライアントに対しては、より頻繁に練習することを励ますために、次の1週間に具体的に何を改善するつもりか、確認するべきである。「もし、クライアントが臨床家の提案する治療を好まないようなら、それを支持するエビデンスがいくらあっても無意味である。彼らが使わないのだから」（Block, 2004, p. 102）。もし、まだ訓練が達成されていないがそれを続ける必要性が大きい場合、認知再構成法を用いるなどして、クライアントの課題に対する抵抗感に対処しなければならない。再度訓練目標を強調することで、訓練がより達成可能なものとなりえる。

　変化させることは可能である。クライアントが、説明や教示を聞いている際に注意が散漫になったり、「記録を書くのは無理です」と言ったりするのであれば、何かの行動を避けようとしているのかもしれない。これらの回避行動で得られる一時的な「利得」は、クライアントのコミュニケーション目標の達成を不可能にするだろう。

5.3.4　現実的であること

　選択された行動を促進する訓練は、クライアントの日常生活に沿って容易に実施できる必要がある。前述したように、治療の初期段階の、自分の症状を同定する課題の達成が不十分だと、訓練の多くは状態を悪くさせるだろう。もし、連続引算課題（この章の後半を参照）における計算のレベルが高過ぎるならば、クライアントをすぐに疲労させてしまうか、あるいはクライアントがその課題をやめたり、諦める原因になったりする可能性が高い。そのため臨床家は、そのクライアントが達成可能な能力を理解し、「現実的な」対応をする必要がある。次の配慮事項に常に注意しておくべきである。

- 課題要求がほとんど、または全くない場合は、改善もない。
- 課題要求が高過ぎると、治療が成功することは少ない。
- ステップを大きくし過ぎると、失望に至るかもしれない。
- 失望は必ずしも治療がうまくいかないために生じるのではなく、クライアントが過度に期待したり、特定のレベルの訓練ばかり取り組み過ぎたりすることによっても引き起こされる。

　認知心理学では、「内的統制（内部要因思考）（internal locus of control）」を、行動を自ら

のものとして説明する態度と定義している。そして、自分がクラタリングの障害により不可避的にコントロールされていると深く確信している場合は、「外的統制（外部要因思考）(external locus of control)」と呼ばれる。このような信念があると、介入目標が成功する可能性はほとんどない。一方、高い内的統制がある人は、自身の行動を自分で変えることができると確信している。これがあると、一般的に、介入の結果が成功になる確率が高くなる。

> 宿題は挑戦しがいがあるくらいに難しく、かつクライアントが目標に到達できる程十分容易でなければならない（Winkelman, 2007）。

　もし、あるクライアントが「内的原因」と「内的統制」の両得点において否定的な傾向があるようなら、より現実的な目標を達成するためには、認知面への対処（「自己認知」と「認知再構成」）を最優先する必要がある。目標が「現実的」かどうかの判断に強く関連するのは、「訓練課題への動機づけ」と「治療への忠実さ」である。多くの人は、絵の描き方を学びたいと思ってはいるが、実際に腰を据えて実践する人はごく少数である。クラタリングの治療には、変容の過程で多大な労力を割く必要がある。いくら良い臨床家にあたっても、十分な練習を行わなければ、発話行動を変えることに成功しないだろう。

5.3.5　決められた時間内に行われること

　臨床家はクライアントに、訓練プログラムがおよそどのくらいの時間がかかるのか、絶対に明確にしておかなければならない。長期目標はより長い期間にわたって計画される。短期目標は1週間以内といった、より短い具体的な期間にわたって計画される。

　同様に、治療セッションの時間および頻度に関して明確なスケジュールをクライアントと相談しながら設定すべきである。もし、クライアントがそのスケジュールに従うなら、治療結果は容易に評価され、円滑に治療を進められる。前に述べた通り、クラタリングの治療は集中的に行われる必要がある（第4.4.7章）。これは、宿題のスケジュールにも当てはまる。ほとんどの場合、宿題は短い時間のものを頻回に行う必要がある。

　宿題に関するスケジュールの例は以下の通りである。

- 1週間にわたって、毎日5分間
- 15分間ごとに1分間
- 特定の場面のみ、例えば電話で話すときだけ
- 特定の人とのみ
- 毎回の会話での冒頭の2分間
- 買い物に行くとき

5.4 宿題

　これまで述べてきたように、人は1日中話しているものである。治療の一番最初に、「クラタリングの大変重大な問題は、症状の自覚が不十分なことである」と教えることが、絶対的に不可欠である。したがって、日々の生活の中で練習を行うことによって、学んだことを定着させるようクライアントに納得させる必要がある。もちろん、これはあらゆる発話や言語の問題にも当てはまるが、クラタリングでは症状に対する自覚が乏しいので、練習を実行する必要性がより高いということである。

　PWCに、努力して練習に取り組む責任を思い出させることが極めて重要である。宿題をどのように実施するのが最善か、誰が最も手伝ってくれそうか、どのような録音・録画機器が使えるか、そして評価を行うには何が最善の方法かを議論しながら、宿題を可能な限り魅力的な活動にする必要がある。「この訓練の効果は何だった？」とか「学んでいるのを実感するのはどういう時か？」といった質問をすると、宿題がいかに重要であるのかを認識させることができる。

　クライアントに訓練を促す上で、視覚的な補助ツールとしてメモは有用である。宿題として何に注目するか（例えば、音節タッピング課題、発話速度課題、あるいは抑揚課題）を書いた2枚のポストイットカードを持ち帰らせるのもよい。

　クライアントは、自宅の家具にポストイットカードのメモを貼り付け、この「飾られた」家具を携帯で撮影し、メールに添付して臨床家に送る、といったこともできる。クライアントはそのメモを見る度に、宿題とその注意すべき点について思い出すことになる。視覚を用いて思い出すきっかけになるものには以下のようなものもある。

- 課題を行う際に留意しなくてはいけないテクニックが書かれたプラスチックのブレスレットを身につける
- 携帯電話で音の鳴るリマインダー機能を使い、（真夜中を除いて）、2時間おきに課題のリマインド音が鳴るように登録しておく
- 臨床家との相談の際にメモ用紙を用意し、カラフルなマーカーなどを用いてそのメモ用紙を色づけしながら、相談の計画を立てる（例えば、黄色は……、など）
- ズボンの右ポケットに1セントコインを10枚入れておき、訓練課題を実行する度に左ポケットにコインを1枚移動させる。1日の終わりまでに、全てのコインが左ポケットに移動したら、その日の訓練は完了とする。ポケットに手を入れる度に「これはなんだ？ああ、そうだった、練習しなきゃ」というようになるので、この方法は課題を思い出すきっかけになる。

　視覚を用いた全てのリマインダー、すなわち一般に言えることだが、色や形、もしくは貼り付ける場所を変えたりしたメモ用紙は、より記憶に残りやすくなる。形や内容を時折変えると、クライアントの注意をひくのに役立つ。

5.5 自己観察表

自己観察表は、クライアントが自身の新旧の行動の違いに気づく良い方法である。

この観察表は、評価や治療の中で用いることができる。評価段階において、クライアントは、毎日の観察表を作り、日によっては1時間ごとに観察表を作成すべきである。治療段階では、頻度を少なくしてもよい。治療段階では、臨床家はクライアントに発話の一側面にのみ注意を払うよう指示することもできる。自己観察表では、以下に挙げる観察目標を課題として出すことができる（付録K 参照）。

- 「何て言ったの？」という質問を何回されたか？
- 自己訂正をしたことにどれくらいの頻度で気づいたか？ それはどのような単語か？ どの瞬間か？ どんな会話か？ 何をしている時だったか？
- 聞き手は、こちらの発した話に、何回適切な応答をしたか？

上記に示されたように、自己観察を実行する頻度は、必要に応じて1日1回から、場合によっては1時間ごとまで変えられる。治療の段階になると、今述べた目標を立てる頻度を減らしたり、時には特定の練習を特定の目標のためにだけにすることもできる。治療が煩雑にならないようにするために、計画実行の頻度をあまり高くするべきではない。上述したように1日に1回または1時間に1回観察表を実行する代わりに、1週間に1回または週に3回、時には全くしない、という変化を入れてもよい。自己観察表の目標、すなわち「発話に注意を向けること」は、毎時間または日に数回、あるいは特定の状況（例えば、パーティーや商談中）で携帯電話が振動するように設定することによっても達成できる。

5.6 診断的治療（評価と診断のための訓練）

評価計画は、クラタリング予測項目改訂版（第3.1.1章と付録A 参照）およびクラタリングと吃音に関する簡易質問項目（第3.4.3章と付録H 参照）に基づいて、クライアントが自身のクラタリングの問題について述べた後に作成できる。評価は診断のための訓練に加えて、「流暢性評価バッテリー」を含むべきである。病歴聴取で得られる情報と評価の結果は、個々のクライアントの具体的な症状についての十分な情報を提供してくれるはずである。これらの症状を改善することが、クラタリング治療の目標となる。評価の後、個々のクライアントに合わせて介入を計画し、個別化する必要がある。クライアントの予後は、改善が必要な症状のタイプや出現数、重症度によるはずである。さらに、クライアントが学び、変化する能力は治療結果に影響する。PWCの包括的な評価によって、治療スタイル、訓練の種類、そして視聴覚的手段を含む、クラタリング介入の具体的アプローチについての見通しが得られる。

最初期のセッション

初めの数セッションの計画は、それぞれのクライアントごとに異なる。表5.1は、最初の4回の治療セッションの計画の例である。上述したように、PWCのフィードバックループは脆弱である。したがって、診断的訓練では、フィードバックループの強化が主要な目標となる。フィードバックループについて、Levelt（1989）は3つのモニタリングレベルがあることを示唆している（第1.6.3章参照）。PWCの注意は3番目のレベルに焦点を合わせる。もし、発話産出プロセスのこのレベルでモニタリングスキルが改善されれば、他の2つのレベルにも取り組むことが可能となる。

表5.1 最初の評価と診断的治療セッションの計画の例

セッション（60分）と目標	手順	活動	宿題
1. 病歴聴取、流暢性評価バッテリー	評価対象： 自発話、音読、SPA 測定対象： 構音速度、非流暢性症状比率（第3.2.4章） クラタリングに関する情報提供	「自分の名前を言う」（第5.6.1章） クライアントはクラタリング用のテキスト（付録I）を集中して読む。	「自分の名前を言う」（第5.6.1章） 「何と言いましたか？」とどれくらい聞き返されるか観察する。
2. 評価セッション1とホームワーク課題	結果の整理： 流暢性評価バッテリー、財布の話、OMAS（付録G）、クラタリング用状況別発話チェックリスト（付録O）、BCSQ（付録H）	困難な状況の把握と記述。	仕事と趣味で使う多音節用語のリスト、 毎日5分間タッピングしながら話す。
3. 評価セッション2とホームワーク課題	鑑別診断	音読、可能ならタッピングしながら（第6.5.2章）。 連続引算（第5.6.4章）	音読、毎日5分を2回、連続引算、毎日、1シリーズ
4. 包括的な評価	評価項目を繰り返しながら複雑さのレベルを調整する。 クラタリング重症度検査（CSI）、第3.3.9章（Bakker & Myers, 2011）	訓練を繰り返す／拡張する。 適用される可能性のある活動のリスト（階層化したもの）	

PWCにおけるモニタリングスキルの脆弱性は、Leveltのモデルに基づいて考えても必ずしも明白ではない。全ての臨床家は、クラタリングのあるクライアントにおいてセルフモニタリングの不十分さのために症状の認識が不適切なことを観察している。以下に例を示す。

> **クラタリングのあるクライアントにおける自己モニタリングの脆弱さの例**
> 　臨床家がクラタリングのある人の発話を録音する。録音した発話を再生して聞かせると、クライアントが「ワオッ、それどのようにやったの？！！」と叫ぶ。何人ものクライアントが同じような反応を示すので、臨床家はクライアントが以下のように考えたのだということに思い至る。つまり、録音の再生時に、臨床家の発話部分は変化させないで、クライアントの発話部分のみを速くしたり、非流暢にしたり、不明瞭に変化させたりしたのだと。聞いたのはクライアント自身の変更されていないそのままの発話であって、実際にとても速く、非流暢だったり不明瞭だったりしていることを納得させるためには、複数回録音をして再生する必要がある。

　モニタリングに取り組む際は、症状の同定、自己観察、そして「発話の自覚」へ注意を向けさせることが重要である。以下にあげる訓練では、このようなモニタリングのスキルへの取り組み方を示す。

5.6.1　診断のための訓練1 ──「自分の名前を言う」

　セラピーの開始時に、クライアントに自身のクラタリングの発話の状態を認識してもらうための優れた方法の1つは、以下に例として挙げるような宿題を出すことである。「今週は、電話に出た際に、はっきりと流暢に話すようにしてください」とだけ指示する。クライアントが自身の名前を正確に発話する際に困難を体験すれば、発話症状の気づきと、変容過程を開始するのに必要な自身の能力への気づき、すなわち、内的統制の向上への気づきを増大させる。自分自身の名前は、他のどの語よりも「自我と絡んでいる」ため、録音・再生をしたりしなかったりしながら、時々は外来で自身の名前を言う練習をさせる必要がある。

　注：PWCのボイスメール（留守録）のメッセージ（録音）が、発話に問題をもっていない人のメッセージよりも、明瞭さや流暢性に乏しいという経験をしばしばする。他の人の電話から自分の電話に正確な発話のボイスメールメッセージを残すという宿題も有用である。

> **「自分の名前を言う」練習の実施例**
>
> 　Michael McKenzie（仮名）は、これまでずっと自身のことを「Myksie」と呼んで来た。彼にとって、自身の氏名を2音節から正しい5音節に置き換えることは、大きな一歩である。臨床家がMichaelの氏名を5音節で発話した時、彼はこう応じた。「はい。でも私は自分の名前をそんな風には決して言いません。奇妙な感じに聞こえるんです。」
>
> 　臨床家は、「調整」の目標とテーマについて説明した。自身の名前をそれぞれの音節に合わせて5回タッピングしながら5回続けて発音した後、Michaelは違う名前になったという感覚をもちながら治療室を後にした。
>
> 　評価セッション2において、このSMART基準の宿題は、Michaelの発話と内的動機づけに効果があったようだ。

　セッション1の「自分の名前を言う」の練習課題は、ある程度時間がかかる場合がある。診断のための評価が完了していないのに、クライアントに宿題や課題を出してはいけないのではないかと自問する臨床家は多い。クラタリングの場合、これは必ずしも正しくない。クラタリング向けにもアクセント法を使っているSvend Smithは、「治療を通して診断がはっきりする」という原則を実行している。換言すれば、最初の評価で残った項目はプログラムの後の時点に延期することができるし、治療経過の中で再評価すると、最初の評価時点でははっきりしなかった様々な徴候が出てくる可能性があるため、有益な可能性がある。

5.6.2　診断のための訓練2——構音速度

　PWCにとって構音速度を調整することは必要なことである。構音速度の調節とは、多くの場合、構音速度を落とすことを意味する。構音速度を調節するために、クライアントの学習能力を理解することは重要である。診断過程では、音産出正確性スクリーニングテスト（SPA）（付録E参照）で用いられているような、発音が困難な多音節語を課題に使用できる。私たちは、趣味や仕事に関する語のような、クライアントの体験に関連した語を用いるようにしている。

　会話の中でクラタリングの症状を起こした瞬間を同定する最初のステップでは、臨床家は、不明瞭に発音されたり、非流暢だったりした語や文を直ちに「そのままそっくり」まねて復唱する。いつかの時点で、このけんかを売っているような、幾分失礼なやり方をした理由を説明する。

　宿題に対する態度を向上させるために、クライアントに、自身の練習語リストに、挑戦したいと考える課題語や句を追加するよう求めることができる。自身で練習語リストに課題語を加えることは、臨床家がクライアントのもっている学習意欲をより理解できるようにするとともに、クライアントの書字における多音節語の綴り方の特徴の把握も可能にする。

> **例 1**
> 　初回の臨床の時に、Aaron（29歳）はガールフレンドの仕事について、彼女は"paro-eh-par-er-list"（paradontologist；歯周病専門医）であると話した。彼は、私たちが彼の発話を /pa/ra/don/to/lo/gist/ と音節に区切って示した後に、"paradontologist" と文字に書き、言うことができた。そして、Aaron は、5回続けて正確に言うことができた。2回目の臨床では、彼はガールフレンドの仕事の名前を正確に発音できた。内的統制が向上し、自身の仕事に関する専門用語を収集し、練習する意欲が高まった。
>
> **例 2**
> 　Giorgio（10歳）は、"Geofy" という言葉がとても変わった言葉だと考えていた。彼は、"geography" が4音節からなる語だと学んだ。彼は、音節を括弧で囲みながら書くことでその語を素早く分析することができた。この単語を5回繰り返して言えたことを、彼は「カッコいい」と捉えた。彼はさらに、"library" という語を同じ方法で分析した。有効な内的統制への第1段階が開始された。

　多音節語のリストを宿題として、これらをタッピングするのは（第6.5.2章参照）、語レベルでの効果的な練習となる。加えて、様々な複雑さのレベルが異なる多音節語を様々な発話速度で産出する練習が推奨される。まずは、3～5音節の語を発音する練習から開始する。最初に用いる語は、「ハンバーガー（hamburger）」や「コンピュータ（computer）」、「テレビジョン（television）」といった、毎日の生活で利用する語とする。次に、「インテリジェンス（intelligence）」、「コレスポンデンス（correspondence；文通）」、「デベロップメンタルケア（developmental care；発達ケア）」といったより抽象的な語の練習をする。

　長さの異なる語のリストの例は、私たちが開設しているホームページ www.NYCSA-Center.org に掲載されている（付録E）。このようなリストは、最初の練習で使用する語の複雑さのレベルを決定するのに役に立つだろう。一般論としては、練習に用いる語は、「易し過ぎず、難し過ぎず」である。そのようにして、毎日の生活で聞いたり、読んだり、使ったりする多音節語を書き出すという宿題をすることができる。

　複雑さのレベルというのは、音韻の関係である。2つの連続する音節に同じ音がある場合、（訳注：過度な）調音結合の可能性が高くなるため、一方の音は違って発音されたり、より努力が伴うことがある。そのため、「green gass」を繰り返し発話する課題は、「green grass」を繰り返し発話する課題よりも、ずっと難しい。これに関連した練習課題の例は、www.NYCSA-Center.org と付録Eにある。語を数回連続して速い速度で繰り返す時に、PWCは、発話プランニング（音節タッピング）を自身の発話運動スキルに合わせるのが困難である。

小さな子供にとって、文字の代わりに絵を用いることは、有効な代替手段となる。クライアントは、臨床家の発話モデルの後に、16のマス目にある絵の名前を、特定の順番で速い発話速度で話すように求められる（図5.1、付録A、www.NYCS-Center.org を参照）。絵に描かれている「guitar（ギター）」、「balloon（バルーン）」、「football（フットボール）」、「backpack（バックパック）」などの言葉は、異なった順序で（それぞれの行を、左から右に読む、上の行から下の行まで読んでから上の行に戻り再び下の行まで読んだり、下の行から上の行に向けて読んだりなど）、できるだけ速く、ただし、はっきりと流暢さを維持して発話する。この課題を行っている間は、行の間にポーズ入れることを認めない。

クラタリングのある子供の中には、速く話す時に、単語でつっかえたり、躊躇したり、「あのー」などの間投詞が入ったり、語の繰り返しが生じたり、脳内辞書から素早く単語を呼び出せず、余計な時間がかかってしまうことに気づいている子供がいる。このことを子供に示す方法の1つには、ストップウォッチで時間を測定する方法がある。その結果、子供は、ゆっくりと発話する方が、速く話そうとするよりも、かかる時間が短いことに気づき驚くのである。

音節タッピングは、治療段階では、簡単な文から長い文へと移行していく。文章での音節タ

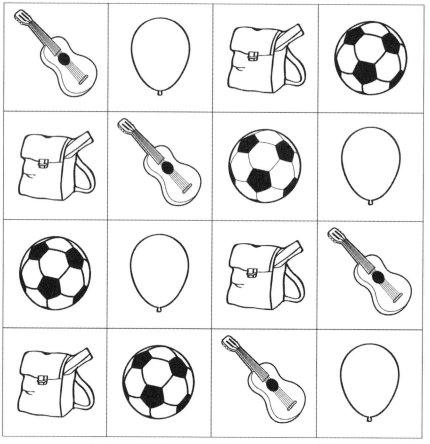

図5.1　16のマス目、www.NYCS-Center.org を参照

ッピング課題が初めて取り組む時に難し過ぎる場合は、多音節語の部分だけ発話速度を落とすことを試みることができる。次のステップでは、文章全体を通してリズムをコントロールしながらタッピングできるようにする。

　もっと例が必要な場合は、NYCSA-Center.org と付録 E〜I を参照。このウェブサイトに紹介した練習課題は、構音速度の取り組みに用いられる。構音速度とは別の、もう1つの診断に適した練習課題には、「音節タッピング」がある。この課題は、第6.5.2章で詳説される。この課題をクライアントに合わせて修正して1週間練習させると、クライアントが構音速度を下げる能力がどの程度かよくわかる。

5.6.3　診断のための訓練3——読み課題

　流暢性評価バッテリーで用いられているような読みテキスト（付録I参照）を特別な教示（例えば、読み速度を指定する）とともに用いることで、診断のための訓練課題として利用できる。新規のテキストである限り、症状の認識の改善につながる可能性がある。もしそうなれば、この課題を宿題として用いることができる。易し過ぎたり、難し過ぎたりしない、適切なレベルの読みテキストを選択することが非常に重要であることに留意して欲しい。この課題の目標は、より上手に読めるようにすることではなく、言語形式化能力を必要としない条件での発話のコントロールを向上させることである。

課題に変化をつける

　興味を引きつける読みテキストを見つけることはかなり難しい。通常用いるテキストの良い代替となりえるのは、歌詞、特にラップ歌手のものや、演劇のセリフなどである。これらは、インターネットでダウンロードできることが多い。

5.6.4　診断のための訓練4——連続引算課題やその他の算数に関連した課題

　音読に比べ、連続引算課題ははるかに難しい課題である。この課題は、Kussmaul（1977）と Weiss（1964）によって、言語病理学の領域では早い時期に提案された。診断的ツールとしてこの比較的困難な課題を用いることで、クラタリングやクラタリング・スタタリング、そして吃音に対しても適切な評価を行うことができる。連続引算課題は比較的軽度のクラタリングやクラタリング・スタタリングへの治療の初期の段階に用いることができる。

連続引算課題（Winkelman in Mensink-Ypma, 1990）

句レベルでの明瞭性のレベルを上げる。

実施方法

クライアントは、声を出して逆に数えていく必要がある。発話スキルだけでなく、基礎的な計算の能力が必要になる。

易しい課題の例としては、20-18-16など。より難しい課題の例としては、100から2や5を引いていくものなど。さらに難しい課題の例としては、100から3を引いていくことや300から7（などの奇数）を引いていくものがある。

起こり得る効果

もし計算するのに労力がかかり過ぎる場合は、呼吸が不規則になったり、「えーと」などの間投詞が出たりすることがある。もしこれらが生じる場合は、より易しい課題を提供しなくてはならない。集中力が途切れると、発話の明瞭性が低下することがある。集中力の低下は、課題を開始して40秒以上経過するとしばしば生じる。

課題にかかる時間のおおよその目安は以下の通りである。100から2を引く課題では、ほとんどのクライアントは0に至るまでに約90秒を要する。また、100から3を引く課題では1に至るまでに約60秒を要する。

追加の情報

課題を実行する際に、呼吸を調節することを提案できる。例えば、1息で3回の計算をすることを求めることができる。

PWCの治療で計算を用いることは、文章音読や物語発話よりも大きな利点がある。計算の課題を行う際に、クライアントは語用論の文法的構成に焦点を当てる必要がない。しかし、知的活動は必要である。この課題をすることによって、モニタリングのスキルも訓練できる。計算の課題を用いる他の利点としては、連続引算課題において、感情がほとんど関与しないことである。例外は、とてもせっかちなクライアントを治療する時である。計算課題がクライアントの弱点を突いていることがわかるかもしれない。計算問題へのいらだちや不快さがあるようなら、クライアントと話し合うことが重要である。もし連続引算課題がクライアントのレベルに合わせて調節されれば、この課題の1週間の練習で、クライアントの学習する能力や努力して取り組む姿勢について良く理解できる。

連続引算課題の後には、言語形式化課題でフィードバックループを練習することができる。会話の最中に自身の発話をモニタリングすることは、数えている時よりもはるかに複雑であ

表5.2 様々な発話状況における注意と集中の種類 (Winkelman, 2006)

	思考	言語形式化	感情
読み	−	−	−
連続引算課題	＋	−	−
会話	＋	＋	＋

る。この側面は、後で改めて取り上げる。表5.2には、様々な発話状況における注意と集中の種類を示している。

　これらの課題は、次の3つの過程を統合している。発話への集中と、発話の際の呼吸の調整と、フィードバックループの活性化である。もし連続引算課題の難易度をクライアントのレベルに調整することができたら、1週間の練習後、クライアントの学習能力と、効果的な変容に向かって努力する能力について良く理解することができる。クライアントの動機づけを高めるために、クライアントの興味や経験に関連する比喩を用いることが有効である。ミュージシャンに治療を提供する際には、「音階練習は音楽ではない。しかし、音楽を産み出すためには必要である」と言うことができる。野球選手には、「直球の打撃練習は、試合でのプレーとは違う。しかし、メジャーリーグのピッチャーの投球を打ち返すのに必要な力をつける準備の助けになりえる」と述べることもできる。同様に、相手チームがいない中で行うフリースローの練習は、ストレスのかかる状況で得点できるバスケットボール選手を目指している人にとって、役に立つ可能性がある。

5.7　評価結果のまとめ（診断的治療）

　評価が完了したら、包括的で個別化した介入計画を作成することができる。クライアントの中には、臨床家が教示を繰り返し行っても、診断的課題を日課として行えない者がいる。これは治療に対する抵抗の兆候かもしれないので、話し合う必要がある。多くの場合、1日の内で練習に充てる時間をどのように計画したり、予定したりすることと関係しているかもしれない。パソコンのリマインダー機能や携帯電話のアラーム機能のような簡単な補助を用いることで、練習時間の計画を立てて実行する支援ができることがある。それ以外に治療効果が現れない可能性としては、クライアントに感覚的な、あるいはリズムや抑揚に関わる側面の症状を同定する能力が不足していることが理由であるかもしれない。つまり、自身の発話が速過ぎたり、発話リズムが乱れ過ぎたりしていることを単に聞き取れないのである。この場合、AVF訓練（視聴覚フィードバック、第6.5.1章参照）が必要である。さらに、治療計画の困難さから見て、治療がクライアントの人生において不適切、もしくは不都合な時期に開始されたのかもしれない。もしそうであれば、他の選択肢を模索し、将来のもっと都合のよい時まで予約を延期することが重要である。臨床家は、そのようなクライアントの発話状況を確認するために、月ごとに発話サンプルを録音するように求めることができる。

5.8 結論

言語聴覚士に相談するように勧められたクライアントは、自身の発話のどの領域を改善する必要があるのか、例えば明瞭性の悪さかあるいは非流暢性かわかっていないことがよくある。発話のどの部分を改善する必要があるのかをクライアントに認識させることで、クラタリングへの治療的介入という「挑戦的な旅」に出発するよう教育し動機づけすることができるだろう。治療中はクライアントが毎日の練習を欠かさず行えるよう条件を整える必要があり、さらに、獲得した新しい発話スキルを、全ての発話場面へ汎化させることの重要性を理解させなくてはならない。

第6章　治療のための訓練

6.1　序論

　クラタリングの治療には幅広い手法が用いられている。クライアントの症状や学習能力によって、どの治療手法を用いるのかが決まる。介入手法がクライアントの体験に対して上手く適合できるかどうかは重要である。我々はこの章を治療のための訓練についての入門的コメントから始める。我々は異なるタイプのクラタリングに対して、どの種類の訓練方法を使うべきなのかについて論じる。訓練方法の最も効果的な順番についても説明していく。クラタリングの評価、診断的治療と介入計画の多くの一般的側面について説明する。本章の最後には、言語の社交的場面での使用を向上させる方略および習得したスキルの汎化と維持について簡潔に述べる。

　具体的に、音韻性クラタリングの治療計画を第6.2章で論じ、次いで統語性クラタリングの治療計画を第6.3章で、クラタリング・スタタリング（訳注：クラタリングと吃音の合併）の治療計画については第6.4章で論じる。第6.4章の流暢性改善手技に加えて、第6.5章で治療手法について述べる。まず、視聴覚フィードバック訓練（第6.5.1章）と音節タッピング訓練（第6.5.2節）から始める。この章には、同定（第6.5.3章）、聴覚的認識と音節構造の認識（第6.5.4章）、発話速度の低下（第6.5.5章）、発話リズム（第6.5.6章）、ポーズ（第6.5.7章）、抑揚と韻律（第6.5.8章）の訓練の説明も含まれる。様々なレベルの言語的複雑さに対する訓練（第6.5.9章）、および語用論的な困難さへの対応（第6.5.10章）に特別に注意を向ける。そして最後に、習得されたスキルの維持について示す（第6.6章）。

　クラタリングの治療計画は4段階に分けられる（図6.1を参照）。クラタリングの治療は常にまずは同定、すなわち、起きた瞬間の症状に気付くことから始める。クライアントに症状を自

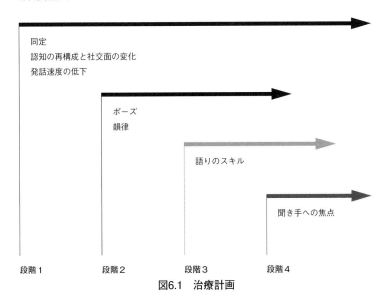

図6.1　治療計画

覚してもらうことで、クライアントと聞き手に対する発話の不明瞭さや非流暢さの影響について議論することができる。このような発話行動について議論することで、クライアントのコミュニケーションする人としての自己イメージを変えることができるかもしれない。この段階では、診断的・治療的訓練をしている最中に、コミュニケーションパタンを修正するように指示することによって、社交面の変化が促進される。発話速度についての病識ができると、発話速度を減少させる方略へ意識が向けられるだろう（発話行動を変える方法については第4.4.3章と第6.5.5章を参照）。クライアントが自身の発話症状について自覚をもてば、適切なポーズを取って、韻律に焦点を当てた訓練を行うことができる。

6.2 音韻性クラタリングの治療計画

クライアントが発話速度や発話明瞭度の違いを同定することができるようになれば、構音速度を落とす訓練を開始できる。構音速度を落とす方法は2つある。音節タッピング訓練（第6.5.2章を参照）と視聴覚フィードバック（audio-visual feedback, AVF）訓練（第6.5.1章を参照）である。これらの手法で、音節と速度への気づきに対処する。どちらの手法にするのかは、診断的訓練によって得られた所見や、クライアントの個人的興味によって決める。例えば、コンピュータを使うのが好きな若者や成人であれば、AVF訓練を選ぶ。音節タッピング訓練の利点は、発話中いつでも用いることができる点である。言語的複雑さの様々なレベルで音節への気づきが達成されたら、AVF訓練を用いて速度、リズム、ポーズ、抑揚に取り組むことができる。

コンピュータによるフィードバック訓練に興味のないクライアントを治療するには、より伝統的な手法を利用して目標を達成する代替案もある。発話速度を落とすためにどの方法を選ぶかについてのもう1つの重要な考慮事項は、クラタリングに吃音を伴っているかどうかである。音節タッピングは不正確に実施されると随伴症状を身につけてしまうリスクがあるため、クラタリング・スタタリングの場合はおそらくAVF訓練を提供するのが一番良い。クラタリング・スタタリングの症例では、AVF訓練は吃音中核症状の持続時間や緊張と余分なポーズを視覚化できるという利点がある。視覚化して見せている時に、吃音の症状の持続時間も提示できる。吃音の生起している数に一貫性はないと言う代わりに、発話が中断した回数や持続時間、緊張の変化について指し示すことができる。

音韻性クラタリング訓練の6つのステップ

1．同定　第6.5.3章

2．聴覚的認識と音節構造の認識　第6.5.4章

3．発話速度　第6.5.5章

4．発話のリズム　第6.5.6章

5．ポーズ　第6.5.7章

6．抑揚と韻律　第6.5.8章

クラタリングの多くの症例において、訓練時間は限られている。特にステップ1とステップ2は、ステップ3からステップ6で達成されるだろうと思われるパフォーマンスへの影響が大きい。そのため、評価の結果からクライアントが発話スキルの改善を必要としていないなら、ステップ1と2のみを完成させることが必要で、ステップ3から6を実施する必要がない場合もあることを知っておくべきである。

6.3 統語性クラタリングの治療計画

クライアントが発話速度の違いを同定できることが示されれば、適切なフレージング（訳注：句の単位での発話）の導入訓練を始めることができる。フレージングの際、クライアントには実際に話してもらう前に、言語形式化を完成させるための十分な時間を与えることが重要である。完全な文で話せるようにするには、句の練習から始め、後に句をつなげて文にすることである。これには、いろいろな選択肢がある。文章の音読、物語や、本、映画について話す、絵の説明による文章の形式化などを用いることが可能である。どれを選ぶかは、診断的訓練でのクライアントの反応によって決める。クライアントが正確な速度でフレージングが適切にできるのであれば、言語の語用論的な面について介入する段階になる。

統語性クラタリング訓練の7つのステップ

1．同定　　第6.5.3章
2．発話速度の低下　　第6.5.5章
3．ポーズ　　第6.5.7章
4．言語の形式化　　第6.5.9章
5．言語的複雑さのレベル　　第6.5.9章
6．情報の共有／語用論　　第6.5.10章
7．語用論的困難さに対する反応　　第6.5.10章

前に述べたように、クラタリングの治療は短期間の枠組みで実施される。また最初の2つのステップのうちに、クライアントのコミュニケーションスキルは、ステップ3からステップ7が達成できる程度にまで改善できるかもしれない。そのため、ステップ1と2だけが必要という場合もあるかもしれない。しかしこの章の以下の部分では、全てのステップを詳細に述べる（第6.5.3章から第6.5.10章）。

6.4 クラタリング・スタタリングの治療計画

クラタリング・スタタリングの症例の訓練の優先順位について述べる前に、クラタリング・スタタリングに関する背景情報について言及する。

クラタリング・スタタリングの人は、クラタリングが主要な症状であることが一般的である（Freund, 1934）。そのような症例では、訓練は第1にクラタリングに向けられるべきである。それでも吃音が残存していたら、訓練の焦点を吃音にも向けるべきである。治療が改善をもた

らすようなら、ますますクラタリングの方に焦点を当てるべきである。Weiss（1968）の推奨するところでは、クラタリング・スタタリングの訓練は個別化すべきであり、発話で最も損なわれている面から優先順位をつけるべきであるとしている。

　Freund（1966）は、吃音症状はクラタリング・スタタリングのクライアントではあまり目立たなく、それゆえに改善が可能であると考え、発話速度の調整を提案している。同様にDaly（1986）は、PWC（クラタリングがある人）は確かに改善するが、たいていはPWS（吃音がある人）よりはもっと遅いペースであると述べている。Preus（1986）はクラタリング・スタタリングのクライアントの訓練で流暢性形成法と吃音緩和法を組み合わせる方法について述べている。Daly（1992）は、相助的・多次元的な観点から訓練が実施された場合、PWCに著しい進歩がみられると報告している。Myers and Bradley（1986）はクラタリング・スタタリングのクライアントの訓練で幅広く使われている相助的な観点を紹介している。この観点では、様々な症状を示すクライアントに対して異なるアプローチを統合する。これらの症状が様々に相互作用し、影響し合うことに注目するべきであろう。これらの症状の多面的な相互作用への対処は、非常に困難なものになりうる。

　我々の臨床に基づいたエビデンスによれば、クラタリングと吃音を合併した症例のうち、高頻度の正常範囲非流暢性症状を示しながら吃音が出始めた小児であれば、吃音への対処を最優先するべきである。これはとりわけ、吃音中核症状が観察される症例に適応される。成人例では、非流暢性に緊張が伴っていない場合や、クライアントが不安や発話への恐れを示さない場合には、クラタリングの部分が最優先となって良い。大きな感情的症状を呈さない成人例であれば、訓練の優先順位はできるだけ早くクラタリングに向ける。この理由は、人々は「転ぶ前につまずく」ということである。

> クラタリングと吃音、治療計画の優先順位
>
> あなたは転ぶ前につまずく
> なので、つまずかなければ、転びにくくなる。
>
> この例で、クラタリングはつまずき、
> 吃音は転ぶこととして表されている。

　吃音症状に最初にアプローチする場合でも、クラタリングの症状にも同程度に注意を向けながら訓練するべきである。適切に訓練が行われないと、クラタリングの症状は持続あるいは悪化し、吃音の再発につながるかもしれない。クラタリング・スタタリングのクライアントにとって流暢性を向上させることは、両方の症状に共通する目標である。

　クラタリング・スタタリングのクライアントの流暢性を向上させる方法は「柔軟性のある流暢発話の探索（Flexible Fluency Search, FFS）」と呼ばれる（Reichel, 2010）。汎化を早くするために、できるだけ発話の自然性を損なわずに流暢性を上げる方法を用いるべきである。流

暢性を上げる方法を用いている時、クライアントは発話運動面だけではなく心理面においても、安心・安全である実感をもつ必要がある。言い換えれば、非流暢性を一切予期せず、恐れを経験しない方法を用いるということである。流暢性が上がる方法として使えるものには以下がある。発話速度を下げる、滑らかで楽な起声、フレージング、語頭音の引き伸ばし、連続有響発声（訳注：無声音を有声音として発声し、声帯の振動が途切れないようにする）、腹式呼吸、発話の切れ目のポーズ長を変化させる、あるいはあまり使わない方法として、引き伸ばし発話。

音節レベル、単語レベル、文レベルで発話のコントロール感が達成されれば、それを感じたり、楽しんだり、また会話のレベルへと訓練を進められるようになる。会話レベルにおいて、クライアントはあらゆる発話状況のどの瞬間においても、習得した手法を柔軟に調整しながら、自分に最も合う手法を自立して選ぶように推奨される。十分な回数、様々な会話環境で練習を積むことによって、クライアントは「柔軟性のある流暢発話の探索」を上手く習得することができるだろう。

楽しい会話を伴った、安全で楽なコミュニケーションの体験は、クライアントの発話だけでなく自己の概念の形成や自尊心の感覚にもプラスの影響をもたらすだろう。特定の目標が達成できた都度クライアントをほめ、強化することは必要不可欠である。成功体験や目標達成は、希望や誇り、残っているクラタリングの症状に取り組む勇気を与える。それには、発話明瞭度の改善や、構成力、語想起、自己モニタリング能力の促進などの様々な活動がある。特に、会話能力の向上（話者交代、話題の維持、聞き手の受け取り方を考えること）に注意を向けるべきである。クラタリングの症状が取り除かれないと、吃音の症状が再発しやすくなる。

クラタリングと吃音の認知・社交・感情面に対しては、ロールプレイ、負の練習（訳注：不適応行動を集中反復させ、疲労が学習されることで症状消失を目的とした行動理論に基づく技法）、自己受容へのカウンセリング、アサーショントレーニング、肯定的な自己イメージ、否定的烙印への対処など、様々な方略によって対応されるべきである。広範な否定的な認知や感情面に対するアプローチは、認知行動療法、神経科学、社会科学、ポジティブ心理学、マインドフルネス、こころの知能指数などによる治療法を統合することになり、言語病理学の範囲を超えたものになるかもしれない（Boyle, 2011; Mayer, Salovey, & Caruso, 2000; Menzies, Onslow, Packman, & O'Brian, 2009; Ohman, 2000; Reichel, St. Louis, & van Zaalen, 2013; Reichel & St. Louis, 2011; Reichel, 2010; Reichel, 2007; Schneider, 2004; Shapiro, 2011; St. Louis, 2011; Weiss & Ramakrishna, 2006; Wilder, 1993）。第4.4.1章と第4.4.2章を参照。

明確な目標

前述したように、フィードバックループを発達させるには、クライアントの訴えに応じ、SMARTに沿って焦点を当てた目標を立てる。以下に述べる例は、第4章で取り上げたことも関連している。

> 12歳の少年Lloydは、Praatで毎日発話を録音して構音速度を測る宿題を与えられた。Lloydは、ポーズを含まない10から20の連続した音節で流暢に話せた部分を用いて速度を計算するように求められた。
>
> この課題の目標は、5つの録音からの平均で5.5から6.5音節／秒（SPS）の構音速度を達成することであった。その際、速度の最大と最小のばらつきが2 SPSを超えてはいけなかった。
>
> 次の訓練セッションの時に、Lloydは笑顔で訓練室に入り、宿題についてすぐさま話し始めた。彼は自分で計算して、1日に少なくとも1回、時には2回も自身の目標を達成することができた。彼はもう一度やって、1週間を通して目標を1日に2回達成できるようにしてみたいと思った。

6.5　治療のための訓練

6.5.1　視聴覚フィードバック（Audio-Visual Feedback, AVF）を用いた訓練

　van Zaalen（2009）はPWCの症状の自覚の乏しさを向上させることを助ける手段として、視聴覚フィードバック（AVF）訓練を開発した。言い換えれば、PWCは自身の発話の困難さを自覚しておらず、そのために自身の発話は理解しやすく、流暢で、明瞭だと思っているということである。発話速度が速過ぎるということに気がつかないということが可能なのだろうか。クラタリングはニューヨーク市内でレーシングカーを運転することに似ている。理論的には、ダメージを受けずに運転することは可能である。ただしそのためには、運転中ずっと速度を制御する必要があり、そしておそらく、道にある全ての信号を見て反応することは難しく、助手席に座っている友人とのくつろいだ会話もできないであろう。このような場合に運転手には運転技術をどのように訓練できるのだろうか。トレーナーは運転を記録して再生し、従うべき交通ルールを説明し、必要な改善点とその方法を計画しなければならないだろう。レーシングカーの運転手は、そのように再教育されれば、同じような状況でなら、次からは速度をより制御しながら運転することができるだろう。しかし、これはトレーナーが時間を取って、運転手に対して上手くできていたことを称賛し、運転手にとって何が上手くできていたのかについて自覚させることができる時にのみ当てはまる。逆の例として、若くて有能なフットボール選手のトレーナーが、間違っていることだけを指摘する例を挙げる。しばらくすると、この若い選手は、自身のやっていたことで間違っていたことについては全て完全に気づく。しかし、正しくは何をどのようにすべきか、またそれができるのかどうかについてはさっぱりわからない。

　AVF訓練において、肯定的なフィードバックは必要不可欠である。例えば臨床家は、クライアントの音声を録音しながら、上手く話せていた部分を書き留めておくことよい。その部分をクライアントと一緒に聞き返す時に、次のようなことを言うことができる。「聞いてください。ここはとてもはっきりしている。全部の音節が画面上ではっきりと見える。この単語の音

節を全部聞き取ることができるし、自然に聞こえる。とても良いので、もう一度聞いてみましょう。そう、これが期待していた話し方です。どのくらいの速さなら本当に明瞭に話すことができるのか、構音の速さを測ってみましょう。」

6.5.1.1　AVF 訓練の理論的根拠

　PWC は、自身の発話が乱れている時にそれに気がつかないことが多い。PWC は、速く話し過ぎて、非流暢で、不明瞭であると、周りの人々が言うという事実だけでは、自分自身の内的な問題として十分に認識しないので、訓練の役に立たない（第1.6.4章のクラタリングの4要素モデルを参照）。速度、流暢性、ポーズを置く位置と持続時間に関する分析を組み合わせながら、自分の発話を何回も繰り返し聴いて画面でも見ることによって、クライアントは聞き手が見て聞いていたものを観察し、聞こえるようになる。単に発話速度が速過ぎる、あるいは発話が非流暢であると言い合う代わりに、AVF 訓練では、Praat ソフトウェアを用いた分析によって判定される（第3.3.7章を参照）。このような手法は主観的な意見に基づいているのではなく、客観的な分析に基づく。この分析の結果として、下記の例のように数字が自ずと語るのである。

AVF なしの訓練

臨床家：あなたは私に物語を話してくれたね。話す速さについてはどう思ったかな。

クライアント：ええと、問題ないと思いました。

臨床家：私はそうは思わないな。

この続きは、次の2つのうち、いずれかになる。

クライアント：あっ、少し速かったかもしれない。

臨床家：いいね。わかってもらえたので、では次のステップに行きますよ……。

あるいは

クライアント：うーん、でもいつもよりは本当に遅かったですよ。

AVF ありの訓練

臨床家：あなたは私に物語を話してくれたね。話す速さについてはどう思ったかな。

クライアント：ええと、問題ないと思いました。

臨床家：ということは、目標の毎秒 xx 音節を超えずに話せていたということだね。

クライアント：はい、そうだったと思います。

臨床家：それじゃあ、実際に測ってみようか。

計測後

臨床家：毎秒 xx+2 音節だったね。どういうことだと思うかな？

クライント：しまった、自分が思っていたよりも速く話していたんですね。

臨床家：そうね、もう一度聴いてみて、音声分析を見てみようか……。

数セッションのAVF訓練を経て、クライアントは自分の発話が速過ぎたり、非流暢であったり、十分に明瞭ではないことに気づく。発話を再生し、画面上で視覚化して、発話速度や非流暢性、明瞭性の低さを客観的に分析するという点で、クライアントの内的統制が大きくなる。このAVF訓練は、録音時間を長くとるほど有効性が増す。長い録音（2分以上）では、言おうとしていたことの記憶に基づいて反応することができなくなる。

PWCが自身の発話の乱れを自覚できた後のAVF訓練は、非流暢の瞬間や明瞭度の低下に対してではなく、適切なポーズのタイミングや正常範囲の発話速度に対して焦点が当てられる。適切なポーズが置かれると、その次の節が流暢になる可能性がかなり高くなる。そのため、十分な持続時間のあるポーズを求めるのである。0.5～1秒の持続時間のポーズが検出されたら、その次の節が実際に流暢であるか、明瞭であるかを聞いて確かめるべきである。そうすることによって臨床家は、成功の瞬間に焦点を当てることができ、クライアントの発話コントロールをより強固なものにすることを助け、クライアントの自信や将来の成功を増やすことができる。クライアントは、自身の発話を変えるために何ができるのかがわかり、自身の発話が正確で流暢で明瞭な時にどのように聞こえ、見え、感じられるかを学ぶ。肯定的な聴覚フィードバックは様々な方法でできる。例えば、携帯電話、iPod、MP3プレイヤー、ソフトウェアのPraat、Goldwave、Audacity、ささやき電話（whisper phone［訳注：おもちゃの電話］）の録音機能を通して、あるいはヘッドフォンで（周囲の音を減らして）。

6.5.1.2　AVF訓練のステップ

AVF訓練で、発話速度、流暢性、ポーズ、抑揚や声量などの様々な発話の側面（韻律）について練習が行われる。これにより以下のような治療の同定段階の下位目標が導かれる。

下位目標1：連続発話の録音で、正確に（80％以上）明瞭な部分を同定することができる。
下位目標2：連続発話の録音で、正確に（80％以上）ポーズの数とポーズ長を同定することができる。
下位目標3：連続発話の録音で、正確に（80％以上）流暢な部分と非流暢な部分を同定することができる。
下位目標4：連続発話の録音で、正確に（80％以上）「えーと」などの間投詞の部分を同定することができる。
下位目標5：連続発話の録音で、正確に（80％以上）抑揚がなく一本調子か単調な部分を同定することができる。
下位目標6：連続発話の録音で、正確に（80％以上）声の大きさが正常な部分と正常から大きく外れた部分を同定することができる。

臨床家は以下のようにするべきである。

1．録音を用いた訓練の目標を決める。
2．いくつの「誤り」ならば許容できるのかを決める。
3．デジタル録音で発話を録音する（Audacity や Goldware などのソフトウェアが無償で使用可能）。
4．録音中、着目すべき部分のあった時刻（録音開始からの時間）を紙に書き留める。
5．Praat ソフトウェアで録音したファイルを開く（www.praat.org を参照）。
6．目標が達成できるはずの録音部分（最大20秒）を再生する。
7．クライアントに、発話産出の特定の面に注意を向けてもらう。例えば「この部分で全ての音節は聞き取ることができるかな？」とか、「よく聞いて、『えーと』の数を数えてね」。
8．結果について話し合う。
9．上手くできなかった他の部分についても、ステップ7と8を繰り返す。
10．訓練を繰り返し、最初の録音の結果と2回目の録音の結果を比較する。
11．家での宿題を計画する。

　AVF 訓練の導入方法に関する実践的な情報については、第6.5.3.2章から第6.5.3.5章に記載する。

6.5.2　音節タッピング課題

　音節タッピング課題はコミュニケーションに焦点を置かない訓練である。これは、畳の上の水練、シュート練習、音階練習などに例えられる。これは試合中ではない時の練習であり、試合や演奏をする時に頼るのはこの「想定練習」で培われるスキルである。発話行動を変容させる訓練の際には、訓練自体や技術は、目標ではなく目標へ向かうための方法である。

　音節タッピング訓練の利点は、非常に具体的で、結果が視聴覚フィードバックによって直接的にコントロールできるということである。さらにクライアントはこの訓練が侮辱的なものであるとは考えず、単なる訓練であるとわかる。クライアントに訓練を構造的に、明快に示すことが重要である。この訓練が上手くいくようにするためには、SMART 基準を満たしているべきである。特に、音節タッピング訓練を行うクライアントにとって、その発話は不自然なものに感じられることがあるからであり、彼らの多くは聴覚的モニタリングの目標を達成することに困難を抱えているためでもある。初めの頃にメトロノームを使うことは、リズム構造を身につけるための助けになる可能性がある。しかし、メトロノームはクライアントによっては医原性の効果、例えば、非常に不自然な発話をもたらすこともありうる。このような場合は、訓練は通常の会話とあまり関係しないものになってしまう。家での訓練の初めの頃は、周囲の評価者、例えば、親やパートナーが発話を聞き、フィードバックを与えることができる。しかし、より自立するために、自己モニタリングのスキル（内的フィードバックループ）をクライアントが身につけることが重要である。加えて訓練は、高頻度・短時間で実施される必要があ

る。1週間に2回の長期間の訓練よりは、1週間だけ1回については4分ほどの短時間の訓練を毎日3回行うほうが効果的である。

6.5.2.1　音節タッピング訓練の利益

この訓練の効果は以下によって決まる

- 次のステップへの慎重な移行。前のステップを、修正の必要なしに十分に習得できた時に可能になる。クライアントの能力次第で、1つのセッション内でさらに1ステップ進めることが可能であるが、2～3セッションかかって1ステップ進むこともある。
- クライアントが家で練習する頻度。
- クライアントの柔軟性。タッピングは臨床家とクライアントのコミュニケーションを妨害し、その結果クライアントは遅い速度で話さざるを得なくなる。そのためタッピングは、変化を与えるために必要である。
- 発話の自然さ。訓練後に、「正常」な発話が突然、前より快適なものに感じられる可能性がある。
- クライアントが自身の発話の録音をしっかり聞くかどうか。
- 吃音の要素も合併しているかどうか。吃音とクラタリングの両方がある場合、音節タッピング訓練は発話産出に注意を向け過ぎることとなり、発話の緊張を増加させたり、二次的行動まで引き起こしてしまうかもしれない。

6.5.2.2　音節タッピング訓練のステップ

1. クライアントは1音節の単語の列を読む時に、それぞれの単語を発音する度に指でテーブルをタッピングする。リズムを取るために身体の他の部位、特に頭部、を動かしてはいけない。
2. 2音節の単語の列はかなり速くタッピングしてよい。スポンディーと呼ばれる単語（均等な強勢がかけられる2音節からなる語）を用いるのがベストである。例としては、"bureau"，"maybe"，"blackboard"，"concept"，"nervous" など。単語中の強勢のない音節は（訳注：クラタリングがある人の発話では）省略され過ぎるようである。
3. 2音節の単語を練習した後で、2から3音節の単語を含む短文に取り組む（短文の例として、www.NYCSA-Center.org を参照）。強勢のない部分は容易に省略されてしまうということに留意しておく。それゆえに、これらの省略に対して直接フィードバックを与えることは重要である。この段階では、それぞれのタップの間隔は同じで、一貫したリズムであるべきである。メトロノームは、クライアントがリズムを維持するのに補助的に使える。もしクライアントが音節を正しく認識できなければ、書かれた文を使って、音節と音節の間にスラッシュを入れる課題をさせてもよい。

訓練課題の応用

- 臨床家が人差し指と中指を用いて文を音節ごとにタッピングする。クライアントはこのタッピングの仕方を真似る。
- クライアントは単語ごとに別の手で音節タッピングを行う。
- このステップをミスなく上手にできれば、普通のテキストへ移行できる。クライアントが自己修正することができれば、それは訓練が理解されたことを意味する。この段階では、それぞれの音節ごとにタッピングし、全ての音節は同じ間隔でタッピングされる。

4．この段階にくると、クライアントはタッピングをしながら文章を読むことができる（付録FからIまでと、www.NYCSA-center.orgを参照）。強勢のない音節を含む全ての音節をタッピングすることで、正常な速度変化を伴う正常な発話リズムについて練習すべきである。1つずつ飛ばさず順番にタッピングすることで、速度はクライアントの通常の発話よりも遅くなり、リズムを変化させることでより自然になる。録音によって、そのクライアントの発話速度が自然であることを示すことができる。

5．ステップ4が上手くできれば、クライアントは指のタッピングを行わずにテキストを読むことができる。クライアントは普段の発話速度で音読するように教示される。この時点では、クライアントは自身の発話速度を遅くはないと知覚し、これまでの訓練の時よりも正常な速度であると知覚している。クライアントはまだ音節に対して注意を払う必要がある。概して、スタッカートを伴う発話（ずっと同じリズムと強勢パタン）は次第に消えていくだろう。

6．正常な発話速度をテキストの音読や自由会話へ汎化させるために、短い発話を使う宿題が用いられる。最初は、この宿題は概念の形式化や専門用語から構成される。例えば、「金融恐慌」、「高速輸送」、「チャット」などである。後でこれらの発話を引き出すように会話を始める。例えば、「全世界に1分間演説する機会があれば、何を話しますか」など。

代替的な課題

- 指のタッピングの訓練後に、足の指（見られないですむ）も用いることができる。
- 拍手をしたり、ドラムやカスタネットを用いたりすることで、訓練はより魅力的なものにできる。小児では、話しながら歩くようにさせると、訓練が楽しい活動に変わりうる。一つひとつのタイルに足を置くように言い、タイルを1歩進むごとに1つの音節や韻を産出する、あるいは選択肢から答えるよう、指示することもできる。
- 交代クイズでは、臨床家とクライアントが交互に質問をする。質問をする時も答える時も、指のタッピングを練習することができる。

6.5.3　同定——フィードバックループの習得

　訓練全体において、クラタリング症状の同定を中心課題とすべきである。自身の症状をどう認識して、何を変えることができるかをよく理解するように（内的統制を向上させるように）、教えるべきである。いわゆる内的フィードバックループの習得は、通常非常に時間がかかる。第4.3章で述べたように、このループは自己観察、自己判断、自己修正の要素から成り立っている（第1.6.3章のLeveltの言語産出モデルを参照）。自己モニタリングの技術としてのフィードバックループの訓練において、次の2つの目標が達成されるべきである。

下位目標1：感覚レベルでの自己認識の向上。具体的には、リズム、発話速度、タイミングと筋感覚への気づき。
下位目標2：音韻的プラニング（例えば、口腔運動）スキルの改善。

　クライアントは、コミュニケーションが終わった後にしか「悪い」発話について気づけないことが多く、例えば、文を言い終えてから聞き手のしかめ顔に気づいたり、会話が終わってから気づくことさえある。フィードバックループはできるだけ短い必要がある。AVF訓練は、発話運動遂行や発話産出のすぐ後、あるいはリアルタイムでも（発話産出中に）、フィードバックを与えることでPWCに役立つ。

　AVF訓練を用いることで（第6.5.1章）、クライアントは自身の発話を（聞き手としての）正常な範囲内であるかどうか分析することができる。クラタリングにおける発話行動の変容で最も難しい面は、PWCは自身の発話を正常な発話速度であり、流暢で明瞭だと知覚していることである。AVF訓練を用いることによってPWCは、自身の発話が世界中の人々が聞いて普通だと思う範囲内にあるかどうかを判断するよう迫られる。ちなみにヒトの脳は、5音節／1秒程度しか処理できないことがわかっている（訳注：日本語ではもう少し速いことが普通）。

> 　AVF訓練により、発話特徴に対して正しく反応し、明瞭で流暢な発話の基準となる枠組みを作ることが可能になる。

6.5.3.1　同定における周囲の役割

　ごく身近にいる者はとりわけ、PWCの発話行動に対して多くの指摘をする傾向があるが、全く効果がないため、クラタリングの症状同定への周囲の役割は、かなり曖昧なものであるといえる。臨床家は、フィードバックがクライアントに信頼され、受け入れられ、クライアントの行動を良い方向の変化へと導くことができるように、クライアントの信頼を獲得し、維持する必要がある。

　治療の開始は、クライアントとそのごく近い人々を教育することから行うのが最良である。身近にいる人々にクラタリングを説明するには、付録Lやwww.NYCSA-Center.orgを参照していただきたい。できるだけ早期に、家族、パートナー、教師や同僚など、クライアントの

身近な人々に説明することが推奨される。それらの人々は、PWCである子供、パートナーや同僚に、クラタリングの発話行動について注意を喚起することができ、症状の自覚の発達を助ける。身近な人々は、PWCの非流暢あるいは不明瞭な発話に対して何もできないと感じる必要がなくなる。PWCの周囲にいる人々にできる一番の支援方法は、頻繁に次のように質問することである。

　　「何と言った？」、「それは何と言いたかったのかな？」、「私には……○○○○……のように聞こえたけれど、これはあなたの言おうとしていたことですか？」、「今言った事をもう一度言ってもらってもいい？」、「今さっき言ったことを説明してもらえる？」、あるいはこれらを応用したもの。

　こうすることで、聞き手はクラタリングの症状が出た発話内容を間違った解釈のままにすることに甘んじる必要がなくなり、またPWCも注意のレベルを前より高くして発話できるようになる。身近な人々と話し合ってもらって、どのように指摘してもらうのかについてはっきり同意しておくのが良いだろう。例えば親友はPWCに聞こえるような、または見えるようなサインを出すことにし、その1日あたりの最大限の回数を決めておく。他の人に聞こえる可能性がある時でもサインを出すかのどうかの取り決めもする必要があるかもしれない。最後に、身近な人が指摘を行う際に、その人が疑いなく誠実で、親身で、建設的な人だとクライアントが確信しているかどうかを確かめておくことを勧める。そうであれば、周囲から指摘を受けた時に、怒ったり、欲求不満を抱かずに、行動を変えることにつながるだろう。
　身近な人たちに参加してもらうのは、フィードバックループを十分に機能させるのに向けての1つのステップである。クライアントは指摘をされた時だけでなく、特に周囲からの指摘なしに発話が修正できた時にほめられることも重要である。そのようにすると、モニタリングの内在化はより早く進む。モニタリングの内在化の過程で、外来雑音が混乱を引き起こす可能性がある。例えば音楽源や窓が正面にあるなどして、信号対雑音比（S/N比）が不十分だと、発話が不明瞭になる可能性がある。PWCには、そのような状況に気づいて、大きい声で話すように教える。信号対雑音比が低くて明瞭度を低下させる場合には、大きな声は発話明瞭度に良い効果をもたらす。

6.5.3.2　同定についての序論
　PWCとって自身の発話を批判的に聞けるようになることは重要である。症状の同定を目的とした治療段階では、クライアントに録音を聞かせることから始める。同定のプロセスは、録音されていることに気づいていない時のクライアントの録音を聞いてもらうことから始めるのが一番良い。このような方法で会話の録音を行うために、クライアントから友達に電話をかけてもらってその会話を録音する方法がある。通常、40秒も経てばクライアントは録音をあまり気に留めたり反応をしたりしなくなり、友達と自然な感じでおしゃべりをする。たとえクライ

126　第 3 部　治療

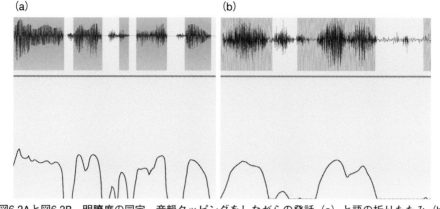

図6.2Aと図6.2B　明瞭度の同定　音韻タッピングをしながらの発話（a）と語の折りたたみ（b）

アントが録音にほんの少しは気づいていても、クラタリングの症状はそのような会話中によく含まれる。

　録音が数分間の長さであったり、2、3日前に作成されたものである場合は、聞き取るのがもっと難しくなる。長い録音や以前に録音されたものを聞く時は、実際に言った内容が少し曖昧になりがちで、その録音は、クライアントに話し手としてより聞き手として、より強い効果を与える。

　クライアントが自身の発話を録音して聞くことは、非常に効果的で有効な宿題である。その宿題が SMART 基準を満たしているようにすることが重要である。例えば、録音をいくつ行うべきなのか、1日の回数、録音の時間の長さ、それらの録音を評価する基準について、具体的に細かく伝える必要がある。宿題を出した次のセッションでは、クライアントの知覚と臨床家の知覚とを比較できる。クライアントが最初に録音を聞き返した後で、様々な下位目標に沿って同定の治療計画が立てられる。

　"unintelligibility"（不明瞭さ）という単語の発音は、図6.2A では全ての音節が正しく構音されている。図6.2B では、全ての音節が正確には産出されていない。すなわち、明瞭度が悪い。

　注：図の下方にある山はそれぞれ母音（訳注：有声音）の産出に対応する。曲線の山の頂点が高いほど、産出された音節の音量が大きい。

6.5.3.3　下位目標 1：発話明瞭度の同定

　セッション中に、クラタリングの症状が出ている単語や文節が聞かれたり、画面上に見られたりした場合にはその都度録音を止めるべきである。クライアントはクラタリング症状が出た単語を、コントロールされたやり方で、正しく復唱するべきである。クライアントがクラタリング症状の出た単語に気づいていない場合、臨床家はクライアントが話したようなやり方で、その単語の発話を真似するべきである。このような手法は、クライアントとの衝突を招く可能

性がある。それゆえに臨床家は、この真似の目的について明確にしておく必要がある。文章全体を正しく発話することができれば、クライアントの意欲を高められる可能性がある。発話の誤りのあった単語だけを修正していると、自己モニタリングは十分に効果的にはならない。

　単語レベルでの練習を行うためには、クライアントは困難な単語を5回、はじめは単語と単語の間にポーズを入れ、後にポーズなしで繰り返して言うべきである。発話明瞭度に問題のあるPWCは、低頻度語において最も大きな問題を経験する。単語の反復を多くの回数実施することで、単語の検索−プラニング−遂行のサイクルが回り、その単語の親密度が高くなる。これらの単語がより頻繁に使用されることによって、クラタリングのあるクライアントであっても、単語の検索−プラニング−遂行を正しく行うために必要な注意の量が減少する。加えて、コントロールができ、明瞭な単語産出ができたセッションでクライアントをほめることが有効である。こうすることによって、好ましい行動に報酬を与えることができる。

課題の応用：同じ箇所を反復練習する

　Praat音声分析ソフトウェアを利用して録音を再生して聞くことで、特定の箇所を必要に応じて何回も反復して聞くことができる。反復することで直接的なフィードバック効果を増大させることができる。その発話の断片は、クライアントが意図していた発話を聞くのに十分な長さかどうか確かめるべきである。それ以外の発話箇所は再生されるべきではない。

課題の応用：ぶつぶつ話すこと

　発話明瞭度の低さは、ほぼ完全に下顎が閉じられることによって引き起こされているかもしれない。筋や下顎の活動の量が少ないために、ぶつぶつ（あるいはもぐもぐ）言うような発話が引き起こされる。そのような、はっきりとしない、ぶつぶつと話すような発話は、訓練で対処する必要がある。発話速度を落とす訓練によって発話明瞭度が向上することがよくある。そのような訓練は容易に試して見せることができる。正常よりも6倍早い速度で音を産出する時は、口の開きはより狭くなるだろう。顎の開きが狭いと、母音は正確に産出できず、子音は正確さが低下するため、明瞭度に悪い影響を与える。

訓練課題の提案

1. 下顎が閉じられ動かさない発話パタンの場合、/aː/（あー）の音素を含む単語リストや文章を用いて訓練をするのが有用である。
2. 臨床家はまず文章を曖昧で不明瞭な構音で声に出して読み、次に同じ文章を正確な構音で読む。次に、両方の文章の発音についてクライアントと話し合う。クライアントは文章の明瞭、あるいは不明瞭な発話についてじっくり考えるだろう。音声の録音は大変役に立つ可能性がある。さらに、両方の文章の読み方の違いのイメージをクライアントに示すために、臨床家はPraatを用いて声の高さやフォルマントの分析を行うことができる。

次に、クライアントはラップ調で歌詞を読み上げる。その後、クライアントはコルク栓を歯に挟んだ状態で2回目を読む。最後に、3回目はコルク栓を取り去った状態で同じ文章を読む。クライアントには、話す際に感じた違いについてじっくり考えるように求める。全ての音読の録音を再生する。録音音声を画面上に示し、分析し、話し合う。母音の強度を反映している山と谷（図6.2Aと6.2Bを参照）を観察して、音節の明瞭さに注目すると良い。

モニタリングのスキルを高めるための更なる技術については、Myers（2011）を参照。

6.5.3.4　下位目標2：ポーズの数と持続時間の同定

文の節の間や話者交代の間のポーズは、正常では0.5〜1.0秒の範囲である。これは、話者のメッセージを処理するのに聞き手が必要とする時間である。これは、話者が次の節のために発話プランニングを行うのに必要な時間でもある。聞き手が話者の話に割り込む場合は、話者と聞き手の間のポーズは0.5秒よりも短いことがよくある。治療開始時には、大部分のポーズは短か過ぎて、言語学的に不適切な位置に置かれていることであろう。

訓練課題の提案

1. クライアントに0.5〜1.0秒間ポーズをとるように教示する。また、表も作成する。録音した後、Praat を使ってポーズを測定する。0.0〜0.2秒のポーズは、赤で色を付ける。0.21〜0.50秒のポーズは、オレンジで色を付ける。0.5〜1.0秒のポーズは、緑で色を付ける。赤はダメ、オレンジは惜しい、緑はよくできたということを意味する。

   オレンジが良くないと言うなら、多分ほとんど全ての試みが失敗ということになるだろう。それだと訓練のモチベーションをすごく低下させてしまう。すでに議論したように、試す機会が多くなるようにして、成功体験が増えるように取り組む。「今日は、20のうち15が『惜しい！』だったね。それに、『よくできた！』が2つあったね。ウォー！素晴らしい！」このようにすれば、関わる者全てにとって、大変良い動機づけになる。

2. ポーズの場所の同定は、ポーズが削除されたテキストを用いて行うことができる（付録Iと www.NYCSA-Center.org を参照）。この訓練課題で、クライアントは、小さいポーズによって語やフレーズを分ける必要がある場所を指摘する。

3. 臨床家が意図的にポーズを不自然な位置に入れて文章を読み聞かせると、クライアントはポーズを置くことの重要性や、間違った箇所に置かれることによりテキストの理解に影響があることに気づくことができる（付録Iと www.NYCSA-Center.org を参照）。経験のあるクライアントにとって、引用や短く面白いジョークは、良い教材になりうる。第6.5.8章（韻律）を参照。

4. 無音のブロック（訳注：吃音の「阻止」の症状）は、Praat の「分析（Analyse）」の中にある「スペクトラム（訳注："To Spectrum…"）」のポップアップメニューから「スペクトログラム（"To Spectrogram…"）」を選択すると、視覚化して見ることができる

（訳注：あるいは、左のObjectsの欄にある音声［"Sound"］を選択して表示される右のメニューから"View & Edit"をクリックして表示）。

5．通常のフレージングとは異なった余分なポーズは「パルス（訳注：Praatの音声波形表示画面にある"Pulses"。有響音声がないポーズにはパルスがつかない）」を使うことで視覚化することができる。20秒の枠内には、通常4つのパルスのまとまりが入る（つまり、20秒に4つの節がある）。吃ると、ポーズの数は劇的に増えることがある。

6．通常、人の発話音量は、フレーズの中で0〜10 dB変動する。クライアントの音量が1つのフレーズの中で10 dB以上下がれば、それは障害の症状として捉えられる。そのような症状はナイトキャンドル効果として知られ、パーキンソン病やクラタリングのある人においてみられることがある。

7．抑揚は、メッセージの認識を強くする。抑揚は、Praatの音声波形表示の画面で、Pitch（ピッチ）を表示させると視覚化できる。スクリーン上に青の線が見える。10秒の時間枠の中での最も高い所と低い所の差が、80/100〜200Hzの間にあれば、抑揚の範囲は正常であるとみなされる。もし変化幅が80Hz（男性）、もしくは100Hz（女性）以下であれば、単調であるとみなされる。

8．抑揚の単調さは、全ての節で同じ抑揚のパタンであるということもある。この場合の抑揚は、発話の意味内容とは関連しない。

6.5.3.5　下位目標3：間投詞の同定

「うんと」「えっと」「でも」「あの」「その」「ところで」のような間投詞を使うPWCが多い。多くの場合、これらの間投詞は、言語形式化（語彙検索を含む）のための時間を稼ぐのに役立っている。間投詞を同定することで、クライアントに自身が抱える言語のプラニングの困難さに気づかせることができる。さらに、頻繁に間投詞を使うと、「聴きやすさ」や「明瞭度」を低下させる可能性がある。

助言：統語性クラタリングがある人は、発話速度が言語形式化と同期しないために間投詞を使うということを知っておいてほしい。クラタリングでは、言語形式化自体に問題があるわけではない。

訓練課題の提案

1．家での録音で、「えーと」（訳注：英語"uhm"）の数を数える。この時点では、「えーと」の数を減らすという明確な目標を設定する必要はない。記録をとるだけにすることで、そのような目標を設定して達成されなかった時に起こるかもしれない動機づけの低下を防ぐことができる。このようなことが起これば、クライアントはやる気をなくすかもしれない。ただ「えーと」を頻繁に使っていることに気づかせるだけで、それについて何かする動機になるだろう。強く強調された「えーと」が頻繁にある場合だけは、

コミュニケーションの邪魔になるかもしれない。

正しい呼吸のポーズと正しくない呼吸のポーズ

文 "A" は正しいポーズを含み、文 "B" は正しくないポーズを含んでいる。
(＿ = ポーズ)

A．私のiPodが壊れたから、＿お父さんの道具の助けを借りて直そうとした。
iPodは接続が切れていて、＿どのようにして再接続すればよいのかわからない。
B．私の＿iPodが壊れたからお父さんの道具の＿助けを借りて直そうとした。
i＿Podは接続が切れていてどのようにして再接続すればよいのかわからない。
(さらに多くの訓練課題は、www.NYCSA-Center.org を参照。)

2．流暢な話者はたいてい、モノローグ1分あたり、せいぜい2回か3回「えーと」を使う。訓練課題を始める前、セッション内で「えーと」が何回くらいまで許されるのか、クライアントと同意しておく。最後に「えーと」の合計数が最初に決めた回数より少なくて目標が達成されたかどうか確認する。なので、もしクライアントが1分につき通常10回「えーと」を使うなら、クライアントが成功できるように、1分当たり8回の「えーと」を目標に設定するとよいかもしれない。

3．フィードバックループを強化するための効果的だがやりがいのある訓練課題は、クライアントが文書を読んだ録音から書き起こしを作ったり、明瞭性を欠く話し方の電話での会話を書き起こしたりすることである。聴覚的な知覚が苦手なクライアントには、自分が聞こえたと思ったり言ったと思ったことを書き起こすように求めるとよい。産出された単語を音節ごとに書きとどめることで、クライアントの発話行動への理解を深めることになる。これは、言語調査の録音からの書き起こしと同様である。録音の翌日に書き起こすと、より困難になり、それゆえにより効果的である。正しく書き起こすことができるようになるには、練習が必要である。クライアントはこの課題を、歌を書き起こすことから始めても良い。もし治療セッションの中でできるようになれば、歌や自分自身の音声を録音したものを書き起こすことを、自宅での宿題とすることができる。この訓練課題を簡単にするために、課題を変えることができる。例えば、書き起こさなければならない音声記録の数を制限するなどである。

4．聴覚的知覚を改善させる別の方法は、語や文の持続時間に対する感覚を発達させることである。音韻性クラタリングのあるクライアントは、特に時間に対するプラニングが乏しいことが知られている。例えば、5音節を産出する必要があるときに、3音節を産出するのに必要な時間しか用意しないかもしれない。このような時間感覚の短縮に働きかける方法は、録音されたポーズの間に語や句や文を繰り返させることである。この訓

練課題は次のように行うことができる。クライアントは短い詩の1行を読む。次に心の中でその文を繰り返す。そして次の行を読む。同じ方法で、残りの行も読み続ける。おおよそ5行読んだ後、録音したものを再生し、テキストは脇に置かれる。録音中のポーズの区間で、クライアントは各行の語、句や文を繰り返すようにする。これによって、ポーズが短か過ぎることが証明されることがよくある。この練習課題は、クライアントが語や音節の持続時間に対してよりよく気がつくようになるまで繰り返すようにする。このように音節の持続時間に対する意識を発達させることで、クライアントが適切な長さのポーズを産出する助けとなるかもしれない。この訓練課題は、録音中のポーズ区間に正しく産出された音節の割合（％）によって評価することができる。

訓練課題の応用

5．テキストを読む代わりに、ジョーク本から選んだジョーク、演劇のセリフ、詩、料理のレシピ、ラップ音楽の歌詞などを読むように教示してもよい（付録Nとwww.NYCSA-Center.org.を参照）。聴覚認識の訓練（聞き取り練習）の助けを借りることで、クライアントがより自覚的になり、注意深く聞くことに熟達するように訓練することができる。結果として、「顕在的な」修正の瞬間を体験する機会が増えるが、そのような訓練は必ずしも発話が流暢になることにはつながらない。意識的に自分自身の発話を聴くことで、モニタリングのループ（フィードバックループ）を発達させるのである。ほとんどのクライアントは、聴覚的モニタリングの弱さに気づいていないことが多いことに留意していただきたい。訓練課題をクライアントの体験に合わせて調整すると、動機づけを高めることができる。例えば、大好きな歌を書き起こしてから、韻やリズムを変えないようにしながら、歌詞を変えるように求めてもいい。新しいテキストを歌の形やメロディーに合わせようとする際、発話の言語形式化や持続時間といった側面に注意を注ぐことになる。また、この課題では、複雑さのレベルを考える必要がある。複雑さのレベルは、挑戦になる程度に難しく、クライアントが成功できる程度に簡単であることが好ましい。

6．小さい子供では、上述の訓練課題は、大好きな歌を歌うこと、しかし歌詞を「ラララ」で置き換える課題に変更することができる。子供には、ラララの歌を聞いて、歌の名前を当てさせる。この訓練課題は、他の単語に変えるともっと複雑になる。他の歌の単語を使って歌われると、訓練課題はとても難しいものになる。

7．前項と類似であるが、歌のリズムに合わせて手をたたくことも選択肢である。この場合、歌や自分が言ったことを身体活動と組み合わせて認識する必要がある。録音から12行を選び、ロト（ナンバーズ）のカードのように書き出し、クライアントが拍手した行に印をつける。全ての行が検出できて、ロトカードの全部の行に印が付けば、「ゲーム」は終了である。

8．「音節で走る」は、さいころの代わりに音節の数が使われるすごろくである。カード

に書いてあることを同定しつつ、5音節の単語を産出できれば、すごろくで5つ進むことができる。思いつく単語が長ければ長いほど、より早く上がりに到着することができる。このようなゲームは、様々な単語の音節数への意識を促すことができる。

9. 青年や大人が全員、単語の音節数や、文中の単語数を正しく数えられると想定するべきではない。彼らが音節を正しく数えられるかどうか確認するべきである。その最も良い方法は、短い、中程度の、そして長い単語が含まれる行に、いくつ音節があるか問うことである。文としては例えば、"My mom asked me to go to the nearby department store to buy us a delicious cheesecake." (私のお母さんは、近くのデパートに行って、おいしいチーズケーキを買うように私に頼んだ。)

6.5.4 聴覚的認識と音節構造の認識

同定段階の治療の後、間投詞を同定するための聴覚的知覚や聴覚的弁別が扱われる。これはセッション内だけではなく、訓練室の外でも行われるべきである。

訓練課題の提案

クライアントに、他の話者が何回間投詞を使うか観察するように求める。テレビやラジオの番組でこの課題を行うのが望ましい。これらで練習すれば、話者とその周囲の人々とのコミュニケーションの邪魔になることはない。訓練課題として、どれくらいの時間、そしてどのぐらいの頻度で取り組むべきかを指定しておくことが重要である。クライアントがこの課題のデータをどのような手続で処理しながら課題を実施すべきかということも、明確に説明しておく必要がある。例えば、ニュースやトークショーを聞きながら、間投詞を数えることができる。

注：生徒に、先生が使う間投詞の回数を数えるように求めるのは推奨できない。どのような授業であっても、生徒の注意を逸らし過ぎになってしまうからである。

訓練課題に変化をつける

他の多くの同定課題と同様、この訓練課題も、クライアント自身の録音を使っても、日常のコミュニケーションの中でも行うことができる。例えば、携帯電話を使っているときでも。録音の短い抜粋を数回聴くようにと助言するのがよい。

6.5.4.1 語の構造と音節の認識

発話の産出に取り組む際、自己モニタリングの訓練が必要である。発話産出では、焦点は主に構音速度に置かれる。音節が衝突し合うこと（すなわち、「崩壊」、折りたたみ、あるいは過度な調音結合）は、音韻性クラタリングの特徴であり、構音速度の調節が上手くいかないために起こる。音節への意識を高めるのを助ける上述の訓練課題（各音節に要する適切な時間の量をプラニングすること）は、通常は十分実践されない。音節への認識は、音節タッピングを用いることで促進されうる。これらの訓練課題は、コミュニケーションの文脈の中で、発話速度

を言語的な要求に合わせて調節する訓練の助けにもなる。

6.5.5　発話速度の低下

　PWC は発話速度を言語的複雑さに合わせて調整することができない。発話速度を低下させ制御するために利用できるアプローチは多数ある。どのように発話速度を遅くすればよいのかを教えることはできるものの、ほとんどのクライアントは発話速度の低下を自動化することができないので、この目的を達成するにはとても大きな注意の容量を必要とする。発話速度を調節することは、第二言語を学ぼうと決めるのとほとんど同じぐらい、意識的な決断や決意を必要とする。注意を逸らすことが何かあると、習った技術を使おうとする試みは阻害されてしまい、発話速度の調節に再度取り組むのに、新たな意識的な決心が必要となる。

発話と構音速度を遅くする方法

- 聴覚フィードバック
- 視聴覚フィードバック
- ポーズを長くすること
- 音節タッピング
- 遅らせた構音（遅延聴覚フィードバック）
- 構音器官の動作を感じ取ること（運動感覚フィードバック）
- スラッシュで文を意味のあるまとまりに分割して読むこと
- 誇張されたリズム
- 誇張された抑揚パタン

　構音速度を減らすのに使う方法は、クライアントのスキルや興味、そしてクライアントの課題の言語的な文脈によって決められる。臨床家は、クライアントが流暢で明瞭でいられる最も速い構音速度を見つけるべきであって、一般人によく見られる平均構音速度（5 SPS）で話すように求めるべきではない。クライアントが6.5〜7.5 SPS の速度で流暢で明瞭であるなら、その数を参照値にするべきである。上述のように、最も遅い話速と最も早い話速の間の差として1 SPS を許容範囲として用いるべきである。ここに挙げた例では、流暢で明瞭な最も高い速度は7.5なので、最も低い速度の目安としては、7.5 - 1.0 = 6.5を目指すべきである。

　流暢で明瞭な発話は自然な抑揚を伴って産出されることを確認しておこう（第2.3章参照）。発話速度の改善は、クラタリングのほとんど全ての症状に対して良い効果をもたらす。

訓練課題の提案

1. 診断的訓練である連続引算課題は、治療の過程では、定期的に行う宿題として提案できる。例えば、訓練課題をウォームアップとして行い、徐々により複雑にすることもで

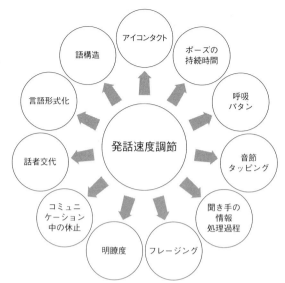

図6.3 コミュニケーション行動に対する発話速度調節の効果

きる（101引く3、201引く4、502引く7）。

2．クライアント自身の発話の録音を振り返りながら、速過ぎる速度と正常な速度を対比させることで、構音速度を同定することを教えることができる。これは、AVF訓練によって効果的に行える。

3．速い発話速度は、遅延聴覚フィードバック（Delayed Auditory Feedback, DAF）や、周波数変換聴覚フィードバック（Frequency Altered Auditory Feedback, FAF）、音圧増強聴覚フィードバック（Hightened Auditory Feedback, HAF）を使うことでも下げることができる。これらのフィードバックオプションを使えば、ヘッドフォンを用いて、発話は遅延して（DAF）、高さが変わって（FAF）、あるいはより大きく（HAF）知覚されうるようになる。クライアントは、自分自身の低いまたは高いピッチや、より大きい、あるいは遅れた発話を聴きながら話すように教示される。もし自分の発話産出により多くの注意を向けるなら、速度は大きく影響を受け、一時的に改善された発話につながる。DAFやFAFを使うことの理論的な根拠はない。吃音の分野の研究では、DAFの効果は一時的で、効く人と効かない人がいることを示している（Molt, 1996 [訳注：この引用は該当しないと思われる]）。群内では違いは明らかだったが、吃音とクラタリング・スタタリングの鑑別診断は、Moltの研究ではなされていなかった。PWSのうち、クラタリングの要素がある人のグループがDAFを使うことで一時的に改善したという可能性があるが、そのような効果の明確なエビデンスはない。DAF/FAFのソフトウェアはSpeech Monitor（Arenas, 2009）としてダウンロードすることができる（訳注：2018年5月の時点では、https://shs.unm.edu/research/labs/unm-stuttering-lab.html より入手可能）。我々の臨床経験からは、HAFが誰でも自由にアクセスすることができ、PWCには即時効果のみであるがとても効果が高いことがある。

それゆえ、臨床家にはHAFを使うように助言する。HAFは、"whisper phone"や、ヘッドフォンとマイクのセット（ヘッドセット）や咽喉（のど）マイクを用い、DAFソフトウェアで遅延時間を0に設定することで実現できる。あるいは手で耳を覆ってもよい。付録Lで説明するように、子供や中高生でHAFを試してみるように臨床家にもアドバイスする。例えば、電話での会話でHAFを使うと、一部のクライアントには満足のいく効果が得られる可能性がある。

4．クライアントへの直接的なフィードバックを与えることもできる。例えば、緑とオレンジの面がある「発話速度表示」プラカードを示す方法がある。会話中に、クライアントの発話速度が許容限度内にある限りは、また、流暢に、または明瞭に話している限りは、プラカードの緑の側を見せる。クライアントが語を折りたたみ始めたり、語や句を繰り返し始めたりした時には、プラカードのオレンジの側を使うことで誤りに気づかせることができる。このような色の表示器を使うアプローチの利点は、臨床家がクライアントに色を見せるたびに、クライアントは色の意味を解釈して、それに基づいて行動しなければならないということである。我々が経験で気づいたことは、2～3回の会話でこのような発話速度表示を使った後、クライアントはオレンジの表示を予期し始め、それゆえプラカードが反転される前に自分自身で修正するようになる、ということであった。これは、クライアントの聴覚フィードバックのループが重要な役割を果たし始めたしるしである。

訓練課題に変化をつける

5．発話速度超過に対してペナルティを科すことで、臨床家はクライアントに速い速度に気づかせ、この速度を調節させる（St. Louis et al., 2003）。このような発話速度超過のペナルティは、机の上に置いたトークンや、黄色のカード、あるいは追加の宿題といった形で科すことができる。

6．Praatを使って、課題を与えよう

クライアントに自分の発話速度の目標を設定させ、物語を話すように求める。それをPraatで録音する。クライアントに、自分の発話速度がどの程度であったかを推測するように言う。それは、自分の設定した目標の発話速度の制限範囲を上回っていたか、下回っていたか、それともその中にあったか？　臨床家は発話速度を測定することで、この課題をコントロールする。この訓練課題は、クライアントが、望ましい発話速度で話していると思っている時にも実施するべきである。全てのデータは、ExcelやAccessのファイルに記録しておく。臨床家はクライアントに、「もっともっと目標に近づくように努力するように」と言う。

6.5.6　発話リズム

発話速度と発話リズムは、同じ概念ではない（第2.2.7章参照）。発話速度の変化は、発話リ

ズムに直接的な影響を与え、逆もしかりである。クライアントごとに、発話リズムに働きかけることが優先事項であるかどうかを決めなければならない。PWC は、あらゆる単語にはそれ独自の長さがあるということや、全ての音節が同じ長さではないということに気づいていないことがよくある。音節タッピングの訓練で不自然な発話リズムが生じる場合は、発話リズムに注意を焦点化することが賢い選択である。

訓練課題の提案

発話速度低下の課題を実施している時に、発話リズムに注意を向けさせることができる。発話リズムを発話速度と区別することができないなら、ポーズや強勢パタンに焦点を当てることが良い選択肢かもしれない。

訓練課題に変化をつける

リズムの練習は、誇張した表情や模倣を促す課題と組み合わせることができる。

6.5.7　ポーズ

発話におけるポーズは、発話の産出と理解の両方において極めて重要である。文のレベルで発話をモニターするためには、文の間に十分な時間のポーズが必要である。

文の間のポーズによって、正常な呼吸のパタンが可能となる。適切なポーズによって、新しい発話の構造をプラニングするのに十分な時間が与えられる。ポーズは、聞き手が発話を理解するためにも必要となる。ポーズが長過ぎると、聞き手は、話し手が話すのをやめたという印象を受ける可能性がある。ポーズが短か過ぎると、聞き手は、今話されたばかりのことを処理するのに十分な時間がないかもしれない。ポーズにおけるいずれの問題も、コミュニケーションの不良につながりうる。ポーズの長さは発話速度と相関する。発話速度が速いほど、ポーズの長さは短くなる。ポーズ時間が正常範囲であれば、通常は発話速度も正常範囲内である。

ほとんどの言語で、正常なポーズは0.5〜1.0秒の長さである。文と文の間のポーズの時間の長さは、たいてい話者間（話者交代）のポーズの長さと同じである。連続引算課題は、考える時のより複雑な「自然な」ポーズのための、いい訓練になる。ポーズの長さに取り組む別の方法として、クライアントに人差し指で机を2回たたく（タッピングする）ように指示することがある。ほとんどの人では、2回たたくのに0.5〜1.0秒を要する。しかし、最も良く効くのは、AVF 訓練を使ってポーズの長さを測ることである（第6.5.1章）。特に、適切なポーズについて、治療で扱うべきである。もしクライアントが、訓練課題が自身の発話に対して及ぼす効果を聞いて確認する機会がなければ、適切なポーズの長さを獲得する練習から有意義な成果を得ることはない。そこで、AVF 訓練を用いて、録音中のポーズが適切な長さであるかどうかを確認し、文や節をよく聞いてその後に続くポーズを測定することを勧める。

> **AVF訓練中の会話のポーズの長さに働きかける例**
> いいポーズを探しましょう…十分に長そうなポーズを聞きましたよ……測ってみましょう……はい……このポーズは0.7秒です……これは次の行にいい影響を与えるに違いない……なめらかではっきりになると思いますよ…聞いてみましょう……（聞く）…どう聞こえました？……なめからではっきり聞き取れます！…ということは、適切なポーズを置けば、結果的になめからではっきりした話し方になりましたね。いいですね。

録音サンプルの中で1つのポーズを測るだけでは不十分である。理想的には、1つの録音の中で5つのポーズを測り、ExcelやAccessの表にポーズの持続時間を書き留めるように指示するのが良い。ポーズは文や節の間に置くのであって、節の途中にはないことを確認するべきである。宿題としては、1回の録音から5つのポーズを測定することを、毎日2回行うように求める。さらに、ポーズの持続時間に応じて色を割り当てる。例えば、目標（例えば0.5～1.0秒）の範囲内なら緑、目標に近いと（例えば0.3～0.49秒）オレンジ、目標にあまり近くなければ（例えば0～0.29秒）赤。このようなアプローチをとる理由は明確である。クライアントは成功体験を活かす傾向がある。最初は、クライアントが正常な持続時間のポーズを使う可能性は低い。正常なポーズだけをほめることにすると、クライアントは成功した感覚を体験しないので、正常なポーズが産み出されるようになる可能性は限られてしまう。クライアントが速い速度で話すと、ポーズは短くなりやすい（0.5秒より短い）。たとえポーズが十分には長くなくても、クライアントが普段生み出すものよりも長ければほめることにすれば、成功体験によって、もっと頑張ってより長いポーズを産出しようとする気になるであろう。

6.5.8 抑揚と韻律

強勢パタン、ポーズ、そして抑揚によって、文が聞きやすく理解しやすいかどうかが決まる。多くのPWCは単調に話し、2通りのうちのいずれかを示しやすい。すなわち、声の高さ（ピッチ）を一定にして話すか、同じ抑揚パタンで話すかである。単調な話し方では、全ての単語や音節はおおよそ一定のピッチで話される。中には、単調な抑揚パタンで話すPWCもいる。このような症例では、どの文もほぼ同じ抑揚パタンになる（第2.2.6章参照）。

訓練課題の提案

1. クライアントの中には、短いジョークや、演劇の台本からの短い抜粋がとても適している者もいる。インターネット上の興味深いニュースを友人や家族、同僚に向けて声に出して読むことで、コミュニケーションの文脈の中で練習することを確実にすることができる。
2. 図6.4では、イントネーションのパタンを文レベルで練習する。臨床家は、声に出して文を読み、イントネーションを表す点を人差し指で追いかける。そしてクライアント

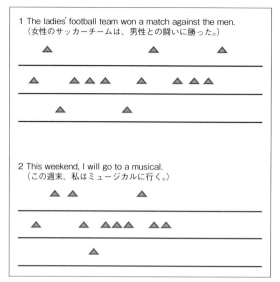

図6.4 文とイントネーションのパタン

に、図の残りの文で、このやり方を真似させる。次に、たくさんの文を作って、イントネーションの点（訳注：図6.4では▲）を書き込むように教示する。

訓練課題の応用
- 楽器を使って取り組むこともできる。
- おとぎ話や、子供の物語本を使って取り組んでもよい。このような種類の本によって、コミュニケーション場面の中で抑揚を使うよう、クライアントに促すことができる。

6.5.9 言語的複雑さのレベル

　PWCが十分に自分の症状を同定することができて、注意が発話の適切な特徴に注がれるようであれば、言語形式化のスキルに取り組むことができる。良く集中できれば、複雑な言語形式化課題を行っている最中の発話パフォーマンスをモニターする能力が向上するため、強く集中するようにクライアントを励ます。より高度な言語的複雑さを促進する訓練課題を長い時間課すべきである。注意の集中は、制御過程と見なされる。制御過程とは、意図的で、制御可能で、努力を要し、意識によって認識されながら行われる心的活動である（Bargh, 1994; Johnson & Hasher, 1987; Kahneman & Treisman, 1984; Logan & Cowan, 1984）。そのような意識的認識には、言語形式化のような他の処理過程に使われるはずの注意能力の一部が用いられる。発話産出に過度に集中すると、言語的に複雑な条件下では、言語形式化に悪い効果が及びうるが、逆に、言語形式化に過度に集中すると、発話産出に悪い効果が及びうる。発話産出と言語形式化の間の離齬を減らすためには、より複雑な条件下で言語産出の訓練を行うことが助けになりうる。評価や治療での訓練課題を計画する際、言語的複雑さのレベルに階層的な違いがあることを意識しておくべきである。

> 言語的複雑さのレベルの階層
> 1．画像の描写説明
> 2．面白い写真の説明
> 3．手順の説明
> 4．探究
> 5．レベル1～4を抽象語で
> 6．主張
> 7．説得

レベル1　画像の描写説明

　クライアントに、絵や写真を想像し、その画像を見ていない人に対して、どのような画像か説明するよう求める。最初は何も制限は設けないようにする。しばらくして、クライアントがこの訓練課題を流暢で明瞭に聞き取れるような話し方で行うことができるようになれば、イメージを言葉で説明する時に、いくつか使ってはならない言葉を設定する。

訓練課題の応用

- 言語形式化を行っている間、話者は自分が話すことや、どのように表現するかということだけに集中するのではなく、記憶から引き出せるようにもなる必要がある。クライアントが見たことの説明を形式化する課題では、いろんな物が写っている画像を事前に数分間見るように求めれば、形式化の時には注意はある程度記憶から逸れる。
- 臨床家やパートナーに向かって、日常の経験を語ってもらうように指示する。もし結果が十分に満足のいかないものであれば、代わりに、インターネットから目立たないニュースをもってきて、それについて語る、あるいは、家族の写真を説明するように指示することもできる。

レベル2　面白い写真の説明

　画像を言葉で描写する訓練は、風変わりな細部のある「おもしろ写真」を使うことで、もっと難しくすることができる。

訓練課題の応用

- クライアントが写真を説明し、臨床家が複数の似たような写真の中から正しい写真を選ばなければならないとき、この過程は、聞き手の側の注意を必要とするので、クライアント側では聞き手の知識へ焦点を合わせる注意力と記憶が必要となる。
- 提示された2つの写真の違いを4つ見つけるような、些細な視覚的変化を形式化（言語

化）することは、クライアントが見ているものをただ形式化するよりも難しい。臨床家は、Mirror Magic（Zylom, 2012）やPlayhouse Group（2012）のような、様々なコンピュータゲームを活用することができる。クライアントは、明快で完全な文で違いを説明するように求められる。ゲームは目的ではなく、目的を達成するための手段であるため、この訓練課題は家での宿題にはしないのがベストである。ゲームを家での宿題として出すと、小児はただゲームで遊んで、ことばで説明をしないことになる可能性が高過ぎる。

レベル3　手順の説明

機械装置を操作するための実際的な手順を説明するように求める。全ての段階の手順を言うことが必須である。これをするために、クライアントの注意能力の一部は記憶に向けられ、一部は聞き手に焦点を当てることに向けられ、一部は言語形式化に向けられるので、正しく発話を産出することのために割り当てられる注意容量は小さくなる。

訓練課題の応用

クライアントに、学校の卒業式や仕事の工程について詳細に説明するよう求めれば、より高いレベルの複雑さが期待される。

レベル4　探究

初期の訓練では、クライアントは自分が観察したことやしたことを説明するだけであった。形式化の次の段階では、新しい考えを言うように指示する。例えば、「君は…もできる」あるいは、「君がこれを変えれば、…も可能になる」の「…」の部分。

訓練課題の応用

・上述のように新しい考えを述べるだけではなく、なぜこのようなことが可能か、あるいは不可能かの説明をするように求めてもよい。
・上述のように新しい考えを述べるだけではなく、それぞれの考えを実現可能なものにするには何が必要かということについても説明するよう求めてもよい。

レベル5　レベル1〜4を抽象語で

訓練課題で具象語を使うことは、「落胆」「漠然」「不可能」などの抽象語を使う課題よりはるかに簡単である。

聞き手側では、抽象語を処理するのに付加的な努力を要するので、発話内容が理解されたかどうかを知るため、クライアントは聞き手の視点に本当に焦点を当てる必要がある。

レベル6　主張

　主張したり、懇願したり、弁護したり、理由づけしたりなどの複雑な言語的課題を行うとき、それらが効果的であるためには、大変な努力やスキルが要求される。クライアントは、説得力のある主張を様々に行う必要がある。なぜ自分がそのような選択をするのかを説明するには、しっかりとした言語形式化のスキルが求められる。もしこれらのスキルがないと、訓練課題の複雑さはクライアントの流暢性や明瞭度に影響を与えるであろう。クライアントが主張ができるようになるまでは、流暢で明瞭なままで訓練が進むように、言語的複雑さのレベルが徐々に上がっていくように訓練プログラムを設定するべきである。

訓練課題の応用

　主張や理由づけを促す課題を感情的でない話題で行った後、感情的な話題に取り組むことを選んでもよい。例えば、発展途上国にお金を費やすことはよい考えかどうかについて主張するなど。

レベル7　説得

　レベル6では、主張は聞き手の考えや信念には焦点を当てていない。言語形式化の最後のステップとして、聞き手の信念や考えを考慮に入れなければならない。そのため、注意容量は対人コミュニケーションの様々な変数に分配される。

訓練課題の応用

　感情的でない話題で説得するステップの練習を行った後、臨床家は感情的な話題で取り組むことを選ぶようにする。例えば、慢性的な病気のある人や高齢者に対して、セラピストや大人が給料なしに働いて時間を費やすことを義務とするのはよい考えかどうかについて、など。

6.5.10　語用論

　コミュニケーションの構成要素の文脈中で、コミュニケーションの異なる側面について議論した（第4.4.4章）。話者交代に関する不適切な行動や、聞き手の視点を取得することができないことなど、クラタリングのコミュニケーションへの悪い影響も扱った。そのような不適切な言語の使用について、治療で扱われるべきである。語用論的なルールをクライアントに説明する必要は実際にはないが、クライアントがそのようなルールに気づき、それらを正しく用いるようにすべきである。例えば、あるクライアントにとっては、会話を適切にはじめ、そして終える方法を練習することが重要である可能性があり、別のクライアントは、話が理解できなかったり、ついていけない時に聞き手が見せる表情に対してどう反応すればよいか学ぶ必要があるかもしれない。よって、語用論的な目標は、クラタリングへの介入を計画する際に含めるべきである。

6.6　獲得したスキルの維持

　クライアントがスキルを伸ばし、様々な発話状況で目標を達成すれば、再発する可能性を防ぐことに焦点を当てるべきである。したがって、定期的にフォローアップ評価を行うことが重要である。これは、適切に間隔を空けて外来予約を入れることで実施できる。そのようなフォローアップ評価の頻度は、時が経つにつれて減っていくはずである。クライアントは、新しく獲得した発話行動を効果的に練習するために様々なツールを開発する必要がある。最善の方法は、録音した会話を用いた AVF 訓練である。訓練スケジュールを立てて、それに合わせて携帯電話のリマインダを設定し、練習時間を取ることを思い出すようにすることができる。自己観察リストを用いると、コントロールの瞬間が必要なだけの効果を発揮する助けとなる（付録K）。全ての評価は、新しい録音をした翌日に行うように助言する。1週間以内に満足のいく結果につながらない場合は、訓練を再開するように助言するべきである。もしこの追加の訓練が2週間以内に満足のいく結果につながらなければ、臨床家にコンタクトをとるように助言しておく。獲得されたスキルの維持の練習は、最初のセッションでコミュニケーションのある文脈の中で練習することから始まり、セラピーが終わった後も、できれば2年間は続けるべきである。

6.7　結論

　この章では、訓練の推奨課題とその代替課題を多く用いて、クラタリング治療のプログラムを説明した。自己認識の訓練は、最も優先度が高い。獲得される発話パタンは、クライアントの習慣的な話し方になり、自動的で努力を要しないものになるべきである。新しい発話パタンに徐々に慣れていくことを促すために、高頻度かつ短時間でできる訓練を宿題として課すことは、クラタリングの介入において必要不可欠である。

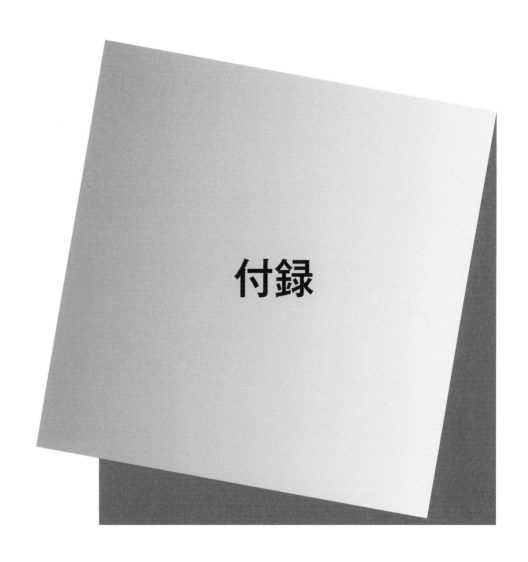

付録

付録	表題
A	クラタリング予測項目改訂版（Predictive Cluttering Inventory-Revised, PCI-r）
B	自発話・音読・物語再生の分析
C	平均構音速度（Mean Articulatory Rate, MAR）
D	記憶した物語の再生：「財布の話」
E	音産出正確性スクリーニングテスト（Screening Phonological Accuracy, SPA）
F	流暢性障害の鑑別診断プロトコル
G	口腔運動評価尺度（Oral-Motor Assessment Scale, OMAS）
H	クラタリングと吃音に関する簡易質問項目 （Brief Cluttering and Stuttering Questionnaire, BCSQ）
I	成人用音読教材（英語）

追加の付録

付録	表題
J	ビデオ症例 Baruti についての課題
K	発話の自己評価
L	クラタリングについての意見書
M	クラタリング・スタタリングのある人々の体験談
N	短い音読教材（英語）
O	クラタリング用状況別発話チェックリスト（Brutten & Shoemaker, 1974改変）

付録 A
クラタリング予測項目改訂版
(Predictive Cluttering Inventory-Revised, PCI-r)

クラタリング予測項目改訂版（PCI-r） 原版　Daly and Cantrell（2006） 改訂版　van Zaalen et al.（2009）						
実施方法： 　昨年の長期休暇中の出来事について2〜3分話すように指示する。対話ではなくモノローグになるようにする。休暇中の出来事を短くまとめてしまうようなら、スポーツのルールや何かの手順について説明させる。 　下の各セクションに記入する。上記の場面で観察されるクラタリング症状をもっともよく表す数字のところに丸印をつける。ゴシック体になっている項目の点数を数える。						
	0 全くない	1 ほとんどない	2 ときどき	3 しばしば	4 ほとんどいつも	5 いつも
セクション1：発話運動						
1　語や句の間にポーズが欠如している						
2　**多音節語や句の繰り返し**						
3　**発話速度が不規則、急にあるいは爆発的に話す**						
4　**語の折りたたみ、または語の圧縮（語中の音節・音韻の省略や合体、崩壊）がある**						
5　最初は大きな声だが、最後は聞き取れないつぶやきになる						
6　**オーラルディアドコキネシスにおける協調運動が正常水準未満である**						
7　発話速度が速い（速話症）						
8　過度の非流暢性と吃音が併存している						
9　**発話速度がどんどん速くなる（突進現象）**						
10　**プラニングのスキルが低い、発話にかかる時間を読み誤る**						
セクション1のゴシック体の項目の合計			（		）	
11　非流暢症状に際して、余分な発話努力（緊張性）が全くあるいはほとんどない						
12　ポーズのプラニング（位置や持続時間）が不良						
13　構音の誤りがある						
セクション2：言語のプラニング						
14　**話題が複雑になるにつれ、言語的・文法的混乱が増加する**						
15　**言語の形式化不良、物語再生不良、話の順序性の問題がある**						

16	言語の混乱、単語選択の混乱、語想起の問題がある						
17	多くの言い直し、間投詞、フィラーがある						
18	話題の導入、維持、終結が不適切である						
19	言語学的に正しくない構造、文法の間違い、統語の誤りがある						
20	不安定な韻律、不規則な抑揚パタンや強勢パタンがある						
セクション3：注意力							
21	聞き手の視覚的・言語的フィードバックに気づかないか、反応しない						
22	コミュニケーションの破綻を修復したり、訂正したりしない						
23	自分自身のコミュニケーションのエラーや問題に気がつかない						
24	プレッシャーがかかると発話が良くなる（集中すると短時間は発話が改善する）						
25	気が散りやすい、集中力に欠ける						
26	注意の持続時間に問題がある						
27	考えを文として組み立てる前に口に出しているように見える						
28	話すことに対してほとんど、または全く不安がない。無頓着である						
セクション4：運動のプラニング（同年齢の標準と比較した症状を記載する）							
29	不器用で協調運動ができない。運動がどんどん速くなるか衝動的である						
30	書字に、文字・音節・語の欠落や転置がある						
31	書字動作の制御が不良（乱雑）である						
32	衝動的な話し方、冗長な言動、話の脱線、語想起の問題がある						
33	社交的コミュニケーションのスキルが足りない。不適切な話者交代、割り込みがある						
解釈 セクション1：ゴシック体の項目で24点を上回ればクラタリングの可能性あり セクション2：クラタリングの言語的要素についての情報が得られる セクション3と4：その他のコミュニケーションスキルに関する情報が得られる							

付録B
自発話・音読・物語再生の分析

目的

「自発話・音読・再生課題の分析評価表」を用いることで、正常範囲非流暢性症状と吃音中核症状と、これらの非流暢性症状の比について、より詳細な知識を得ることができる。本評価用紙は、自発話、音読、再生の3つの課題について個々に評価し、記載する形式になっている。この3つの課題の結果を比較することによって、言語学的複雑さが発話産出にどのように影響するかを理解することができる。

評価

自発話（何かについて自由に話す）、物語の音読、物語の再生をするように指示する。これらの評価課題の実施場面を録音・録画する。記録用紙を埋める際には、発話の無作為な箇所から開始する。発話の分析では、正常範囲非流暢性症状と吃音中核症状を区別する。クラタリングの評価としては、多音節語の繰り返し、間投詞、言い直しといった正常範囲非流暢性症状のみを数える。

分析と解釈

対象者が産出した発話は、正常範囲非流暢性症状に基づき点数化される。

例						要約
発話：I can't can't go on on holiday tomrow						吃音症状がない場合の語数：6
I	can't	go	on	holiday	tomorrow	正常範囲非流暢性症状：2
___	WR	___	WR	___	T[*1]	クラタリングに一致するその他の特徴：1

正常範囲非流暢性症状（Normal disfluencies, NDF）

正常範囲非流暢性症状は以下のように分類される

語の繰り返し（WR）	緊張性のない（余分な力が入っていない）落ち着いた速度の語の繰り返し。
語の一部の繰り返し（PWR）	緊張性のない落ち着いた速度の語の一部の繰り返し。例："dif-different"
間投詞（Int.）[*2]	文法構造や言語構造に合わない語や句の挿入。例：「えーと」「なんだっけ」
言い直し（Rev.）	発言の再構成。例：「私は学校へ行こうと……行きました。」
句の繰り返し（PR）	文の一部の繰り返し。例：「学校へ私は行き、私は行き、私は行きました」
正常範囲非流暢性症状の総数（NDF）	上記の正常範囲流暢性症状の合計。

＊1 訳注：語の折りたたみ（telescoping）
＊2 訳注：間投詞 interjection は、「吃音検査法第2版」（小澤ら 2016, 学苑社）で「挿入」とされているものと相同である。本書では文法用語として広く使われている訳を採用した。

吃音中核症状（Stuttering-like disfluencies, SDF）

吃音中核症状は以下のように分類される

緊張性のある語の繰り返し（tWR）	緊張性のある、速いかリズムの崩れた語の繰り返し
緊張性のある語の一部の繰り返し（tPWR）	緊張性のある、速いかリズムの崩れた語の一部の繰り返し　例："dif-different"
引き伸ばし（Pro.）	構音点が変わらない音の持続 例："ffffffffffffish"
阻止（ブロック）*	音の産出中の、呼気流の停止。その音は産出することができなくなる。阻止の後には、非常に強くその音が産出される。 例："……Book"
吃音中核症状（SDF）	上記の吃音の中核症状の合計がSDFの総数

*訳注：語頭では難発と称されることも多い。

例						要約
発話：I ca-ca-ca-can't go on on hhhhhhholiday tomrow						吃音がみられる語：2
I	can't	go	on	holiday	tomorrow	正常範囲非流暢性症状：1
___	/ tPWR	___	WR	/ Pro	T	クラタリングに一致するその他の特徴：1

非流暢性比率

　非流暢性比率（ratio of disfluencies, RDF）は、正常範囲非流暢性症状の頻度（％）を吃音中核症状の頻度（％）で割って算出する。

非流暢性比率（RDF）の基準値

・RDF < 1.0　　　　　吃音を示唆
・RDF 1.0～3.0　　　クラタリング・スタタリング（クラタリングと吃音の合併）を示唆
・RDF > 3.0　　　　　クラタリングを示唆

これらの基準値は、van Zaalen et al.（2009b, 2009c）に基づいている。

解釈

　発話速度は通常、言語的課題の複雑さに応じて調節され、それによって高頻度に非流暢性が出るのを防ぐようになっている。もし発話速度を課題の複雑性に合わせられなければ、より複雑な言語課題に際して、より多くの正常範囲非流暢性症状をひき起こすことになる。吃音中核症状も、より複雑な統語的課題において増加することが知られている。

　評価表については、次のページを参照のこと。

評価表：正常範囲非流暢性症状と吃音中核症状の頻度

氏名：
実施日：
年齢：
課題：□自発話　　□物語再生　　□音読

										タイプ	数
										WR	
										pWR	
										PR	
										Int	
										Rev	
										NDF	
										tWR	
										PRO	
										Block	
										SDF	

二次的反応
・視認可能なもの：
・聴取可能なもの：
・回避：

比率：
NDF
SDF

付録 C
平均構音速度（Mean Articulatory Rate, MAR）

目的

　過度に速いか過度に変動する構音速度になるというクラタリングの必須症状の有無を決定するために、構音速度の評価は必要不可欠である。この必須症状が見られた場合に限って、クラタリングと診断できる。

評価

　構音速度は、自発話、音読、物語再生のそれぞれの録音音声中の、流暢な部分の発話サンプルを分析して求める。

分析

　それぞれのデジタル録音した発話からランダムに5ヵ所の構音速度を測定する。

　構音速度は、流暢な発話の少なくとも10音節、多くて20音節の連続部分について測定する。非流暢性症状やポーズや間投詞がある発話部分は分析に含めない。これらの発話の乱れは、測定値の信頼性に望ましくない効果を与える。

　測定には、音声分析ソフトウェアのPraat（Boersma & Weenink, 2014）*を用いる。

構音速度評価表			
氏名：			
日付：			
年齢：			
測定	自発話サンプル	物語再生	音読
1.			
2.			
3.			
4.			
5.			
平均構音速度			
発話課題内の変動			
発話課題間の変動			

　*訳注：Praat（Boersma & Weenink）は頻繁にアップデートが行われている。適宜、最新版をダウンロードして使用することを勧める。

解釈

年代別の構音速度の基準値	構音速度の変動（Articulatory Rate Variation, ARV）
1秒あたりの音節数（Syllables Per Second, SPS）平均構音速度 自発話 ・小児　＞ 5.2 SPS ・思春期　＞ 5.6 SPS ・成人　＞ 5.4 SPS	構音速度の適切な変動： 1.0 < ARV < 3.3 SPS クラタリング： 　発話課題間でARV < 1.0 かつ/または、発話課題内でARV > 3.3 SPS

　同じ発話条件内における変動、つまり最高値と最低値の差が3.3 SPSを超える場合に、構音速度の変動が大き過ぎると考えられる。異なる発話課題間での変動が1.0 SPS以下の場合は、変動が小さ過ぎる。つまり、発話条件や言語的複雑さに応じて構音速度を適切に合わせられないことが、クラタリングであることを示している。

　訳注：これらの基準値は日本語で測定されたものではない。

付録D
記憶した物語の再生:「財布の話」

目的

　記憶した物語を再生させることで、すでに他者によって形式化された文の内容をどの程度伝えることができるのかを観察することができる。

教示

　以下の通りに教示する。「これから物語を読みます。私が読み終わったら、できるだけ完全に、この物語を私に話してください。その時、私はお手伝いできないことになっています。」

財布の話

　11月のある雨の日だった。ある女性が新車でスーパーに乗りつけた。彼女はその夜、女友達を3人自宅に招待して、イタリアンの手料理をご馳走すると約束していた。それは彼女の得意料理であった。買い物をしている間に、財布がハンドバックから落ちたが、彼女は気がつかなかった。ショッピングカートはすでにいっぱいになっていた。レジまで行ったが、食料品の代金を払えなかった。レジ係は、しばらくならショッピングカートを見ていると言ってくれた。彼女は食料品を横に置いたまま、家へ帰ることにした。車のワイパーが左右に激しく動いていた。追い打ちをかけるように車が交差点にさしかかるたびに信号が赤だった。彼女はひどくうんざりした。自分の家のドアを開けたまさにその時、電話が鳴り始めた。相手は小さい男の子で、彼女の財布を拾ったと言った。女性は本当にほっとした。おしまい。

「財布の話」の評価表						
(van Zaalen, Wijnen & Dejonckere, 2009)						

氏名
実施日
年齢

話の本筋	話の枝葉	物語	物語再生（書き起こし）	統語が正しくない	非流暢性症状
1		11月のある雨の日だった。			
2		ある女性が新車でスーパーに乗りつけた。			
3		彼女はその夜、女友達を3人自宅に招待して、			
	1	イタリアンの手料理をご馳走すると約束していた。			
	2	それは彼女の得意料理であった。			
4		買い物をしている間に、			
5		財布がハンドバッグから落ちたが、			
6		彼女は気がつかなかった。			
	3	ショッピングカートはすでにいっぱいになっていた。			
7		レジまで行ったが、食料品の代金を払えなかった。			
	4	レジ係はしばらくならショッピングカートを見ていると言ってくれた。			
	5	彼女は食料品を横に置いたまま、			
8		家へ帰ることにした。			
	6	車のワイパーが左右に激しく動いていた。			
	7	追い打ちをかけるように車が交差点さしかかるたびに信号が赤だった。			
	8	彼女はひどくうんざりした。			
9		自分の家のドアを開けたまさにその時、			
10		電話が鳴り始めた。			
11		相手は小さい男の子で、			
12		彼女の財布を拾ったと言った。			
	9	女性は本当にほっとした。			
13		おしまい			

13の「話の本筋」のうちでほとんど完全に再生できた数：	_____
9の話の「枝葉」のうちでほとんど完全に再生できた数：	_____
再生できた「話の枝葉」に対する再生できた「話の本筋」の割合：_____ : _____	

文法的に正しい文の総数：_____
構造の誤りが認められた文の総数：_____
言語学的誤り：_____
統語（文法）における誤り：_____

分析

1．再生された発話を書き起こす。
2．発話の中から、物語の要素（話の本筋、話の枝葉、無関係な話）を抽出する。
3．統語的に正しい用法と誤っている用法の割合をそれぞれ算出する（％で）。
4．非流暢性症状に対して、タイプ分類を行う。
5．非流暢性の生起率と、吃音中核症状に対する正常範囲非流暢性症状の比率を算出する。

付録 E
音産出正確性スクリーニングテスト
（Screening Phonological Accuracy, SPA）＊

目的
　この検査は、検査場面における語レベルの発話運動能力を評価する。検査に使う12の句のうち、太字の3つの句についてのみ、正確性と流れの円滑さ（流暢性）と構音速度を分析する。

クライアントへの教示
　「ここにある語句を5秒間よく見てください。5秒経ってこれを隠した後に『3回繰り返して言ってください』と言いますから、なるべく速く、でも何を言っているかわかるように、途中で休みを入れないで繰り返してください。」

検査用語句
　Previously unpublished encounters – Distinctive sounds – Clinical management perspective – **Possible probabilities** – Epidemiological data – Screaming and shrieking audience – **Impracticable communicative implications** – Hierarchically organized behavior – Most favored nation clause – **Compromised alternative condemnation** – Frequently used devices – Delayed auditory feedback.

採点
　観察すべき最も重要な特徴は、繰り返し発話の音列の一貫性である。つまり、1回目の産出が、2回目、3回目の産出と同様かどうかである。これらに差があれば、音のプランニングか音韻符号化に問題があると考えられる。語音産出は、正確性と流暢性と構音速度で評価する。語産出の正確性の分析は、音の歪みと有声・無声の誤りの有無として記述する。流暢性のエラーには、余計なポーズ、語の折りたたみ（語中の音韻の欠落）、リズムの乱れ、語音の配列順序の問題を含める。エラーは生起ごとに1つと数える。結果的に、1回の表出に数個の誤りがあることもある。句の3回の反復を1セットとして1セットあたりの誤りの合計数によって0、1〜2、3＋のいずれかに○をつける。
　なお、次表に各項目の平均値と-0.5から-2.0 SDの値、および総得点の重症度判定の基準を掲載した。

　＊訳注：検査に使う語句を日本語に翻訳しても検査としては意味がないため、検査語句は英語のまま掲載している。

音産出正確性スクリーニングテスト
ドイツ語版：van Zaalen, 2009;
英語版：van Zaalen, Cook, Elings and Howell, 2011

氏名：
年齢：
実施日：

句	正確性			流暢性										構音速度 SPS
	歪み／有声・無声			ポーズ			語の折りたたみ（音韻欠落）			流れ（リズムの乱れ）		音列順序		
Possible Probability	0	1~2	3+	0	1~2	3+	0	1~2	3+	円滑	乱れ	0	1~2	3+	秒 A
エラー・スコア	0	1	3	0	1	3	0	1	3	0	1	0	1	3	
Impracticable communicative implications	0	1~2	3+	0	1~2	3+	0	1~2	3+	円滑	乱れ	0	1~2	3+	秒 B
エラー・スコア	0	1	3	0	1	3	0	1	3	0	1	0	1	3	
Compromised alternative condemnation	0	1~2	3+	0	1~2	3+	0	1~2	3+	円滑	乱れ	0	1~2	3+	秒 C
エラー・スコア	0	1	3	0	1	3	0	1	3	0	1	0	1	3	
エラー・スコアの合計															A+B+C= 秒

「音産出正確性スクリーニングテスト」の全項目の説明は、本書とリンクしているウェブサイト http://www.nycsa-center.org/ に掲載している。

音産出正確性スクリーニングテストの標準値					
N=356	平均値（SD）	-0.5 SD	-1.0 SD	-1.5 SD	-2.0 SD
正確性	0.42 (.94)	0.89	1.36	1.83	2.30
ポーズと語の折りたたみ（音韻欠落）	0.92 (1.70)	1.77	2.62	3.47	4.32
流れ（リズムの乱れ）	0.99 (1.28)	1.63	2.27	2.91	3.55
音列順序	1.20 (1.70)	2.05	2.90	3.75	4.60
流暢性	3.03 (3.17)	4.62	6.20	7.79	9.37
構音速度	5.40 (1.2)	6.00	6.60	7.20	7.80
総得点	8.82 (4.1)		12.9		17.0
重症度判定基準	3.8 - 8.8　正常範囲 8.9 - 12.9　ごく軽度の障害 13.0 - 17.0　軽度の障害 17.1 - 21.1　中等度の障害 21.2 - 25.2　重度の障害 ＞ 25.3　きわめて重度の障害				

付録 F
流暢性障害の鑑別診断プロトコル

流暢性障害の鑑別診断プロトコル Y. van Zaalen (2009)				
コミュニケーション特徴	説明			
	クラタリング	吃音	学習障害	AD/HD
1. 平均構音速度	非常に速いか、不規則	遅い〜中等度	正常範囲	正常範囲〜速い
2. モノローグ、物語再生における非流暢性症状の比率（正常範囲非流暢性症状：吃音中核症状）	正常範囲非流暢性症状の比率が高い	吃音中核症状の比率が高い	正常範囲非流暢性症状の比率が高い	正常範囲非流暢性症状の比率が高い
3. ポーズ	少な過ぎる、短か過ぎる、言語学的に不自然な位置にある	適切 多過ぎる 長過ぎる	多い	短か過ぎる 位置は正常
4. 言語的複雑さに応じた構音速度の調節	なし	あり	あり	なし
5. 語構造のエラー	ありえる	なし	ありえる	ありえる
6. 文構造のエラーの考えられる原因	時間的な制約下での文形式化	回避行動	文形式化能力の未成熟	なし
7. 注意を向けると発話は	改善	悪化	改善	改善
8. リラックスすると発話は	悪化	改善	改善	改善
9. 外国語を話すときの発話は	比較的良い	いろいろあり	比較的悪い	比較的良い
10. 知っている文章の音読は	比較的良い	音への恐れがあると悪い	比較的良い	比較的悪い
11. 知らない文章の音読は	比較的良い	比較的悪い	比較的悪い	比較的悪い
12. コミュニケーションや発話への恐れ	ありえる	あり	なし	なし
13. 症状の自覚	ほとんどない	ほとんどあり	ほとんどない	なし
14. 言語障害の自覚	しばしばあり	ほとんどあり	なし	
15. 語に対する恐れ	主に多音節語であり	ありえる 主に語頭の両唇音や母音	なし	なし
16. 音に対する恐れ	なし	ありえる 主に語頭の両唇音や母音	なし	なし

付録 G
口腔運動評価尺度（Oral-Motor Assessment Scale, OMAS）

目的

van Zaalent at al.（2009b）によれば、語レベルの口腔運動制御と発話運動制御において、正確さと流暢性と速さの得点の間に相関は認められなかった。構音のスクリーニングによって、クライアントが健常者よりも多くの語構造の誤りを示すことがわかった場合には、OMAS は、語構造の誤りの原因としての口腔運動能力の低さを除外するのに利用できる。OMAS はクラタリングと他の流暢性障害の鑑別診断には使えない。

評価

この検査では、以下の 3 種類の単音節・連続音節＊を評価する

- puh
- tuhkuh
- puhtuhkuh

臨床家がまず見本を提示する。最低10回連続で、速い速度で繰り返すように教示する。音声を録音し、正確さと、同じ速度で繰り返されているかと、構音速度を評価する。

＊訳注：日本語では "tuh" の音節がないため、母音を / ア / にして / パタカ / などで検査するのが一般的である。この場合、2つ目の表の標準値は該当しないので、検査語を原文のまま表記した。

分析と解釈

　標準値の表を参照することで、計測値を解釈し、語構造の誤りを引き起こすような口腔運動の問題が存在するのか否かを決めることができる。

口腔運動評価尺度採点表					
氏名：						
日付：						
年齢：						
	正確性		流暢性			構音速度
音節セット	歪み	有声・無声のエラー	調音結合のエラー	均等性	順序の誤り	
puh	0　1~2　3+	0　1~2　3+	0　1~2　3+	均等　不均等	なし　あり	X 0.5 1.0 1.5 2.0
エラースコア	0　1　2	0　1　2	0　1　2	0　　　1	0　　　1	0　1　3　5　6
tuhkuh	0　1~2　3+	0　1~2　3+	0　1~2　3+	均等　不均等	0　1~2　3+	X 0.5 1.0 1.5 2.0
エラースコア	0　1　2	0　1　2	0　1　2	0　　　1	0　1　3	0　1　3　5　6
puhtuhkuh	0　1~2　3+	0　1~2　3+	0　1~2　3+	均等　不均等	0　1~2　3+	X 0.5 1.0 1.5 2.0
エラースコア	0　1　2	0　1　2	0　1　2	0　　　1	0　1　3	0　1　3　5　6
エラースコアの合計						
エラースコアの総計：					
結論：					

分析と解釈

スコアが1.5 SD を超えて標準値からずれる場合は、口腔運動制御が年齢相応のレベルを下回っていると結論づけすることができる。OMASのスコアが悪い上に語構造のエラーや音レベルの問題がある場合は、口腔運動能力の訓練が推奨される。

OMAS の標準値一覧表　Riley（1985）と van Zaalen（2009）による						
	年齢	平均	-0.5 SD	-1.0 SD	-1.5 SD	-2.0 SD
puh	8	2.1	2.3	2.5	2.7	2.8
	9	2.0	2.2	2.4	2.6	2.7
	10~11	1.8	2.0	2.2	2.4	2.5
	12	1.7	1.9	2.0	2.2	2.3
	13+	1.6	1.9	2.0	2.1	2.3
tuhkuh	8	4.8	5.5	6.1	6.5	7.5
	9~10	4.4	5.0	5.5	6.0	6.6
	11~12	3.8	4.3	4.7	5.1	5.5
	13+	3.4	3.9	4.3	4.7	5.1
puhtuhkuh	8	8.3	9.3	10.3	11.3	12.3
	9	7.7	8.7	9.7	10.7	11.7
	10	7.1	7.9	8.6	9.4	10.1
	11~12	6.5	7.2	8.0	8.8	9.6
	13+	5.7	6.4	7.2	8.0	8.7
カテゴリー別の合計スコア						
正確性	8~11	1.11	1.19	1.26	1.34	1.41
	13+	0.81	0.83	0.86	0.88	0.91
流暢性	8~11	2.34	3.21	4.08	4.95	5.82
	13+	1.98	2.34	3.21	4.08	4.95
構音速度	8~11	0.85	1.55	2.31	3.04	3.77
	13+	0.84	1.52	2.30	2.98	3.76
総計	8~11	0~6	7	8	9	10
	13+	0-5	6	7	8	9

付録 H
クラタリングと吃音に関する簡易質問項目
（Brief Cluttering and Stuttering Questionnaire, BCSQ）

目的

　クラタリングと吃音を同時に発症している場合、これら2つの障害がコミュニケーション・スキルと恐れと回避行動に与えるインパクトは、その個人の経験が影響する。症状によっては治療しやすいものとそうでないものがあるが、治療における優先順位はクライアントの主訴に置かれるべきである。言い換えれば、主訴に焦点を合わせ、本人に対しては俯瞰的に見るということである。この簡易な質問紙の回答は、吃音およびクラタリングが生活に及ぼしている影響についての理解を助けてくれる。

教示

　質問項目全てに答えてもらうには、インタビューを臨機応変に行う必要がある。例えば、ある質問に対する答えが詳しくなって、それが後の質問への答えになってしまっても、それを許容するようにする。そういう意味では、これは半構造化インタビューを意図している。したがって、臨床家が積極的な傾聴に十分集中できるように、この評価については録音することが推奨される。

　クライアントが質問に答えたら、詳しい説明をしてもらえるように、次のような深掘りの質問をする。「このことについてもっと詳しく話していただけませんか。」「もっと教えていただけませんか。」「例を挙げていただけませんか。」

1．吃音やクラタリングと診断された年齢をそれぞれ教えてください。
2．クラタリングと診断されたことで、生活に変化はありましたか。もしあったら、どのような変化であったのかを教えてください。
3．クラタリングと吃音のどちらが社会的により否定的だと捉えていますか。
4．クラタリングと吃音の症状が影響しあうことがありますか。もしあれば、どのような相互関係がありますか。
5．気持ちにより大きく影響するのは、クラタリングと吃音のどちらですか。
6．何がコミュニケーションの邪魔になりますか。話す内容を順序だてて言語化することですか。発話が速くて不明瞭であることですか。
7．外国語を話しますか。もしそうなら、何語を話しますか。第1言語は何ですか。クラタリングや吃音の影響をより大きく受けるのは、第1言語と第2言語のいずれですか。
8．言語聴覚療法を受けて楽になったのは、クラタリングと吃音のどちらですか。
9．認知と感情の側面へ働きかけることは、クラタリング治療でも吃音治療と同じくらいに重要だと考えますか。
10．クラタリングと吃音の両方がある人として、今後言語聴覚療法をきちんと続けたとすると、どのような改善を期待しますか（「著しい改善」・「良好」・「まあまあ」・「不良」）。

付録 I
成人用音読教材
（訳注：音読の教材であるため、原文のまま示す。）

The Secret of Happiness

Happiness has a magical attraction for humanity. Some seek bread, some seek wealth, and some seek fame, but all seek happiness. Most of us bend our efforts, more or less, to finding it and bringing it home. Unfortunately, only a few succeed. Most people do not understand where happiness can be found and naturally cannot obtain it. Some who succeed in finding happiness do not know how to nourish, develop, and preserve it. Consequently, it vanishes. It is easy to smile and be happy under pleasant conditions, but it takes a real optimist to see and find pleasure in life under adversity. That is the art of living. To know how to live is, after all, the best knowledge. A good way to find happiness is simply to be good, to be kind, and to develop in oneself an empathetic and optimistic view of things in the world, of its creatures, and fellow human beings. It is the pleasant feeling of kindness which makes a person happy. The more a person develops this feeling, the more such a person is sure of acquiring happiness.

Kindness is a general term. A noble character acquires happiness through the opportunity of making someone else happy. It is only that kind of kindness that will lead to happiness. When people develop a kindly opinion, a kindly thought, looking upon their environment through the light of kindness, they attract that power of electric magnetism – kindness. It forms an orbit of pleasantness and happiness around them. It develops in them a dynamo producing kindness with radiating power to influence their surroundings, thus creating a kind and happy atmosphere. To acquire the quality of kindness, which is a mental faculty, simply follow the method of physical acquirement – exercise. Athletes develop their muscles, their physical strength by practice. The same rule may apply to the mental qualities of kindness and happiness. People who practice kindness become kind and happy. There is no kind word or kind deed which does not have an effect, a return. Kindness is soft, flexible, springlike. Like a rubber ball, when one throws it at another, it bounces – it returns to oneself. Nothing wasted. Indeed, how badly our world needs kindness to make it happy! It is starved; it is as thirsty as the vegetation and the flowers in the dry desert anxiously awaiting a drop of moisture for the sustenance of life. What a pity! What a waste! How many beautiful flowers fade! How many worthy lives are wasted merely for the lack of a little dew, for a few drops of rain, or refreshing water, for a kind word, for a kind deed! A little water is not very much, but how much it does mean to the one who really needs it! It may mean the person's life. An act of kindness has a marvelous effect. It transforms the donor to the recipient. In consequence, it is not an expenditure, but it is an investment with an immediate return of high yield.

(Modified excerpt from *The Secret of Happiness* by David Miller, 1937).

付録 J
ビデオ症例 Baruti についての課題

http://www.nycsa-center.org/ にアクセスし、Barutiの録画映像を全て閲覧していただきたい。その後、下記の課題に取り組んでいただきたい。

a）Barutiの自発話部分の映像を最長5分間視聴した後、**クラタリング予測項目改訂版**（付録A参照）の最初の10項目をつける。

b）録画の一つについて、映像を見ずに聞く。Barutiのコミュニケーションのうちで何が最も問題であるかを書き出す。

c）自発話と物語再生と音読の映像を別々の時間に見て、**評価表**（付録B参照）に結果を記録する。正常範囲非流暢性症状の割合（％）と、吃音中核症状の割合（％）と、これらの非流暢性症状の割合の比を決定する。さらに、正しい文構造と物語の構成要素の生起率（％）を決定する。発話条件の違いが流暢性と明瞭度へどう影響するかを議論する。

d）Barutiの平均構音速度と、各発話条件（課題）内および発話条件（課題）間の平均構音速度の変動を算出する。**構音速度評価表**（付録C）を使用して、条件内と条件間による速度の違いをどのように解釈するか検討する。

e）**口腔運動評価尺度**（付録G）に結果を記録する。結果から考えられる結論を書き入れる。

f）**音産出正確性スクリーニングテスト（SPA）**の2回の録音から、SPA検査用紙（付録E参照）に記録する。録画にもとづいて、Barutiの音韻符号化の能力と、その能力が発話条件によって異なるかについて、総合的な結論を記す。

g）BCSQ（付録H）のインタビューを聴取し、Barutiの発話を書き起こす。これに基づいて、クラタリングと吃音の両障害が彼のコミュニケーション・スキルや経験や考えに与えている影響について記述する。問診の概略も記載する。

h）Barutiの映像から得られる全ての所見に基づいて、**流暢性障害の鑑別診断プロトコル**（付録F）に記入し、鑑別診断を完了する。そしてなぜそのような診断に至ったかを説明する。

i）**クラタリング重症度検査（SSI）***を実施し、重症度とタイプを判定する。それから自己の所見と、他の専門家による所見を比較する。

*訳注：Cluttering Severity Instrument: 第3.3.9章参照

付録 K
発話の自己評価

速過ぎる発話についての意識

日付	話題	発話速度（形式化との関係）			
		非常に速い	速い	まあまあ	気がつかない

間投詞についての意識

日付	話題	1分あたりの間投詞の数

付録 L
クラタリングについての意見書

　　　　　　　　　　　　　　　　　　　　　　　　　　　　日付
　　　　　　　　　　　　　　　　　　　　　　　　　　　　住所
　　　　　　　　　　　　　　　　　　　　　　　　　　　　職名
　　　　　　　　　　　　　　　　　　　　　　　　　　　　担当者名

○○○学校
○○○殿

　　　　　　　　　　　　クラタリング（早口言語症）についての意見書

　　　　　　氏（○年○月○日生、住所　　　　　　　　　　）には、クラタリング（早口言語症）が認められます。

　クラタリングとは、医学的には早口言語症とも呼ばれていて、不明瞭な発話や非常に非流暢な発話を呈する流暢性の障害です。時には正しい単語や文を作ることが困難になるという問題も、合併していることがあります。このような症状は、本人が話す速度を制御できなくて、速過ぎる発話になった時に現れます。
　クラタリングで生じる問題は、時間的なプレッシャーがあると増加します。逆にクラタリングのある人でも、話す時や音読に際して集中できて、文法や単語に注意を払う時間的余裕があれば、改善します。

　貴校では、難読症（読み障害）のある学生に対して音読試験の際にヘッドフォンの装用を認めたり、読解試験の際に音声サポートを認めたりしていらっしゃることと存じますが、クラタリングのある学生にも特別な配慮をすることが望ましいと考えられます。合理的配慮の例として、全員に役立つわけではないのですが、口頭試問の際に、自己の音声を増幅してヘッドフォンで聞かせると発話が改善するクラタリングの患者もいます。

　　　　　　　　　　　　　　　　　　　　　　　　　　　　　　　　　　　　　　　署名

付録 M
クラタリング・スタタリング（訳注：クラタリングと吃音の合併）のある人々の体験談

（最初の3つの話は、ミネソタ州立大学マンカート校の吃音ホームページのサイト（http://www.mnsu.edu/comdis/kuster/stutter.html）から許可を得て転載した。）

Tanya（Tatyana）

　長年にわたって、私は自分のコミュニケーションの問題で、生徒として、教師として、そして母として、苦労してきた。1年前、国立リテラシー学習障害研究所を検索して、長年どうにか隠してきた言葉の問題についての説明を探し始めた。話すことについて経験してきた問題を洗いざらい説明した。「"RESPECT"という言葉を言わなくてはいけない時に、いつも言えなかったし、なぜ話を遮られる前にと急いで話を終わらせようとしてしまうのか。」「学校で手を動かさないで答えなさいと教師から言われると、なぜ教師がいらいらするほど何も言えなくなってしまったのだろう。」「なぜ話すスピードを落とせなくて、まとめて吐き出すようにしか言えなかったのか。」たくさんの返事をもらったが、本当の答えは、思いがけない所から来た。それは言語聴覚士（訳注：米国では言語病理学者、ヨーロッパでは言語療法士などの名称で呼ばれているが、ここでは日本でそれに相当する職名を充てた）からだったが、彼女は明らかに成人の学習障害に関するスレッドをフォローしていた。そして助けを求める私の叫びの一つに答えてくれたのである。彼女は私に、クラタリングや吃音について何か知っているかと尋ね、ICA（訳注：International Cluttering Association）のウェブサイトが私の探求を助けてくれるだろうと教えてくれた。数日後、私は急いで彼女に知らせた。「見た範囲の資料からすると、私はクラタリング患者です。」すぐに私たちは頻繁にネットや電話で連絡を取り合うようになった。彼女はより細かいことについてどっさり質問をしてきて、私が頑張って答えると、それが合併している問題の可能性を確認することにつながった。「音を出すときに力が入りますか。不明瞭な発話にいらいらしますか……。お住まいの地域に言語聴覚士はいますか。」大変驚いたことに、言う時に手が動くのは随伴運動であって、もともとは単語を言うのに役立っていたことがわかり、言葉を話すときに感じていた感覚が説明可能であることもわかった。彼女と話している間、私は自分の人生経験を振り返り、自分自身についての知識を修正した。私達の対話は止まらなかった。すぐに彼女は、周囲の誰よりもずっと私を知るようになった。長い間忘れていた記憶がよみがえってきた。母が私の言葉があふれ出るのをなくそうとしたこと、ピアノや歌のレッスンの時に、速度を落とすために、メトロノームを使わなければならなかったこと、演劇のレッスンでは、音声の出し方を直すために口の中にビー玉を入れたこともある。後に教員という仕事柄、プレゼンテーションをいくつもする必要が生じ、「ブロック」（訳注：吃音の阻止の症状）の克服法として、わざと間を取っているように見せたり、手を打ったり、聴衆の中の好意的な表情の人だけに注意を向けるとかを思いつかなければならなくなった。ま

た、話が思いもしない方向へ行ってしまって賢くないように見えた時の、二度と口を開きたくないという気持ちを克服する方法も考えなければならなかった。私は発話のコントロールを学生に任せることにした。彼らはタイムキーパーの役割を果たし、必要な時に「スペースキー（一時停止ボタン）を押すこと」を思い出させてくれるので、救いの道具の1つになった。［さきほど出てきた言語聴覚士と］話し合っていて、大学で受けた音声学の授業で、言語障害の分野で使用される訓練が取り上げられていたのを知った。私はこの訓練に再び取り組み始め、これが発話の改善に役立つことがわかった。言語聴覚士と私のやりとりの中で、問題の改善に役立った非常に重要な要素が2つあった。それは、知識が豊富な専門家と、ICAのコミュニティであった。後者は、ウェブサイトを開設していて、役立つリソースを載せていて、助けられた。診断名がついて、どんな選択肢があるか話し合ったことで、大変元気づけられる経験ができた。私が経験してきたことが私の想像の産物ではなかったことがわかって、とてもほっとした。問題は現実に存在し、しかも援助を受けられるものであった。

Charlene

　吃音が自分の生活の中で大きな問題であると初めて感じたのは、大人になってアメリカの大会社に勤務した時だった。吃音につけられたスティグマ（烙印）は思っていた以上にずっと厳しかった。ブロックが出るたびに、スティグマが私の中に入り込んできて、その結果、自分の中に入ってしまった吃音の悪魔にひたすらひれ伏して自分の人格が変わるように感じた。ブロックが出ると、本当にいらいらして自分の喉を引き裂きたくなるようなことが何回かあった。何年もの間、私は世間に対して塗り固めた作り笑いを向け、悲しみを目の中に隠してきた。流暢に話せる人たちにはわからないだろうが、憐みの表情や嫌悪のまなざしを向けられるたびに、ナイフで刺されたとした場合の10倍も傷ついていた。二度目の仕事について数ヵ月後、ついに怒りの気持ちが高じて、言語聴覚士の助けを借りようと決心した。［担当の言語聴覚士］との最初のセッションは、ダムを決壊させて水を全部流したようだった。それまでは泣くことも抑えていたが、ついに、泣きながらこれまでのことを話したのを覚えている。そしてその時以降、癒されていると感じはじめた。失礼な視線や、にやにや笑いも、少し良くなってからは、アヒルの羽をはじかれて滑り落ちる水のような感じで私の背中をすべり落ちた。私の吃音は、最初はブロックが1文ごとに起こっていたが、2週間に一度に減少した。吃音の問題が解決すると、別の問題が前面に出てきた。クラタリングである。考えが速く走り過ぎて、口の動きが追い付けないことがあった。そのような徒競争の結果は、ごちゃごちゃした言葉の塊が口から出てくることになるのが常であり、聞いている人も自分自身も混乱してしまう。吃音と違って、この問題に対して私は恥ずかしさを感じなかった。それどころか、うるさい虫くらいに思って肩をすくめるだけで無視していた。ところが、頻度が高くなり、言おうとしたことと全く異なる言葉が出てくるようになってきて、明白な問題となった。私はこのような思考の難読

症のようなものをずっと普通のことと捉えていたが、それでも他の人が私のように、文をぐちゃぐちゃな1つの塊にして話すのを聞いたことはなかった。問題があるのはわかっていたが、真実はいつでも受け入れるより否定する方がたやすいものである。それはゆっくりとした治癒過程であり、克服しなくてはいけないものだった。2番目と3番目の仕事の間、2年間は多少の逆戻りはあっても、流暢に話すことができていた。3番目の仕事には流暢に話せる人間として雇われたが、仕事とプライベートのストレスが自分にのしかかり、症状の後戻りの可能性を念頭に置くことや、発話のコントロールを持続する練習をすることが疎かになっていった。これによって吃音とクラタリングが再発し、昔のような強い感情を伴った現在の再発状態となった。しかし今回は、精神状態に影響が出る前に止める方法がわかっていた。発話についての課題練習を一晩おきに始めたところだが、ブロックの減少に役立っている。今日に至るまでに、私の目から悲しみはゆっくりと消えていったが、仮面でなく自然な笑顔を取り戻す努力はまだしている。練習のおかげで、自由に話せるという目標を目指して、一歩近づくことができた。ブロックが起こる頻度は、以前の2週間に一度から比べると増加はしているが、言語聴覚療法を始める前からすれば、100マイルも前にいる。

Baruti

　私はBaruti Smithといいます。何かを達成するには、それにふさわしい態度をとらなければいけない。これは私が何年かかけてクラタリングと吃音を克服しながら学んだことである。小さい頃、特に小学校3年生の時に、話すことの問題に襲われた。それは同級生が私とやりとりしている様子から明らかだった。同情されることなく周囲に自然と受け入れられるようにすることを目標にしてから、この方向では上達するようになった。7年生（中学1年生）になると、発話の問題があっても話すことを怖れなくなっていた。ただし、言語障害があるために欲求不満や怒りはいつも感じてはいた。［大学付属クリニックの言語聴覚士］を訪ね、クラタリング・スタタリング（cluttering-stuttering）と診断されて、高校時代はうまくいき始めた。最初はその診断を、生涯続く敗北と誤解に対する一種の処方箋のようなものと考えていた。私には読みの障害もあった。しかし私はそれ以降吃音を克服した。一歩ずつ、文節から短い文章、さらに段落へと段階を踏んだ。それ以来全く吃っていない。言語聴覚療法のおかげで、クラタリングもほとんど矯正された。スッキリしてしまって、元々吃ったりクラタリングの症状が出たりしたことがなかったかのように思えるほどだ。言語聴覚療法のクラスでよくスピーチをしたが、教室の生徒は誰も、私にクラタリングどころか、何か話しことばの問題があるとは気がつかなかった。よい状態が1年半続き、言語聴覚療法が終了すると、私の言葉は徐々に悪化して、クラタリングが再発した。以前ほど悪くはなかったが、本来のレベルにはまだ戻っていない。だからこう言えるだろう。クラタリングに勝利した喜びを味わったが、1年半後に敗北したと。5年ぶりに私は言語聴覚療法を開始した。今の焦点はクラタリングにある。私の哲

学は、「成功するという心構えができていればいるほど、早く問題が克服できる」というものである。言葉を改善しようとしている人々にそういう方向性で進むよう励ましたい。大事なことは自分に究極の自信をもつことである。クラタリングや吃音などの言葉の問題に向きあい、克服できるという姿勢を崩さなければ、成功し達成できるだろう。

　この体験談は、Tatyana Exum, Charlene Absalon, Baruti Smith, and Isabella K. Reichel: "People with Cluttering and Stuttering Have Room for Success"（クラタリング・スタタリングのある人も成功できる）から引用した。http://www.mnsu.edu/comdis/ical/papers/exumc.html

　この報告は、著者の一人が担当したクライアントの経験を元にしている。このクライアントは仮名という条件で自分の経験を公開することを了承した。

Michael

　Michaelは32歳の成功した会計士で、長期にわたる普通でない悩みに対して、治療を求めていた。彼は通常のコミュニケーション場面では、発話障害や言語障害が出なかったが、地区の教会や小集団でお祈りをするときに困難が出たのである。それは家族と一緒に、お祭りの食事前の感謝の祈りを捧げる場面でも起きた。そのような状況では、発話速度が上がり、速くて不明瞭で、音節が潰れ、ポーズ（話の間）がない話し方になってしまい、人には通じないだろうなと恐れていた。妻や子供たちから、彼の話が家族の誰にも理解できないのはなぜなのか不思議に思われ、もう少しはっきり話す方法を提案された時に、彼の欲求不満は大きくなった。しばらくすると、自分が出席する集会のお祈りの番がまわってくると思うと、不安症状が出るようになった。彼は自分の名前が呼ばれないように、声に出さず祈った。彼は不安症の人に典型的に見られる過覚醒の症状を示すようになり、心悸亢進や筋緊張亢進が起き、話の途中で息継ぎをするために不適切なポーズが入るようになった。大学付属のクリニックも含めて、数人の言語聴覚士にかかったが、どこでも全く同じことを言われた。すなわち、彼の障害は、特定の場合に発話速度が異常に速くなるということだけであり、もっとゆっくり話すことに慣れれば、全ての問題は解決すると保証された。Michaelは必死に助言に従うように努力したが、成功しなかった。不安や恥をかく恐怖、低い自己評価、自分の発話に対する否定的な考えは、徐々に耐え難いものとなっていったため、援助を探し続けた。ついに、彼の発話症状がクラタリングという流暢性の障害に特徴的なものであることを説明してくれる臨床家に会うことができた。彼の場合は、みんなの前でお祈りを唱えるというような時、つまり、考えを発話に変換するためのプログラミングをしたり形式化したりする必要がなく、自動的と考えられる課題を行う時にのみ、症状が起きると説明された。Michaelは目に見えるほどほっとし、ワクワクしながら、ある治療法を試す機会を受け入れることにした。その治療法は、彼自身の変わる決意と厳密なスケジュールの遵守を必要とするものであった。訓練はクラタリングの行動のみなら

ず、認知や感情の側面に対しても行われた。自分の症状について知ることで、回復への望みと練習の動機づけが生まれた。発話明瞭度を改善するために、文法的に適切なまとまりで息継ぎをする場所と長さに働きかけることで、発話速度を遅くするのにも役立った。発話の自然な流れは、発話のリズムの改善と適切な抑揚パタンによって促進された。感情の喚起を減少させるための方略として、次のようなものが取り入れられた。否定的な信念についての話し合い、聞き手の反応に関する歪んだ考えに対処するための、認知行動療法とこころの知能指数の概念などである。8回のセッションが終わると、自宅でのお祈りの発話速度や明瞭度が完全に正常化し、また地区教会のお祈りの際にも心臓と呼吸の症状や筋緊張がほとんど消失するという結果になり、Michael はうれしかった。

Anjea Ray

クラタリングがあると診断された言語聴覚士であり、自分の体験談を含んだ以下の論文の共著者である。

Reichel, I. K., & Ray, A. (2008). The ICA adopts the cluttering orphan. *Perspectives on Fluency and Fluency Disorders, 18,* (2), 84-86.

自身が吃音者で、同じ障害に苦しんでいる人を助けたいと、言語聴覚士をめざす人は多い。そのような言語聴覚士は、治してあげたいと思う他人の障害に対して、非常に個人的な理解があるという武器をもってこの分野に入ることになる。しかし自分の発話の問題や非流暢性に気づかずにこの領域に入る言語聴覚士もいるのではないだろうか。私はいつも「早口の人」という名前で呼ばれ、同じことを言わされたり、ゆっくり言うように言われてきた。母は、私の話し方が社交的で元気のよい性格からきていると信じていたので、他人に「もっと速く聞き取れるようになってね」とアドバイスしていた。家族は私の話し方に馴れていたので、それが何か間違っているとは考えていなかった。言語聴覚士になるために大学院のコミュニケーション障害の勉強を始めるまでは、私自身も問題があるとは考えていなかった。臨床実習ではいつも肯定的なフィードバックをもらっていたが、私の指導に当たった教官からは一人残らず、さらにそれ以外の教授からも、発話速度に対して指摘を受けた。こういった指摘を常に受けるようになってから、前よりゆっくり話しているつもりだったが、私自身の受け取り方と、指導教官や大学院同級生の臨床家や患者の受け取り方は違っていたようだ。流暢性障害専門の教授に、「本当に言語聴覚士として成功したいのであれば、このクラタリングを止める」必要があると言われるまで、これが本当に問題であることに気づかなかった。教授は私の発話の診断名を言ったのだが、そのときはそれが何を意味するのか、またそれが自分のその後の職業選択にどのように影響する可能性があるものなのかもわかっていなかった。しばらく調べてから、Kenneth St. Louis 先生へ電話したり、自己分析したり、流暢性障害専門の教授や指導教官に相談

したりしてやっと、自分にクラタリングがあることを認識し、受け入れた。私は自分の発話の非流暢性に気づくにつれ、極端に自意識過剰状態になっていった。症状としては、語や音節の繰り返し、語中の音の脱落、突然に、あるいは異常な位置に生じるポーズ、話が整理されていないこと、筋が通らず、親しい友人でも既知の文脈の中でしか理解できないような不明瞭な言葉が、不完全な文の形で、接続詞もなくほとばしり出るといったことであった。自己の発話への意識が高まるにつれ、臨床実習の順番が回ってくることへのストレスと、発話のパタンを変えられないことへの欲求不満、そして、認知的、言語学的障害のある患者とその家族に対応する言語聴覚士として使い物にならないのではないかという大きな恐怖感がどんどん強くなっていった。そして自分のクラタリングが将来の臨床家としての成功にどう影響するかということに対する認識が、この障害、特にその治療対応への興味を掻き立てた。指導教授は、行動学的アプローチを勧めてくれた。それは、ゆっくり話すことよりもゆっくり動くことを考え、声を出す時に音を一つひとつ感じ取るように、という方法である。この助言がおそらく最も助けになったと思うが、St. Louis博士の助言にも従って、自分の発話に特有なパタンをより良く理解するために、録音をしながら音読（特に詩）の練習をして、自分で分析した。私は、口に出す前に頭の中で考えを整理するよう努めている。考えを一直線状に並べ、明快で簡潔にするようにという努力である。この能力は、一般論としても言語聴覚士に必須であるが、私は高齢者介護施設で働いているので、その分だけ余計に必要であるとも言える。

付録 N
短い音読教材

（訳注：音読の教材であるため、原文のまま示す。）

My Grandfather

You wish to know all about my grandfather. Well, he is nearly 93 years old, yet he still thinks as swiftly as ever. He dresses himself in an ancient, black frock coat, usually minus several buttons. A long, flowing beard clings to his chin, giving those who observe him a pronounced feeling of the utmost respect. When he speaks his voice is just a bit cracked and quivers a trifle. Twice each day he plays skillfully and with zest upon a small organ. Except in the winter when the snow or ice prevents, he slowly takes a short walk in the open air each day. We have often urged him to walk more and smoke less but he always answers, "Banana oil!" Grandfather likes to be modern in his language.

The Rainbow

When the sunlight strikes raindrops in the air, they act like a prism and form a rainbow. A rainbow is the division of white light into many beautiful colors. These take the shape of a large, round arch, with its path high above and its two ends apparently beyond the horizon. There is, according to legend, a boiling pot of gold at one end. People look, but no one ever finds it. When a man looks for something beyond his reach, his friends say he is looking for the pot of gold at the end of the rainbow.

Limpy

Limpy is a fuzzy, yellow, baby duck. He belongs to a fisherman. The fisherman lives in a little house by the bay. Every morning children go swimming in the bay. About 10:00, Limpy waddles out to the road to wait for the children. When he hears them coming he begins a loud, excited quacking. The children always bring bread or corn for Limpy. He will nip at their fingers or peck at their bare toes until he is fed. Limpy never follows the children down to the shore. He likes to swim in his own little pond. It is much safer.

付録 O
クラタリング用状況別発話チェックリスト
（Brutten & Shoemaker, 1974改変）

目標

　状況別発話チェックリストを利用することで、クライアントがさまざまな発話状況の複雑さのレベルに気づけるようになる。日常生活場面で新しいスキルの練習を始める際には、こういった複雑さのレベルを考慮しなければいけない。このリストは、吃音のある人のためのリストを、クラタリング用に調整したものである。「乱れた発話」の列で注目するのは、低い明瞭度、発話速度が速いか不規則なこと、言語学的に不適切な位置に置かれたポーズ、それに、過剰な数の正常範囲非流暢性症状が出ることである。この質問紙の基準データは、吃音者のものしかない（Behavior Assessment Battery, 2007）。

手順

　以下のように教示して表に記入させる。

1. まず、右端の列の「乱れた発話」の欄に記入してください。
2. 終わったら、それが見えないように覆っておきます。
3. 次の日に、そのすぐ左の列の「感情的反応」の欄に記入してください。
4. 2つの点数を比べてください。

ヒント　毎回分けて平均値を算出すること。例えば「電話で話す」については、話題や話す相手によって異なるものである。よって、平均値を計算する。

点数：
1．全くなし
2．少しあり
3．あり
4．たくさんあり
5．非常にたくさんあり

状況別発話チェックリスト（Brutten & Shoemaker, 1974 改変）		
氏名： 日付：		
状況	感情的反応	乱れた発話
1. 電話で話す		
2. 知らない人に話す		
3. 自分の名前を告げる、または自己紹介する		
4. 幼い子供に話す		
5. 事前にうまく言えなかった単語や文を言う		
6. レストランで注文する		
7. 動物に話しかける		
8. 電話で誰かにつないでもらう（呼び出してもらう）		
9. 親しい友達と会話する		
10. 両親やパートナーと言い争う		
11. セールスマン（売り場担当者）と話す		
12. グループの会話に参加する		
13. 批判を受ける		
14. 誰かと初めて会う		
15. 批判された後に話す		
16. 誤解された後に話す		
17. あいさつする		
18. 初めて見る文章を声に出して読む		
19. 質問に答える		
20. 就職面接を受ける		
21. 何かについてたずねる		
22. 他の人たちを説得しようとする		
23. Skype や FaceTime（テレビ電話）で話す		
24. 指示を与える		
25. アルコールが多少入った状態で話す		

26. 美容師と話す		
27. 誰かに強い印象を与えようとする		
28. 落ち込んでいる時に話す		
29. 先生や偉い人と話す		
30. 予約を取る		
31. 教室や職場の会議で質問する		
32. 自分の発言への質問に答える		
33. 質問への答えを繰り返して言う（聞き返された時など）		
34. 自宅にいる時に話す		
35. 友達を別の友達に紹介する		
36. 住所、氏名などの個人データを伝える		
37. 疲れている時に話す		
38. 窓口で行き先を伝えて切符を買う		
39. 大勢の前でプレゼンをする		
40. 少人数の前でプレゼンをする		
41. 準備なしにプレゼンをする		
42. 話している時に急かされる		
43. 重要な問題を友達に説明する		
44. バーで話す		
45. スポーツ観戦後に話す		
46. コンピュータ・ゲームをしながら話す		
47. 冗談を言う		

監訳者あとがき

　イヴォンヌ・ヴァンザーレン、イザベラ・K・レイチェル両氏による"Cluttering: Current Views on Its Nature, Diagnosis, and Treatment"（本書）を翻訳し出版したいという話が挙がったのは、2015年7月にリスボンで開催された国際流暢性障害学会の会期中だった。この学会が始まった頃、日本吃音・流暢性障害学会所属の参加チームは次回の学会を日本に招致しようとプレゼンテーションに意気込んでいた。このように我々の気分が高揚する中、イヴォンヌとイザベラも出版したばかりの著書の宣伝に走っており、そこで本書の日本語訳を出してみようか……、という話になった。通常ならその場限りになりがちな話だが、そこから約2年間、訳者らが月に1回行ってきた翻訳勉強会をもとに本書は完成した。そして、企画から出版まで足かけ3年で本書の完成を迎えることができた。ほとんど他の専門家に頼らない形で翻訳を進めることができたが、言語学に関する専門用語について伊藤友彦先生（東京学芸大学）に、行動療法に関わることを園山繁樹先生（筑波大学）に相談し、ご指導をいただいた。両先生に心から感謝の気持ちをお伝えしたい。

　次に、クラタリングについてあまりご存じない方のために、クラタリングが日本で紹介されるようになった経緯を説明する。神山五郎先生（故人）と長澤泰子先生が1971年に書かれた『児童心理臨床学講座Ⅶ「言語障害児」』の第3章「クラッタリング（早口症）」（岩崎学術出版社）がおそらく最初の出版物である。これは本書で頻繁に引用された"Cluttering (Weiss, 1964)"の3章分が丁寧に解説されたものである。長澤先生の話によると、当時、アメリカでSLP（Speech-language-pathologist：アメリカの言語聴覚士）の国家試験対策のためにチャールズ・ヴァン・ライパー博士が編集した全14巻のシリーズのうち、10巻が1967年に言語障害基礎シリーズ（平井昌夫・神山五郎編）として出版されたらしい。筆者が調べたところ、その中に入らなかったのが"Foreign Accent" "Organic Voice Disorders" "Functional Voice Disorders" "Cluttering"であり、神山先生と長澤先生が"Cluttering"を改めて取り上げたということのようだ。その頃の吃音の文献には早口症の記述が頻繁にみられるが、やがて下火になっていった。

　日本で再び取り上げられたのは、おそらく内須川洸先生（故人）が音声言語医学28巻4号（1987）に執筆された「吃音（stuttering）と早口症（cluttering）をめぐる諸問題」であろう。この時期から国際的には、後の研究にインパクトを与えた重要な文献が続けて発表されることになる。この辺りについては本文で詳細な説明があるが、1つだけお話しておきたいことがある。第1章で紹介があった、1992年にイギリスで出版された『クラタリング―臨床的概観―』という著書にまつわる話である。本著はまるでクラタリングの存在がそうであったように行き場を失い、出版社から出版社へ転々として最後は倉庫行きになった。この著者らが1冊2ドルで買い取り、知り合いに配った話が紹介されて

いる。そこで、筆者が内須川先生からいただいた本は、その2ドルで買い取られ配られた版かもしれないと、すぐに本を開いて確認したところ、実に、初版を発行したFAR社のものであった。しかも表紙の裏に"Hiroshi Uchisugawa presented by Authors. 3.10 1993"とサインがある。内須川先生は著者の1人であるノルウェーのアルフ・プリゥ博士と親交があると話されていたし、上記の音声言語医学の論文でもプリゥ博士の見解を取り上げており、クラタリング研究の必要性を逸早く感じていらっしゃったようにも思える。そして、その願いが今回の出版につながっていったように感じられるのだ。

最後に、原著者との関係を述べる。2007年に第1回のクラタリング国際会議がブルガリアで開催され、その場で国際クラタリング学会が設立された。イザベラとイヴォンヌはこの頃から、日本でのクラタリング研究の発展を応援してくれ、筆者を導いてくれた。この2人に出会えなければ、この本は生まれなかった。今年の7月に吃音とクラタリングの国際会議がいよいよ広島で開かれるが、ポストコングレス・セミナーでは両著者が講演することになっている。この出版と講演をきっかけに、多くの臨床家や研究者がクラタリングに興味をもち、それぞれの実践の中にクラタリングの要素を疑い発見し、支援できるようになることを願っている。

2018年6月

監訳者　宮本昌子
　　　（日本吃音・流暢性障害学会クラタリング検討ワーキンググループ委員長、筑波大学人間系）

クラタリング関連の参考文献

Abwender, D. A., Como, P. G., Kurlan, R., Parry, K., Fett, K. A., Cui, L., Plumb S., & Deeley C. (1996). School problems in Tourette's syndrome. *Archives of Neurology. 53*(6), 509-511.

Abwender, D. A., Trinidad, K., Jones, K. R., Como, P. G., Hymes, E. (1998). *Brain & Language, 62*, 455-464.

Al-Khaledi, M., Lincoln, M., McCabe, P., Packman, A., & Alshatti, T. (2009). The attitudes, knowledge and beliefs of Arab parents in Kuwait about stuttering. *Journal of Fluency Disorders, 34*(1), 44-59.

Alm, P. (2004). Stuttering and the basal ganglia circuits: A critical review of possible relations. *Journal of Fluency Disorders, 29*, 123-133.

Alm, P. (2007). *On the causal mechanisms of stuttering.* PhD thesis, University of Lund: Sweden.

Alm, P. (July 2008). Fluency disorders: A discussion of possible causes and mechanisms, from a neuroscience perspective. Presentation, Oxford Dysfluency Congress.

Alm, P. (2011). Cluttering: A neurological perspective. In D. Ward & K. Scaler Scott (Eds.), *Cluttering: A handbook of research, intervention and education* (pp. 3-28). East Sussex: Psychology Press.

American Speech-Language-Hearing Association (2008). *Cluttering: A pathology lost but found* [Convention mini seminar audio-tape Tape #1150]. Available from 800-747-8069. (訳注：米国内の無料電話番号)

Arenas (2009). DAF/FAF-software download Speech Monitor (rickarenas@yahoo.com).

Arndt, J., & Healey, E. C. (2001). Concomitant disorders in school-age children who stutter. *Language, Speech and Hearing Services in Schools, 32*, 68-78.

Bakker, K. (1996) Cluttering: Current scientific status and emerging research and clinical needs. *Journal of Fluency Disorders, 21*, 359-366.

Bakker, K. (2007). Objectifying measures of cluttered speech. First World Conference on Cluttering, Katarino, Bulgaria.

Bakker, K., & Myers, F. L. (2010). Recent developments in the Cluttering Severity Instrument (CSI). Paper presented at the International Cluttering Online Conference, Minnesota State University, Mankato., Retrieved on June 12, 2010 from http://www.mnsu.edu/comdis/ica1/papers/bakker1c.html

Bakker, K., Bos, C., & Finn, P. (1999). Counting syllables or words: Implications for speech rate determination. Paper presented at the Annual Convention of the American Speech-Language-Hearing Association: San Francisco, CA.

Bakker, K., Bos, C., St. Louis, K. O., Myers, F. L., & Raphael, L. J. (1999). Articulation rates and spectrographic characteristics of cluttered speech. Paper presented at the Annual Convention of the American Speech-Language-Hearing Association, San Francisco, CA.

Bakker, K., & Lawson, S. (2006). Manual measurement of talking time: Reliability, validity and accuracy. Annual National Convention of the American Speech Language and Hearing Association, Miami Beach, FL.

Bakker, K., Myers, F. L., Raphael, L. J., & St. Louis, K. O. (2011). A preliminary comparison of speech rate, self-evaluation, and disfluency of people who speak exceptionally fast, clutter, or speak normally. In D. Ward & K. Scaler Scott (Eds.), *Cluttering: A handbook of research, intervention and education* (pp. 45-65). East Sussex: Psychology Press.

Bakker, K., St. Louis, K. O., Myers, F., Adams, C., Bennet-Launette, E., Filatova, Y., Kissagizlis, P., Kuster, P., Launette, D., Reichel, I. K., Rhein, D., Simonska, M., van Zaalen-op't Hof, Y., & Ward, D. (2008, November). Providing world-wide cluttering education: Accomplishments of the International Cluttering Association. Poster session. American Speech-Language-Hearing

Association convention. Chicago, IL.

Bargh, J. A. (1994). The Four Horsemen of automaticity: Awareness, efficiency, intention, and control in social cognition. In R. S. Wyer, Jr. & T. K. Srull (Eds.), *Handbook of social cognition* (2nd ed., pp. 1-40). Hillsdale, NJ: Erlbaum.

Barnes, E., Long, S., Martin, G.E., Berni, M.C., Mandulak, K. C., & Sideris, J. (2009). Phonological Accuracy and Intelligibility in Connected Speech of Boys With Fragile X Syndrome or Down Syndrome. *Journal of Speech, Language, and Hearing Research, 52*, 1048-1061.

Bar-On, R. (2000). Emotional and social intelligence: Insights from the emotional quotient inventory. In R. Bar-On & J. D. A. Parker (Eds.), *The handbook of emotional intelligence* (pp.363-388). San Francisco: Jossey-Bass.

Bauer, H. (1980). Speech and voice disorders seen in the oral clinic (author's translation). *HNO 28*, 171-174.

Baumgartner, J. (1999). Acquired psychogenic stuttering. In R.F. Curlee (Ed.), *Stuttering and related disorders of stuttering and related disorders of fluency* (pp. 269-288). New York: Thieme.

Bazin, D. (1717). Speech and its disorders. Basel, in Luchsinger, R. (1951). Remarks to the history of phoniatrics in the Eighteenth Century. Folia Phoniatrica, III (in German).

Becker, K. P., & Grundmann, K. (1970). Investigation on incidence and symptomatology of cluttering. *Folia Phoniatrica 22*, 261-271.

Belser, R. C., & Sudhalter, V. (2001). Conversational characteristics of children with fragile X syndrome: Repetitive speech. *American Journal on Mental Retardation, 106*, 28-38.

Bennett, E. M. (2006). *Working with people who stutter: A lifespan approach*. Upper Saddle River, NJ: Pearson Merrill Prentice Hall.

Bennett Lanouette, E. (2011). Intervention strategies for cluttering disorders. In D. Ward & K. Scaler Scott (Eds.), *Cluttering: A handbook of research, intervention and education* (pp. 175-197). East Sussex: Psychology Press.

Bezemer, B. W., Bouwen, J., & Winkelman, C. (2006). *Stotteren van theorie naar therapie*. Bussum: Uitgeverij Coutinho.

Blake, D. T., Heiser, M. A., Caywood, M., & Merzenich, M. M. (2006). Experience-dependent adult cortical plasticity requires cognitive association between sensation and reward. *Neuron, 52*, 371-381.

Bloch, A. (1994). *Murphy's law*. Utrecht: Bruna.

Block, S. (2004). The evidence base for the treatment of stuttering. In S. Reilly, J. Douglas, & J. Oates (Eds.), *Evidence based practice in speech pathology*. London: Whurr.

Blokker, M., Vos, S., & van Wingerden, K. (2010). *Normale nietvloeiendheden in adolescenten met dyslexie*. Bachelor Thesis, Hogeschool Utrecht.

Blomgren, M., Nagarajan, S. S., Lee, J. N., Li, T., & Alvord, L., e.a. (2003). Preliminary results of a functional MRI study of brain activation patterns in stuttering and nonstuttering speakers during a lexical access task. *Journal of Fluency Disorders, 28*, 337-356.

Blood, G. W., Ridenour Jr., V. J., Qualls, C. D., & Hammer, C. S. W. (2003). Co-occurring disorders in children who stutter. *Journal of Communication Disorders, 36*, 427-448.

Blood, G., & Seider, R. (1981). The concomitant problems of young stutterers. *Journal of Speech and Hearing Research, 46*, 31-33.

Blood, I., & Tellis, G. (2000). Auditory processing and cluttering in young children. *Perceptual and Motor Skills, 90*, 631-639.

Boehme, G. (1976). Angewandte Phoniatrie. III. Stotter-Syndrom. Polter-Syndrom. (Applied phoniatrics: III. Stuttering. Cluttering). *HNO, Wegweiser fuer die fachaerztliche Praxis, 24* (12), 431-438.

Boersma, P., & Weenink, D. (2007). *Praat: doing phonetics by computer* (Version 4.4.26) [Computer program].

Boersma, P., & Weenink, D. (2012). Praat: doing phonetics by computer. Software package, retrieved August 2, 2013 from www.praat.org.

Boey, R. (2000). *Stotteren detecteren and meten*. Leuven-Apeldoorn: Uitgeverij Garant.

van Borsel, J. (2011). Cluttering and Down syndrome. In D. Ward & K. Scaler Scott (Eds.), *Cluttering:*

A handbook of research, intervention and education (pp. 90-99). East Sussex: Psychology Press.
van Borsel, J., Dhooge, I., Verhoye, K., Derde, K., & Curfs, L. (1999). Communication problems in Turner syndrome: A sample survey. *Journal of Communication Disorders, 32*, 435-446.
van Borsel, J., Dor, O., & Rondal, J. (2008). Speech fluency in fragile-X syndrome. *Clinical Linguistics and Phonetics, 22*, 1-11
van Borsel, J., Goethals, L., & Vanryckeghem, M. (2004). Disfluency in Tourette syndrome: Observational study in three cases. *Folia Phoniatrica et Logopaedica Journal of Communication Disorders, 33*(3), 227-240.
van Borsel, J., & Tetnowski, J. A. (2007). Fluency disorders in genetic syndromes. *Journal of Fluency Disorders, 32* (4), 279-296.
van Borsel, J., & Vandermeulen, A. (2008). Cluttering in Down syndrome. *Folia Phoniatrica et Logopaedica, 60*, 312-317.
van Borsel, J., & Vanryckeghem, M. (2000). Dysfluency and phonic tics in Tourette syndrome: A case report. *Journal of Communication Disorders, 33*(3), 227-240.
Bothe, A. K. (2008). Identification of children's stuttered and nonstuttered speech by highly experienced judges: Binary judgments and comparisons with disfluency-types definitions. *Journal of Speech, Language, and Hearing Research, 51*(4), 867-78.
Boyle, M. P. (2011). Mindfulness training in stuttering therapy: A tutorial for speech-language pathologists. *Journal of Fluency Disorders, 36*(2), 122-129.
Bradford, D. (1963). Studies in Tachyphemia: A framework of therapeusis for articulation therapy with tachyphemia and/or general language disability. *Logo, 6*, 59-65.
Bradford, D. (1970). Cluttering. *Folia Phoniatrica, 22*, 272-279.
Brady, John P. (1993). Treatment of Cluttering. *New England Journal of Medicine, 329* (11), 813-814.
Bray, M. (2003). Monica Bray's survey looks at dysfluency in Down's syndrome and at the success or otherwise of different treatment approaches. British Stammering Association. Retrieved at http://www.stammering.org/downs_survey.html.
Bretherton-Furness, J., & Ward, D. (2012). Lexical access, story re-telling and sequencing skills in adults who clutter and those who do not. *Journal of Fluency Disorders, 37*(4), 214-224.
Brutten, G. (1979). Vragenlijst spreeksituaties. In P. Janssen (Ed.) (1992), *Gedragstherapie bij stotteren*. Utrecht: Bohn Stafleu van Loghum.
Brutten, G., & Shoemaker, D. (1974). Speech Situation checklist. In the Southern Illinois Checklist. Carbondale, IL: Southern Illinois University.
Brutten, G., & Vanryckeghem, M. (2003). *Behavior Assessment Battery: A multi-dimensional and evidence-based approach to diagnostic and therapeutic decision making for adults who stutter*. Organization for the Integration of Handicapped People, Belgium & Acco Publishers: Netherlands.
Bubenickova, M. (1981). Speech reeducation in cluttering. *Psycholgia a Patopsychologia Dieta, 16*(1), 57-61.
Cabanas, R. (1978). Diagnostico diferential temprano entre tartamudez y tartaleo. Importancia clinica (Early Differential Diagnosis of Stuttering and Cluttering. Clinical Significance). *Revista Cubana Pediatrica, 50* (1), 65-71.
Campbell, J. G., & Hill, D. (1987). Systematic Disfluency analysis. Paper presented at the annual convention of the American Speech Language and Hearing Association: New Orleans.
Campbell, J. G., & Hill, D. (1994). *Systematic Disfluency Analysis*. Evanston, IL: Northwestern University.
Carlo, E. J. (2006). *Speech rate of non-stuttering Spanish speaking adults*. Second World Congress on Fluency Disorders. Proceedings, pp.111-117.
Carroll, D. (1996). *A study of the effectiveness of an adaptation of melodic intonation therapy in increasing the communicative speech of young children with Down syndrome*. McGill University. www.musictherapyworld.de/modules/archive/dissertations/pdfs/MA_DC.pdf.（訳注：2018年5月の時点では、https://www.collectionscanada.gc.ca/obj/s4/f2/dsk2/tape16/PQDD_0019/MQ29533.pdf より入手可能）
Chaloku, C. I., Ghazi, M. A., Foord, E. E., & Lebrun, Y. (1997). Subcortical structures and non-

volitional verbal behaviour. *Journal of Neurolinguistics, 10*, 313-323.

Chmelova, A., Kujalová, V., Sedláčková, E., & Zelený, A. (1975). Neurohumorale Reaktionen bei Stotterern und Poltern (Neurohumoral reactions in stutterers and clutterers). *Folia Phoniatrica, 27* (4), 283-286.

Colombat de Isère, M. (1849). Les maladies de la voix et les vices de la parole. *Journal de Réadaptation Médicale, 23*(1-2), 54-60.

Conture, E. D., & Curlee, R. F. (Eds.) (2007). *Stuttering and related disorders* (3rd ed.). New York / Stuttgart: Thieme.

Coppens-Hofman, M. C., Terband, H. R., Maassen, B. A., van Schrojenstein Lantman – de Valk, H.M., van Zaalen-op't Hof, Y., & Snik, A. F. (2013). Dysfluencies in the speech of adults with intellectual disabilities and reported speech difficulties. *Journal of Communication Disorders, 46*(5-6), 484-94.

Cosyns, M., van Zaalen, Y., Mortier, G., Janssens, S., Amez, A., van Damme, J., & van Borsel, J. (2013). Disfluency: It is not always stuttering. *Clinical Genetics*. D0I: 10.1111/cge.12144

Curlee, R. (1996). Cluttering: Data in search of understanding. *Journal of Fluency Disorders, 21*, 367-372.

Curlee, R. F., & Conture, E. G. (2007). *Stuttering and related disorders of fluency* (3rd ed.). New York, Stuttgart: Thieme.

Craig, A. (1996). Long-term effects of intensive treatment for a client with both a cluttering and stuttering disorder. *Journal of Fluency Disorders, 21*, 329-336.

Dalton, P., & Hardcastle, W. (1993). *Disorders of fluency and their effects on communication. (2nd ed.)*. London: Whurr.

Daly, D. (1986). The Clutterer. In K. St. Louis (Ed.), *The Atypical Stutterer: Principles and Practice of Rehabilitation (pp. 155-192)*. New York: Academic Press.

Daly, D. A. (1988). *The freedom of fluency*. East Moline, IL: LinguiSystems.

Daly, D. (1992). Helping the clutterer: Therapy considerations. In F. Myers & K. St. Louis (Eds.), *Cluttering: A Clinical Perspective* (pp. 107-124). Leicester, England: FAR Communications (reissued in 1996 by San Diego, CA: Singular).

Daly, D. A. (1993). Cluttering: Another fluency syndrome. In R. Curlee (Ed.), *Stuttering and Related Disorders of Fluency* . New York: Thieme Medical Publishers, Inc.

Daly, D. (1993a). Cluttering: The orphan of speech-language pathology. *American Journal of Speech-Language Pathology, 2*(2), 6-8.

Daly, D. (1993b). Cluttering: A Language-Based Syndrome. Treatment strategies for the cluttering syndrome: Planning your work and working your plan. *The Clinical Connection*, 4-9.

Daly, D.A. (1994). Speech cluttering. *JAMA, 272*(7), 565.

Daly, D. (1996). *The source for stuttering and cluttering*. East Moline, IL: LinguiSystems.

Daly, D. (2008). *Cluttering: A language-based syndrome*. [Audio-tape.] Clinical Connection, 708 Pendleton Street, Alexandria, VA 22314.

Daly, D. (2008). *Proceedings of the Oxford Dysfluency conference*, DVD.

Daly, D. A., & Burnett-Stolnack, M. (1995). Cluttering: A language based syndrome (audio cassette tape). Alexandria, VA: *The Clinical Connection*.

Daly, D. A., & Burnett-Stolnack, M. (1995). Identification of and treatment planning for cluttering clients: Two practical tools. *The Clinical Connection, 8*, 1-5.

Daly, D., & Burnett, M. (1996). Cluttering: Assessment, Treatment planning, and case study illustration. *Journal of Fluency Disorders, 21*, 239-244.

Daly, D. A., & Burnett, M. L. (1999). Cluttering: Traditional views and new perspectives. In R. F. Curlee (Ed.) *Stuttering and Disorders of Fluency* (pp. 222-254) (2d ed). New York: Thieme.

Daly, D. A., & Cantrell, R. P. (2006). Cluttering characteristics identified as diagnostically significant by 60 fluency experts. Second World Congress on Fluency Disorders. Proceedings.

Daly, D. A., Myers, F. L., & St. Louis, K. O. (1992). Cluttering: A pathology lost but found. *Paper presented at the annual convention of the American Speech-Language-Hearing Association*, San Antonio, TX.

Damsté, P. H. (1984). *Stotteren*. Utrecht: Bohn, Scheltema en Holkema (in Dutch).

Damsté, P. H. (1990). *Stotteren* (4ᵉ druk.). Utrecht/Antwerpen: Bohn, Scheltema en Holkema (in Dutch).

Dannenbauer, F. M. (1999). Grammatik. In G. Baumgartner & J. Fussenich (Hrsg) *Sprachtherapie mit Kindern (*pp. 105-161). Munchen: Basel, E. Reinhardt.

Dauer, K., & Tetnowski, J. A. (2005). Stuttering and Moya-Moya Disease. *Perspectives in Fluency Disorders, 15* (2), 3-7.

de Andrade, C. R., & de Oliveira Martins, V. (2009). Fluency variation in adolescents. *Clinical Linguistics & Phonetics, 21,* 771-782.

de Andrade, C. R. F., & de Oliveira Martins, V. (2009). Speech fluency variation in elderly. *Pro-Fono Revista de Atualizacao Cientifica, 22*(1), 13-18.

Defloor, T., van Borsel, J., & Curfs, L. (2000). Speech fluency in Prader-Willi syndrome. *Journal of Fluency Disorders, 25,* 85-98.

DeFusco, E. M., & Menken, M. (1979). Symptomatic cluttering in adults. *Brain and Language, 8*(1), 25-33.

De Hirsch, K. (1961). Studies in Tachyphemia: Diagnosis of developmental language disorders. *Logos, 4,* 3-9.

De Hirsch, K. (1970). Stuttering and cluttering: Developmental aspects of dysrhythmic speech. *Folia Phoniatrica, 22,* 311-324.

De Hirsch, K. (1975). Cluttering and stuttering. *Bulletin of the Orton Society, 25,* 57-68.

De Hirsch, K., & Jansky, J. (1980). Patterning and organizational deficits in children with language and learning disabilities. *Bulletin of the Orton Society, 30,* 227-239.

De Nil, L. F., Jokel, R., & E. Rochon, E. (2007). Etiology, symptomatology, and treatment of neurogenic stuttering. In E. G. Conture and R. F. Curlee (Eds.), *Stuttering and related disorders of fluency* (pp. 326-343). York: Thieme Medical.

De Nil, L. F., Sasisekaran, J., Van Lieshout, P. H. H. M., & Sandor, P. (2005). Speech disfluencies in individuals with Tourette syndrome. *Journal of Psychosomatic Research, 58*(1), 97-102.

Devenny, D., & Silverman, W. (1990). Speech dysfluency and manual specialization in Down's syndrome. *Journal of Mental Deficiency Research, 34,* 253-260.

Dewar, A., Dewar, A. D., & Barnes, H. E. (1976). Patterning and organizational deficits in children with masking in stammering and cluttering. *British Journal of Disorders of Communication, 11*(1), 19-26.

Diedrich, W. M. (1984). Cluttering: Its Diagnosis. In H. Winitz (Ed.), *Treating Articulation Disorders: For Clinicians by Clinicians.* Baltimore: University Park Press.

Dinger, T., Smit, M., & Winkelman, C. (2008). *Expressiever en gemakkelijker spreken.* Bussum: Uitgeverij Coutinho.

Drayna, D. (2011). Possible genetic factors in cluttering. In D. Ward & K. Scaler Scott (Eds.), *Cluttering: A handbook of research, intervention and education* (pp. 29-33). East Sussex: Psychology Press.

Eggers, K. (August, 2010). What is normal dysfluency and why measure it? Paper presented at 28th World Congress of the International Association of Logopedics and Phoniatrics, Athens, Greece.

Einarsdóttir, J., & Ingham, R. (2009). Accuracy of parent identification of stuttering occurrence. *International Journal of Language & Communication Disorders, 44*(6), 847-863.

Eisenson, J. (1986). Dysfluency disorders: Cluttering and stuttering. In A. Goldstein, L. Krasner, & S. Garfield (Eds.). *Language and Speech Disorders in Children.* New York: Pergamon Press, pp. 57-75.

Eldridge, K. A. (2007). *Phonological Complexity and Speech Disfluency in Young Children.* Doctoral Dissertation, University of Pittsburgh.

Erickson, R. L., (1969). Assessing communication attitudes among stutterers. *Journal of Speech and Hearing Research, 12,* 711-724.

Exum, T., Absalon, C., Smith, B., & Reichel, I. K. (2010). People with cluttering and stuttering have room for success. International Cluttering Online Conference, 2010［Minnesota State University, Mankato］.

Filatova, Y. O. (2005). *Cluttering.* Moscow: Prometey (in Russian).

Filatova, Y. O., & Belyakova, L. I. (2012). Central stuttering and cluttering mechanisms: Multiparadigmal analysis. Seminar. The 7th World Congress on Fluency Disorders, International Fluency Association. Tours, France.

Florenskaya, J. A. (1934). A question about functional speech disorders. Paraphazia and tachylalia. *Contemporary Psychoneurology, 4*. (in Russian).

Fox, P. T. (2003). Brain imaging in stuttering: Where next? *Journal of Fluency Disorders, 28*, 265-272.

Freund, H. (1952). Studies in the interrelationship between stuttering and cluttering. *Folia Phoniatrica, 4*, 146-168.

Freund, H. (1966). *Psychopathology and the problems of stuttering*. Springfield, IL: Charles C. Thomas.

Freund, H. (1970). Observations on tachylalia. *Folia Phoniatrica, 22*, 280-288.

Froeschels, E. (1946). Cluttering. *Journal of Speech Disorders, 11*, 31-36.

Froeschels, E. (1955). Contribution to the relationship between stuttering and cluttering. *Logopaedic and Phoniatrie, 4*, 1-6.

Garnett, E. O., Adams, C. F., Montgomery, A. A., St. Louis, K. O., & den Ouden, D. B. (2012). Phonological encoding in cluttering. Poster presented at the 7th World Congress on Fluency Disorders, International Fluency Association. Tours, France.

Geerts, G., & Heestermans, H. (2005). *Van Dale: Groot Woordenboek der Nederlandse Taal*, 3 Delen (12th ed.). Utrecht: Van Dale Lexicografie.

Georgieva, D. (2004). Professional awareness of cluttering: A comparative study (Part Two). In H.-G. Bosshardt, J. S. Yaruss, & H. F. Peters (Eds.), *Fluency disorders: Theory, research, treatment, and self-help: Proceedings of the Fourth World Congress on Fluency Disorders* (pp. 630--634). International Fluency Association: Katarino, Bulgaria.

Georgieva, D. (2010). Understanding cluttering: Eastern European traditions vs. Western European and North American traditions. In K. Bakker, L. Raphael, & F. Myers (Eds.), *Proceedings of the First International Conference on Cluttering* (pp. 230-243). International Cluttering Association: Katorino, Bulgaria.

Georgieva, D., & Miliev, D. (1996). Differential diagnosis of cluttering and stuttering in Bulgaria. *Journal of Fluency Disorders, 21*, 249-260.

German, D. J. (1979). Word finding skills in children with learning disabilities. *Journal of Learning Disabilities, 12*, 43-48.

German, D. J. (1984). Diagnosis of word-finding disorders in children with learning disabilities. *Journal of Learning Disabilities, 17*, 353-358.

German, D. J. (1992). Word-finding skills in children and adolescents. *Topics in Language Disorders, 12*, 43-48.

Gettinger, M., & Koscik, R. (2001). Psychological services for children with disabilities. In J. N. Hughes & A. M. LaGreca (Eds.), *Handbook of psychological services for children and adolescents*. New York: Oxford Press.

Gillberg, J. (1992). Subgroups in autism: Are there behavioural phenotypes typical of underlying medical conditions? *Journal of Intellectual Disability Research, 36*(3), 201-214.

Giraud, A. L., von Gudenberg, A. W., Euler, H. A., Lanfermann, H., & Preibisch, C. (2008). Severity of dysfluency correlates with basal ganglia activity in persistent developmental stuttering. *Brain and Language, 104*, 190-199.

Goldstein, A. (2007). Dysfluency disorders: Cluttering and stuttering. In L. Krasner & S. Garfield (Eds.), *Language and speech disorders in children* (pp. 57-75). New York: Pergamon Press.

Green, T. (1999). The Cluttering problem. A short review and a critical comment. *Logopedics Phonology Vocology, 24*, 145-153.

Gregory, H. (1995). Analysis and commentary. *Language, Speech, and Hearing Services in Schools, 26*, 19-25.

Gregory, H. H. (1995). Analysis and commentary. *Language, Speech, and Hearing Services in Schools, 26*(2), 196-200.

Gregory, H. H., Campbell, J. H., & Hill, D. G. (2003). Differential evaluation of stuttering problems. In H. H. Gregory, *Stuttering therapy: Rationale and procedures* (pp. 80-141). Boston: Allyn & Bacon.

Grewel, F. (1970). Cluttering and its problems. *Folia Phoniatrica, 22*, 301-310.

Grinfeld, D., & Amir, O. (2006). *Articulation rate in children and adolescents: Hebrew speakers*. Second World Congress on Fluency Disorders. Proceedings, pp. 125-129.

Guitar, B. (2006). *Stuttering an integrated approach to its nature and treatment (3rd ed.)*. Baltimore: Lippincott/Williams & Wilkins.

Gutzman, H. (1893). *Vorlesungen über die Störungen der Sprache und ihre Heilung*. Berlijn: Kornfeld.

Hall, K. D., Amir, O., & Yairi, E. (1999). A longitudinal investigation of speaking rate in preschool children who stutter. *Journal of Speech, Language and Hearing Research, 42*, 1367-1377.

Hanson, D. M., Jackson, A. W. 3d, & Hagerman, R. J. (1986). Speech disturbances (cluttering) in mildly impaired males with the Martin-Bell/fragile X syndrome. *Am J Med Genet* (3L4), *23*(1-2), 195-206.

Hartinger, M., & Mooshammer, C. (2008). Articulatory variability in cluttering. *Folia Phoniatrica et Logopaedica, 60*, 64-72.

Hartinger, M., & Pepe, D. (2003). An articulatory and acoustic study of cluttering. 15th ICPhS, Barcelona: 3245-3248 (pdf-file).

Van Hartingsveldt, M., Cup, E., & Corstens-Mignot, M. (2006/2010). *Korte Observatie Ergotherapie Kleuters*. Nijmegen: Ergoboek.

Hashimoto, R., Taguchi, T., Kano, M., Hanyu, S., Tanaka, Y., Nishiwaza, M., & Nakano, I. (1999). A case report of dementia with cluttering-like speech disorder and apraxia. *Rinsho Shinkeigaku, 39*, 520-526.

Hayden, D.A. (1994). Differential diagnosis of motor speech dysfunction in children. Developmental apraxia of speech: Assessment. *Clinics in Communication Disorders, 4*(2), 118-147, 162-174.

Healey, E. C., & Reid, R. (2003). ADHD and stuttering: A tutorial. *Journal of Fluency Disorders, 28*(2), 79-94.

Healey, E. C., Scott Trautman, L., & Susca, M. (2004). Clinical applications of a multidimensional approach for the assessment and treatment of stuttering. *Contemporary Issues in Communication Disorders, 31*, 40-48.

van Heeswijk, E., van Zaalen, Y., & de Jong, N. H. (in review). Silent pauses in cluttered speech. *Stem, spraak-en taalpathologie*.

Heitmann, R., Asbjørnsen, A., & Helland, T. (2004). Attentional functions in speech fluency disorders. *Logopedics, Phoniatrics, Vocology, 29*(3), 119-27.

Helm, K. (1997). *A perceptual, acoustic-phonetic, and linguistic analysis of cluttering*. Unpublished master's thesis. Southwest Missouri State University, Springfield, MO.

Howell, P. (2008). Assessment of Some Contemporary Theories of Stuttering That Apply to Spontaneous Speech. *Contemp Issues Commun Sci Disord, 31*, 122-139.

Howell, P., & Au-Yeung J. (2002). The EXPLAN theory of fluency control and the diagnosis of stuttering. In: E. Fava (Ed.), *Current Issues in Linguistic Theory series: Pathology and therapy of speech disorders* (pp. 77-94). Amsterdam: John Benjamins.

Howell, P., & Davis, S. (2011). The epidemiology of cluttering with stuttering. In D. Ward & K. Scaler Scott (Eds.), *Cluttering: A handbook of research, intervention and education* (pp. 69-89). East Sussex: Psychology Press.

Howell, P., & Dworzynski, K. (2005). Planning and execution processes in speech control by fluent speakers and speakers who stutter. *Journal of Fluency Disorders, 30*(4), 343-354.

Hunt, J. (1861). *Stammering and stuttering; Their nature and treatment* (1ST ed.). London: Longmans, Green & Co., Ltd.

Hutchinson, J. M., & Burke, K. W. (1973). An investigation of the effects of temporal alterations in auditory feedback upon stutterers and clutterers. *Journal of Communication Disorders, 6*, 193-205.

Janse, E., Sely, F., & Sittig, E. (2000). *Verstaanbaarheid na sterke tijdscompressie: natuurlijke vs. Synthetische spraak*. The day of Phonetics, Proceedings pp. 1-2.

Janssen, P. (1985). *Gedragstherapie bij stotteren*. Utrecht, Bohn, Scheltema, & Holkema.

Jerome, L. (2003). Some observations on the phenomenology of thought disorder; a neglected sign in attention-deficit hyperactivity disorder. *Journal of the Canadian Academy of Child and*

Adolescent Psychiatry 12(3), 92-93.

Johnson, M. K., & Hasher, L. (1987). Human learning and memory. In M. R. Rosenzweig & L. W. Porter (Eds.), *Annual Review of Psychology* (pp. 631- 668). Palo Alto, CA: Annual Reviews.

Juste, F., Sassi, F. C., & de Andrade, C. R. (2006). Typology of speech disruptions and grammatical classes in stuttering and fluent children. *Pro Fono, 18*(2), 129-40.

Kahneman, D., & Treisman, A. (1984). Changing views of attention and automaticity. In R. Parasuraman, D. R. Davies, & J. Beatty (Eds.), *Variants of attention* (pp. 29-61). New York: Academic Press.

Kalinowski, J., Armson, J., & Stuart, A. (1995). Effect of normal and fast articulatory rates on stuttering frequency. *Journal of Fluency Disorders, 20*(3), 293-302.

Katz-Bernstein, N. (1986). Poltern - Therapieeinsatz für Kinder. *Vierteljahresschrift für Heilpëdagogik und ihre Nachbargebiete, 55*, 413-426.

Katz-Bernstein, N. (1988). Arbeit mit Eltern polternder Kinder. *Der Sprachheilpëdagoge, 20*, 32-40.

Kehoe, T. D. (1999). *Stuttering: Science, Therapy & Practice*. Boulder, CO: Casa Futura Technologies.

Kelly, E. M. (1994). Speech rates and turn-taking behaviors of children who stutter and their fathers. *Journal of Speech and Hearing Research, 37*, 1284-1294.

Kelly, E., & Conture, G. (1992). Speaking rates, response time latencies, and interrupting behaviors of young stutterers, nonstutterers and their mothers. *Journal of Speech and Hearing Research, 35*, 1256-1267.

Kent, R. D. (1984). Stammering as a temporal programming disorder. In R. F. Curlee & W. Perkins (Eds.), *Nature and treatment of stammering: New directions (*pp. 283-301). San Diego, CA: College Hill Press.

Kidron, M., Scaler Scott, K., Lozier., J. L., & Cino, D. (2012a). The consumer perspective of teens and adults with cluttering. Poster. The 7th World Congress on Fluency Disorders, International Fluency Association. Tours, France.

Kidron, M., Scaler Scott, K., Lozier, J. (2012b). Working memory in relation to children's cluttering symptoms in 3 speaking contexts. Poster. The 7th World Congress on Fluency Disorders, International Fluency Association. Tours, France.

Kochergina, V. S. (1969). Bradylalia, tachylalia, dysfluency. In S. S. Lyapidevsky (Ed.), *Speech impairment in children and adolescents* (pp. 213-226). Moscow: Prosveshtenie. (In Russian.)

Korrelboom, K., & ten Broeke, E. (2004). *Geïntegreerde cognitieve gedragstherapie*. Bussum: Uitgeverij Coutinho.

Kussmaul, A. (1877). Speech disorders. In *Cyclopedia of the practice of medicine*, XIV (pp. 581-875). New York: William Wood & Co.

Langevin, M., & Boberg, E. (1996). Results of intensive stuttering therapy with adults who clutter and stutter. *Journal of Fluency Disorders, 21*, 315-328.

Langová, J., & Morávek, M. (1964). Some results of experimental examinations among stutterers and clutterers. *Folia Phoniatrica, 16*, 290-296.

Langová, J., & Morávek, M. (1970). Some problems of cluttering. *Folia Phoniatrica, 22*, 325-326.

Lanoutte, E. B. (2011). Intervention strategies for cluttering disorders. In D. Ward & K. Scaler Scott (Eds.), *Cluttering: A handbook of research, intervention and education* (pp. 175-197). East Sussex: Psychology Press.

Lastovka, M. (1976). Tetanicka pohotovost u koktavych a brebtavych (Tetanic susceptibility in stutterers and clutterers). *Ceskolovenska Otolaryngologie, 25*(1), 36-40.

Lebrun, Y. (1996). Cluttering after brain damage, *Journal of Fluency Disorders, 21*, 289-296.

Lees, R. M., Boyle, B. E., & Woolfson, L. (1996). Is cluttering a motor disorder? *Journal of Fluency Disorders, 21*, 281-288.

Levelt, W. J. M. (1983). Monitoring and self-repair in speech. *Cognition, 14*, 41-104.

Levelt, W. J. M. (1989). *Speaking: From intention to articulation*. Cambridge, MA: MIT Press.

Levelt, W. J. M. (1992). Assessing words in speech production: Stages, processes and representations. *Cognition, 42*, 1-22.

Levelt, W. J. M. (1993). Lexical selection, or how to bridge the major rift in language processing. In F. Beckmann, G. Heyer, & W. de Gruyter (Eds.), *Theorie und Praxis des Lexikons* (pp. 164-172).

Berlin: Walter De Gruyter.
Levelt, W. J. M. (1999). A theory of lexical access in speech production. *Behavioral and Brain Sciences, 22,* 1-38.
Logan, K. J., & Conture, E. G. (1995). Length, grammatical complexity, and rate differences in stuttered and fluent conversational utterances of children who stutter. *Journal of Fluency Disorders, 20,* 35-61.
Logan, K., & Cowan, W. B. (1984). On the ability to inhibit thought and action: A theory of an act of control. *Psychological Review, 91*(3), 295-327.
Logan, K., & LaSalle, L. (1999). Grammatical characteristics of children's conversational utterances that contain disfluency clusters. *Journal of Speech, Language, and Hearing Research, 42,* 80-91.
Luchsinger, R. (1951). Remarks to the history of phoniatrics in the Eighteenth Century. *Folia Phoniatrica, III,* 178-183.
Luchsinger, R. (1955). About Cluttering, the so-called "stutter with cluttering component" and its relations to aphasia. *Folia Phoniatrica, 7,* 12-43.
Luchsinger, R. (1963). *Poltern.* Berlin-Charlottenburg: Manhold Verlag (in German).
Luchsinger, R., & Arnold, G. E. (1965). Cluttering: Tachyphemia. In: *Voice-Speech-Language, clinical communicology: Its physiology and pathology (*pp. 598-618). Belmont, CA: Wadsworth.
Luchsinger, R., & Arnold, G. E. (1970). *Handbuch der Stimm - und Sprachheilkunde.* Wien, New York: Springer—Verlag.
Marks, C. J. (1978). *Identification of Cluttering Behavior among Children Who Stutter.* Dissertation, Lehigh University.
Marriner, N. A., & Sanson-Fisher, R. W. (1977). A behavioral approach to cluttering: A case study. *Australian Journal of Human Communication Disorders, 5,* 134-141.
Mayer, J. D., Salovey, P., & Caruso, D. R. (2000). Models of emotional intelligence. In R. J. Sternberg (Ed.). *Handbook of intelligence* (pp. 396-420). New York: Cambridge University Press.
McNeil, M. (2002). Clinical characteristics of apraxia of speech: Model/behavior coherence. Proceedings of the 2002 Childhood Apraxia of Speech Research Symposium. An experimental psycholinguistic study.
Meixner, F. (1992). Poltern aus entwicklungsspychologischer Sicht. In M. Grohnfeldt (Hrsg.), *Störungen der Redefähigkeit (Handbuch der Sprachtherapie) 5,* S (pp. 468-490). Berlin: Spiess.
Mensink-Ypma, M. (1990). *Broddelen en leerstoornissen,* Houten/Antwerpen: Bohn Stafleu van Loghum.
Menzies, R. G., Onslow, M., Packman, A., & O'Brian, S. (2009). Cognitive behavior therapy for adults who stutter: A tutorial for speech-language pathologists. *Journal of Fluency Disorders, 3,* 187-200.
Merzenich, M. M., Nelson, R. J., Stryker, M. P., Cynader, M. S., Schoppmann, A., & Zook, J. M. (1984). Somatosensory Cortical Map Changes Following Digit Amputation in Adult Monkeys. *Journal of Comparative Neurology, 224,* 591-605.
Messer, D., & Dockrell, J. E. (2006). Children's Naming and Word-Finding Difficulties: Descriptions and Explanations. *Journal of Speech Language Hearing Research, 49*(2), 309-324.
Miller, David (1937). *The secret of happiness.* New York: Committee of David Miller Foundation.
Missulovin, L. (2002). *Patomorphoz of stuttering; Change in picture of the onset and development of stuttering - Specifics of the correctional work.* St. Petersburg: Souz (in Russian).
Miyamoto, S. (2011). Assessment and intervention of Japanese children exhibiting possible cluttering. In D. Ward & K. Scaler Scott (Eds.), *Cluttering: A handbook of research, intervention and education* (pp. 198-210). East Sussex: Psychology Press.
Miyamoto, S., Hayasaka, K., & Shapiro, D. (2007). An Examination of the Checklist for Possible Cluttering in Japan. In J. Au-Yeung & M. Leahy (Eds.), *Research, treatment, and self-help in fluency disorders: New horizons:* (pp. 279-283). International Fluency Association.
Molt, L. (1996). An examination of various aspects of auditory processing in clutterers. *Journal of Fluency Disorders, 21,* 215-226.
Moolenaar-Bijl, A. (1972). Iets over vertraagde spraakontwikkeling en broddelen. *Logopedie Foniatrie, 44,* 21-25.

Morávek, M., & Langová, J. (1962). Some electrophysiological findings among stutterers and clutterers. *Folia Phoniatrica, 14*, 305-316.

Mowrer, D. (1987). Reported use of a Japanese accent to promote fluency. *Journal of Fluency Disorders, 1*, 19-39.

Mullet, C. F. (1971). 'An Arte to Make the Dumbe Speake, the Deafe to Heare': A Seventeenth-Century goal. *Journal of the History of Medicine and Allied Sciences, 26*, 123-140.

Mussafia, M. (1970). Various aspects of cluttering. *Folia Phoniatrica, 22*, 337-346.

Myers, F. (1996a). Annotations of research and clinical perspectives on cluttering since 1964. *Journal of Fluency Disorders, 21*, 187-200.

Myers, F. (1996b). Cluttering: A matter of perspective. *Journal of Fluency Disorders, 21*, 175-186.

Myers, F. (2011). Treatment of cluttering: A cognitive-behavioral approach centered on rate control. In D. Ward & K. Scaler Scott (Eds.), *Cluttering: A handbook of research, intervention and education* (pp. 152-174). East Sussex: Psychology Press.

Myers, F. L., & Bradley, C. L. (1992). Clinical management of cluttering from a synergistic framework. In F. L. Myers & K. O. St. Louis (Eds.), *Cluttering: A clinical perspective* (pp. 85-105). Kibworth, Great Britain: FAR Communications. (Reissued in 1996 by Singular, San Diego, CA.)

Myers, F., & St. Louis, K. O. (1992). *Cluttering: A Clinical Perspective*. Leicester, England: FAR Communications. (Reissued in 1996 by Singular, San Diego, CA.)

Myers, F., & St. Louis, K. O. (1996). Two youths who clutter, but is that the only similarity? *Journal of Fluency Disorders, 21*, 297-304.

Myers, F. L., & St. Louis, K. O. (2007). *Cluttering* [DVD]. Nashville, TN: The Stuttering Foundation.

Myers, F. L., St. Louis, K. O., Bakker, K., Raphael, L. J., Wiig, E. K., Katz, J., Daly, D. A., & Kent, R. D. (2002, November). Putting cluttering on the map: Looking ahead. Seminar presented at the annual convention of the American Speech-Language-Hearing Association, Atlanta, GA.

Myers, F. L., Stueber, K. A., & St. Louis, K. O. (1997). Clustering of disfluencies in cluttering. Poster presented at the Annual Convention of the American Speech-Language-Hearing Association, Boston, MA.

NCLD: National Center for Learning Disabilities (2002). *LD basics and fast facts*. Retrieved June 3, 2002, from www.ncld.org/info/index.cfm.

Nelson, L. (1996). Critical review of the special edition on cluttering. *Journal of Fluency Disorders, 21*, 345-348.

Neumann, K., Euler, H. A., von Gudenberg, A. W., Giraud, A, L., Lanfermann, H., Gall, V., & Preibisch, C. (2003). The nature and treatment of stuttering as revealed by fMRI. A within- and between-group comparison. *Journal of Fluency Disorders, 28*, 381-410.

Ohman, R. (2000). Fear and anxiety: Evolutionary, cognitive, and clinical perspectives. In M. Lewis & J. M. Haviland-Jones (Eds.), *Handbook of emotions* (2nd ed.) (pp.573-593). New York: Guilford Press.

Olsthoorn, N. M. (2007). *Relationships between grammatical encoding and decoding. An experimental psycholinguistic study*. Ph.D. Thesis, Leiden University. Netherlands.

Op't Hof, J., & Uys, I. (1974). A clinical delineation of tachyphemia (cluttering): A case of dominant inheritance. *South African Medical Journal, 48*, 1624-1628.

Otto, F. M., & Yairi, E. (1975). An analysis of the speech dysfluencies in Down's syndrome and in normally intelligent subjects. *Journal of Fluency Disorders, 1*, 26-32.

Parks, G. R. (1993). (Interview with David A. Daly). Cluttering: A language based syndrome. *The Clinical Connection, 6*, 4-7.

Perelló, J. (1970). Tachyphemia – A clinical contribution. *Folio Phoniatrica, 22*, 381-382.

Pindzola, R. H., Jenkins, M. M., & Lokken, K. J. (1989). Speaking Rates of Young Children. *Language, Speech, and Hearing Services in Schools, 20*, 133-138.

Pireira, M. M. de B., Rossi, J. P., & Van Borsel, J. (2008). Public awareness and knowledge of stuttering in Rio de Janeiro. *Journal of Fluency Disorders, 33*, 24-31.

Pitluk, N. (1982). Aspects of the expressive language of cluttering and stuttering school children. *South African Journal of Communication Disorders, 29*, 77-84.

Playhouse group (2012). http://www.online-games-zone.com/pages/pnc/find-the-difference.php, retrieved October 21, 2012.

Postma, A., & Kolk, H. M. J. (1993). The covert repair hypothesis: Prearticulatory repair processes in normal and stuttered dysfluencies. *Journal of Speech and Hearing Research, 36*, 472-487.

Preibisch, C., Neumann, K., Raab, O., Euler, H. A., von Gudenberg, A. W., Lanfermann, H., & Giraud, A. L. (2003a). Evidence for compensation for stuttering by the right frontal operculum. *NeuroImage, 20*, 1356-1364.

Preibisch, C., Raab, O., Neumann, K., Euler, H. A., von Gudenberg, A. W., Gall, V., Lanfermann, H., & Zanella, F. (2003b). Event-related fMRI for the suppression of speech associated artifacts in stuttering. *NeuroImage, 19*, 1076-1084.

Preus, A. (1981). *Identifying Subgroups of Stuttering.* Oslo, Norway: Universitetsforlaget.

Preus, A. (1987). The cluttering type of stutterer. *Nordisk tidsskrft for logopedi og foniatr, 12*, 3-19.

Preus, A. (1989). Stammebehandling. *Nordisk tidsskrift for logopedi of foniatri, 14*.

Preus, A. (1992). Cluttering or stuttering: Related, different or antagonistic disorders. In F. L. Myers and K. O. St. Louis (Eds.), *Cluttering: A clinical perspective.* Kibworth: FAR communications.

Preus, A. (1996). Cluttering upgraded. *Journal of Fluency Disorders, 21*, 349-358.

Prior, M. (1996). *Understanding Specific Learning Difficulties.* UK: Psychology Press, Hove.

Quesal, B. (2004). *Fluency and Fluency Disorders.* Stuttering course. Downloaded June 1, 2007. (www.mnsu.edu/comdis/kuster/StutteringCourseSyllabi/Quesal.html).

Raphael, L. J., Bakker, K., Myers, F. L., St. Louis, K. O., & Mac Roy, M. (2001). Articulatory/acoustic features of DDKs in cluttered, tachylalic, and normal speech. Paper presented at the Annual Convention of the American Speech-Language-Hearing Association, New Orleans, LA.

Rapoport, M., van Reekum, R., & Mayberg, M. D. (2000). The role of the cerebellum in cognition and behavior: A selective review. The *Journal of Neuropsychiatry and Clinical Neurosciences, 12*, 193-198.

Reichel, I. K. (2007). Emotional intelligence and stuttering intervention. 10th International Stuttering Awareness Day Online Conference, Minnesota State University, Mankato. For retrieval, http://www.mnsu.edu/comdis/isad10/papers/reichel10.html

Reichel, I. K. (2008). Speech upon presenting Deso Weiss award to Dr. Kenneth O. St. Louis. *The Bulgarian Journal of Communication Disorders, 2*(2), 84-86.

Reichel, I. K. (2010). Treating the person who clutters and stutters. In K. Bakker, L. Raphael, & F. Myers, F. (Eds.), *Proceedings of the First World Conference on Cluttering,* Katarino, Bulgaria, 2007 (pp. 99 -108).

Reichel, I. K. (July, 2011). Cluttering: Questions, Answers, Myths and Facts. Workshop. 28th Annual Conference of the National Stuttering Association, Fort Worth, Texas.

Reichel, I. K. (July, 2014). Cluttering management: Global challenges and successes. Seminar. 2nd World Conference on Cluttering. International Cluttering Association, Eindhoven, Netherlands.

Reichel, I., Ademola, G. S., Bakhtiar, M., Barrett, E., Bona, J., Busto-Marolt, L., Nanjaya, N. C., Diaz, C., Haj-Tas, M., Lilian, D., Makauskiene, M., Miyamoto, S., Shah, M., Touzet, B. B., & Yasin, S. (2014) Frontiers of cluttering across continents: Research, clinical practices, self-help and professional preparation. *Perspectives on Global issues in Communication Sciences and Related Disorders 4*(2), 42-50.

Reichel, I. K., Bakker, K., & Myers, F. (2010). The worldwide panorama of cluttering: Non-Western countries. International Cluttering Online Conference, 2010. Minnesota State University, Mankato. For retrieval, http://www.mnsu.edu/comdis/ica1/papers/reichel1c.html

Reichel, I., Cook, S., Howell, P., Schnell, A., & van Zaalen, Y. (July 2014). Prevalence of cluttering: Pilot studies in three European countries. Poster. International Cluttering Association 2nd World Conference on Cluttering, Eindhoven, the Netherlands.

Reichel, I., & Draguns, J. (2011). International perspectives on perceiving, identifying, and managing cluttering. In D. Ward & K. Scaler Scott (Eds.), *Cluttering: A handbook of research, intervention and education* (pp. 263-279). East Sussex: Psychology Press.

Reichel, I. K., & Ray, A. (2008). The ICA adopts the cluttering orphan. Perspectives on Fluency and Fluency Disorders, *American Speech- Language Hearing Association, 18*(2), 84-86.

Reichel, I. K., Scaler Scott, K., Myers, F., Bakker, K., van Zaalen, Y., de Touzet, B., Busto, L. M., Diaz,

C. L., Lajos, P., Makauskiene, V., Miyamoto, S., Bona, J., Haj-Tas, M. A., Bakhtiar, M., Lilian, D., Shah, E., Barrett, H., Nanjaya, N., Kambanga, J. B., Yasin, S. A., & Ademola, G. S. (May, 2011). The rise of global collaboration in exploring cluttering. The 9th World Congress of People Who Stutter, International Stuttering Association. Buenos Aires, Argentina.

Reichel, I. K., Scaler Scott, K., & van Zaalen, Y. (November, 2012). Tribute to international partnership in research and education in cluttering. Seminar. American Speech-Language-Hearing Association Convention, Atlanta.

Reichel, I. K., Scaler Scott, K., van Zaalen, Y., van Borsel, J., Leahy, M., Ward, D., Sonsterud, H., Adams, C., St. Louis, K. O., & Ademola, G. (August, 2009). ICA seminar: Global Perspectives on Cluttering: Research, Assessment and Treatment. Sixth World Congress on Fluency Disorders, International Fluency Association. Rio de Janeiro, Brazil.

Reichel, I., Scaler Scott, K., van Zaalen, Y., St. Louis, K. O., Van Borsel, J., Leahy, M., Ward, D., Sonsterud, H., Adams, C., & Ademola, G. (2013). ICA International mosaic on cluttering: Historic origins, research, assessment, and treatment. *Perspectives on Global issues in Communication Sciences and Related Disorders, 3* (1), 5-13.

Reichel, I., Scaler Scott, K., van Zaalen, Y., Touzet, B., Myers, F., Bakker, K., Miyamoto, S., Lajos, P., Makauskiene, V., Bona, J., Haj-Tas, M., Marolt, L. B., Diaz, C., Ademola, G. S., Bakhtiar, M., Lilian, D., Shah, E., Barrett, H., Nanjaya, N., Kambanga, J. B., & Yasin, S. (July, 2012). International Cluttering Association forum: Outcomes of 5 Years of Successful Collaboration. Seminar. 7th World Congress on Fluency Disorders, International Fluency Association. Tours, France.

Reichel, I., & St. Louis, K. O. (2007). Mitigating negative stereotyping of stuttering in a fluency disorders class. In J. Au-Yeung & M. Leahy (Eds.), *Research, treatment, and self-help in fluency disorders: New horizons* (pp. 236-244). International Fluency Association.

Reichel, I., St. Louis, K. O., & van Zaalen, Y. (September, 2013). Emotional intelligence training for speech-language pathologists. Seminar. 4th International Congress on Emotional Intelligence. New York, USA.

Renfrew, C. (1997). *The Renfrew language scales: Bus story test, a test of narrative speech*, Speechmark.

Rieber, R. W., Breskin, S., & Jaffe, J. (1972). Pause time and phonation time in stuttering and cluttering. *Journal of Psycholinguistic Research, 1*, 149-154.

Rieder, K., & Rumler, A. (1990). Poltern. In H. Aschenbrenner & K. Rieder (Hrsg.) *Sprachheilpëdagogische Praxis* (2. überarb. und erw. Aufl., S 129). Wien: Jugend und Volk.

Riley, G. D. (1981). *Stuttering Prediction Instrument for young children (SPI)*. Austin, TX: PRO-ED.

Riley, G. D. (2008). *Stuttering severity instrument for children and adults SSI-4* (3rd Ed.). Austin, TX: PRO-ED.

Riley, G. D., & Riley, J. (1985). *Oral Motor Assessment and treatment: Improving syllable production*. Austin: PRO-ED.

van Riper, C. (1970). Stuttering and cluttering. *Folia Phoniatrica, 22*, 347-353.

van Riper, C. (1982). *The nature of stuttering*. Englewood Cliffs, NJ: Prentice Hall.

Rondal, J. A. (2001). Language in mental retardation: Individual and syndromic differences, and neurogenitic variation. *Swiss Journal of Psychology, 60*, 161-178.

Sasisekaran, J., de Nil, L., Smyth, R., & Johnson, C. (2006). Phonological encoding in the silent speech of persons who stutter. *Journal of Fluency disorders, 31*, 1-21.

Scaler Scott, K. (2008). *A comparison of disfluency and language in matched children with Asperger's disorder, children who stutter, and controls during an expository discourse task*. Doctoral dissertation, University of Louisiana at Lafayette.

Scaler Scott, K. (2011). Cluttering and autism spectrum disorders. In D. Ward & K. Scaler Scott (Eds.), *Cluttering: A handbook of research, intervention and education* (pp. 115-133). East Sussex: Psychology Press.

Scaler Scott, K. (2012). Treatment techniques for children, teens, and adults with cluttering. Seminar presented at the 7th World Congress on Fluency Disorders, International Fluency Association. Tours, France.

Scaler Scott, K., & St. Louis, K. O. (2011). Self-help and support groups for people with cluttering. In

D. Ward & K. Scaler Scott (Eds.), *Cluttering: A handbook of research, intervention and education* (pp. 211-229). East Sussex: Psychology Press.
Scaler Scott, K., Tetnowski, J. A., Roussel, N. C., & Flaitz, J. F. (2010). Impact of a pausing treatment strategy upon the speech of a clutterer-stutterer. In K. Bakker, L. Raphael, & F. Myers (Eds.), *Proceedings of the First World Conference on Cluttering*, Katarino, Bulgaria, pp. 132-140.
Scaler Scott, K., & Ward, D. (2013). *Managing Cluttering: A comprehensive guidebook of activities*. Austin, TX: PRO-ED.
Scharfenaker, S., & Stackhouse, T. (2012). Strategies for day-to-day-life, National Fragile X Foundation, http://www.fragilex.org/2012/support-and-resources/strategies-for-day-to-day-life/.
Schlanger, B. B., & Gottsleben, R. H. (1957). Analysis of speech defects among the institutionalized mentally retarded. *Journal of Speech and Hearing Disorders, 22*, 98-103.
Schneider, D. J. (2004). *The psychology of stereotyping*. New York/London: Guilford.
Schnell, A., Abbink, M., & van Zaalen, Y. (2013). *Poltern prevalence in Deutschland*. Bachelor's thesis, Zuyd University of Applied Sciences, Netherlands.
Scott, K. S., Grossman, H. L., Abendroth, K. J., Tetnowski, J. A., & Damico, J. S. (2007). Asperger syndrome and attention deficit disorder: Clinical disfluency analysis. Proceedings of the Fifth World Congress on Fluency and Fluency Disorders in Dublin, Ireland.
Scripture, E. W. (1912). *Stuttering and lisping*, New York: Macmillan.
Seeman, M. (1965). *Sprachstorungen bei Kindern*. Berlin: Volk und Gesundheit, Berlin.
Seeman, M. (1970). Relation between motorics of speech and general motor ability in clutterers. *Folia Phoniatrica, 22*, 376-380.
Seeman, M. (1974). *Sprachstorungen bei Kindern*. Berlin: VEB Verlag Volk und Gesundheit.
Seeman, M., & Novak, A. (1963). Ueber die Motorik bei poltern. *Folia Phoniatrica, 15*, 170-176.
Shapiro, D. (2011). *Stuttering intervention: A collaborative journey to fluency freedom* (2d ed.). Austin, TX: PRO-ED.
Sheehan, J. G. (1975). Conflict theory and avoidance-reduction therapy. In J. Eisenson (Ed.), *Stuttering: A symposium*. New York: Harper and Row.
Shepherd, G. (1960). Studies in Tachyphemia: II. Phonetic description of cluttered speech. *Logos, 3*, 73-81.
Shields, L. (2010). Treating cluttered speech in a child with autism: Case study. Presentation at the Annual Convention of the American Speech-Language-Hearing Association, Philadelphia.
Shklovsky, V. M. (1994). *Stuttering*. Moscow (in Russian).
Shriberg, L. D. (2003). Diagnostic markers for child speech-sound disorders: Introductory comments. *Clinical Linguistics and Phonetics, 17*(7), 501-505.
Sick, U. (2004). *Poltern, Theoretische Grundlagen, Diagnostik, Therapie*. Stuttgart: Thieme.
Silverman, F. H. (1996). Cluttering (Tachyphemia). In F. H. Silverman, *Stuttering and Other Fluency Disorders* (pp. 211-219). Needham Heights, MA: Allyn and Bacon.
Simkins, L. (1973). Cluttering. In B. B. Lahey (Ed.), *The modification of language behavior* (pp. 178-217). Springfield, IL: Charles C. Thomas.
Smith, A., Goffman, L., Zelaznik, H. N., Ying, G., & McGillem, C. (1995). Spatiotemporal stability and patterning of speech movement sequences. *Experimental Brain Research, 104*, 493-501.
Sønsterud, H., Andrup, G. (2012). Motor control and speech - Is there a connection? Neuromotor examination of four individuals who clutter. Seminar. The 7th World Congress on Fluency Disorders, International Fluency Association. Tours, France.
Sønsterud, H., Heitmann, R. R., Kvenseth, H., & St. Louis, K. O. (2012). Public attitudes toward cluttering and/or stuttering in three regions of Norway. Poster. The 7th World Congress on Fluency Disorders, International Fluency Association. Tours, France.
Stang, H. M. (1984). Glichkeiten der Behandlung polternder Kinder. *Die Sprachheilarbeit, 29*, 255-264.
Stansfield, J. (1990). Prevalence of stuttering and cluttering in adults with mental handicaps. *J Ment Defic Res, 34* (Pt 4), 287-307.
Starkweather, C. W. (1987). *Fluency and stuttering*. Englewood Cliffs, NJ: Prentice-Hall.

St. Louis, K. O. (Ed.) (1986). *The Atypical stutterer: Principles and practices of rehabilitation.* Orlando, FL: Academic Press.

St. Louis, K. O. (1991). A successful approach to cluttering. In L. Rustin (Guest Ed.). Clinical focus: Dysfluency. *Human Communication, 1*, 20-21.

St. Louis, K. O. (1992). On defining cluttering. In F. L. Myers & K. O. St. Louis (Eds.), *Cluttering: A clinical perspective* (pp. 37-53). Kibworth, Great Britain: Far Communications. Reissued in 1996 by Singular, San Diego, CA.

St. Louis, K. O. (1996a). A tabular summary of cluttering subjects in the special edition. *Journal of Fluency Disorders, 21*, 337-344.

St. Louis, K. O. (1996b). Purpose and Organization of the Special Edition on Cluttering. *Journal of Fluency Disorders, 21*, 171-174.

St. Louis, K. O. (Ed.) (1996c). Research and opinion on cluttering: State of the art and science (Special Edition), *Journal of Fluency Disorders, 21*, 171-173.

St. Louis, K. O. (1998). *Cluttering: Some guidelines.* Memphis, TN: Stuttering Foundation of America. (Brochure: On-line at www.stuttersfa.org/brochures/br_clutt.htm). （訳注：2018年5月時点では www.stutteringhelp.org/cluttering）

St. Louis, K. O. (2000). Cluttering. In C. R. Reynolds & E. Fletcher-Jantzen (Eds.). *Encyclopedia of special education.* New York: John Wiley & Sons.

St. Louis, K. O. (2001). *Living with stuttering: Stories, basics, resources, and hope.* Morgantown, WV: Populore.

St. Louis, K. O. (2011). International project on attitudes toward human attributes (IPATHA). Morgantown, WV: Populore., retrieved at http://www.stutteringattitudes.com

St. Louis, K. O., & Daly, D. (1995). Cluttering: Past, present and future. In C. W. Starkweather & H. F. M. Peters (Eds.), *Stuttering: Proceedings of the First World Congress on fluency disorders.* The International Fluency Association, pp. 659-662.

St. Louis, K. O., Filatova, Y., Coşkun, M., Topbaş, S., Ozdemir, S., Georgieva, D., McCaffrey, E., & George, R. D. (2010). Identification of cluttering and stuttering by the public in four countries. *International Journal of Speech-Language Pathology, 12*, 508-519.

St. Louis, K. O., Filatova, Y., Coşkun, M., Topbaş, S., Ozdemir, S., Georgieva, D., McCaffrey, E., & George, R. D. (2011). Public attitudes toward cluttering. In E. L. Simon (Ed.), P*sychology of stereotypes* (pp. 81-113). Hauppauge, NY: Nova Science Publishers.

St. Louis, K. O., & Hinzman, A. R. (1986). Studies of cluttering: Perceptions of cluttering by speech-language pathologists and educators. *Journal of Fluency Disorders, 11*, 131-149.

St. Louis, K. O., Hinzman, A. R., & Hull, F. M. (1985). Studies of cluttering: Disfluency and language measures in young possible clutterers and stutterers. *Journal of Fluency Disorders, 10*, 151-172.

St. Louis, K. O., & McCaffrey, E. (November 2005). *Public Awareness of Cluttering and Stuttering: Preliminary Results.* Poster Presented at the 2005 ASHA Convention, San Diego, CA.

St. Louis, K. O., & Myers, F. L. (1995). Clinical management of cluttering. *Language, Speech, and Hearing Services in the Schools, 26*, 187-194.

St. Louis, K. O., & Myers, F. L. (1997). Management of cluttering and related fluency disorders. In R. Curlee & G. Siegel (Eds.), *Nature and Treatment of Stuttering: New Directions* (pp. 313-332). New York: Allyn & Bacon.

St. Louis, K. O., & Myers, F. L. (1998). A synopsis of cluttering and its treatment. Paper presented at the International Stuttering Awareness Day On-Line Conference. www.mankato.msus.edu/dept/comdis/isad/isadcon.html.

St. Louis, K. O., Myers, F. L., Bakker, K., & Raphael, L. J. (2007). In E. Conture & R. Curlee (Eds.), *Stuttering and Other Fluency Disorders* (3rd ed.). Philadelphia, PA: Thieme Medical.

St. Louis, K., Myers, F., Cassidy, L., Michael, A., Penrod, S., Litton, B., Olivera, J., and Brodsky, E. (1996). Efficacy of delayed auditory feedback for treating cluttering: Two case studies. *Journal of Fluency Disorders, 21*, 305-314.

St. Louis, K. O., Myers, F. L., Faragasso, K., Townsend, P. S., & Gallaher, A. J. (2004). Perceptual aspects of cluttered speech. *Journal of Fluency Disorders, 29*, 213-235.

St. Louis, K. O., Raphael, L. J., Myers, F. L., and Bakker, K. (2003). Cluttering Updated. *The ASHA*

Leader, 18, 4-5, 20-22.
St. Louis, K. O., & Rustin, L. (1992). Professional awareness of cluttering. In F. L. Myers & K. O. St. Louis (eds.), *Cluttering: A clinical perspective* (pp. 23-35). Leicester: FAR Communications. Reissued: San Diego, CA: Singular, 1996.
St. Louis, K. O., & Schulte, K. (2011). Defining cluttering: The lowest common denominator. In D. Ward & K. Scaler Scott (Eds.), *Cluttering: A handbook of research, intervention and education* (pp. 233-253). East Sussex: Psychology Press.
St. Louis, K. O., Sønsterud, H., Heitmann, R. R., Kvenseth, H., Flobakk, C., & Helmen, L. N. (2012). Identification of cluttering and/or stuttering by the public in three regions of Norway. Seminar. The 7th World Congress on Fluency Disorders, International Fluency Association. Tours, France.
Stourneras, E. F. (1980). Stotteren bij kinderen. In C. H. Waar (Ed.), *Stem-, Spraak- en Taalstoornissen bij kinderen* (pp. 65-95). Alphen a/d Rijn: Stafleu's Wetenschappelijke Uitgeversmaatschappij.
Sturm, J. S., & Seery, C. H. (2007). Speech and articulatory rates of school-age children in conversation and narrative contexts, University of Wisconsin-Milwaukee. *Language, Speech, and Hearing Services in Schools, 38,* 47-59.
Teigland, A. (1996). A study of pragmatic skills of clutterers and normal speakers. *Journal of Fluency Disorders, 21,* 201-214.
Tetnowski, J. A., & Douglass, J. (2011). Cluttering in the academic curriculum. In D. Ward & K. Scaler Scott (Eds.), *Cluttering: A handbook of research, intervention and education* (pp. 280-296). East Sussex: Psychology Press.
Thacker, A., & Austen, S. (1996). Cluttered Communication in a Deafened Adult with Autistic Features. *Journal of Fluency Disorders, 21,* 271-279.
Thacker, R., & De Nil, L. (1996). Neurogenic cluttering. *Journal of Fluency Disorders, 21,* 227-238.
Tiger, R. J., Irvine, T. L., & Reis, R. P. (1980). Cluttering as a complex of learning disabilities. *Language, Speech and Hearing Services in Schools, 11,* 3-14.
Verhoeven, J., Pauw, G., & Kloots, H. (2004). Speech rate in a pluricentric language: A comparison between Dutch in Belgium and the Netherlands. *Language and Speech, 47,* 297-308.
Voelker, C. H. (1935). The Prevention of Cluttering. *The English Journal, 24,* 808-810.
Volker, G., & Giraud, A. L. (2005). Cortical plasticity associated with stuttering therapy. *Journal of Fluency Disorders, 30,* 23-39.
Vygotsky, L. (1986). *Thought and language* (rev. ed.). Cambridge, MA: The MIT Press.
Walker, J. F., Archibald, L. M. D., Chemiak, S. A., & Fish, V. G. (1992). Articulation rate in 3 and 5 year old children. *Journal of Speech and Hearing Research, 35,* 4-13.
Wallen, M., Bonney, M. A., & Lennox, L. (1996). Handwriting speed test. *Australian Occupational Therapy Journal, 53,* 141.
Ward, D. (2004). Cluttering, speech rate and linguistic deficit: Case report. In A. Packman, A. Meltzer, & H. F. M. Peters (Eds.), *Theory, research and therapy in fluency disorders* (pp. 511-516). Proceedings of the 4th World Congress on Fluency Disorders, Montreal, Canada, Nijmegen: Nijmegen University Press.
Ward, D. (2006). *Stuttering and cluttering, Framework for understanding and treatment.* East Sussex: Psychology Press.
Ward, D. (2010). Stuttering and normal nonfluency: Cluttering spectrum behaviour as a functional descriptor of abnormal nonfluency. In Proceedings of the First World Conference on Cluttering, May 12-14, 2007, Katarino: Bulgaria.
Ward, D. (2011a). Scope and constraint in the diagnosis of cluttering: Combining two perspectives. In D. Ward, & K. Scaler Scott (Eds.), *Cluttering: A handbook of research, intervention and education.* (pp. 254-263). East Sussex: Psychology Press.
Ward, D. (2011b). Motor speech control and cluttering. In D. Ward, & K. Scaler Scott (Eds.), *Cluttering: A handbook of research, intervention and education (*pp. 34-44). East Sussex: Psychology Press.
Ward, D., & Scaler Scott, K. (2011). *Cluttering: A handbook of research, intervention and education.*

East Sussex: Psychology Press.

Watkins, K. E., Smith, S. M., Davis, S., & Howell, P. (2008). Structural and functional abnormalities of the motor system in developmental stuttering. *Brain, 131*, 50-59.

Watzlawick, P., Bavin, J. H., & Jackson, D. D. (1970). *De pragmatische aspecten van de menselijke communicatie*. Deventer: Van Loghum Slaterus.

Weiss, D. A. (1964). *Cluttering*. Englewood Cliffs, NJ: Prentice-Hall.

Weiss, D. A. (1967). Similarities and differences between stuttering and cluttering. *Folia Phoniatrica, 19*, 98-104.

Weiss, D. A. (1968). Cluttering: Central language imbalance. *Pediatric Clinics of North America, 15*, 705-720.

Weiss, M. G., & Ramakrishna, J. (2006). Stigma interventions and research for international health. *The Lancet, 367*, 536-538.

WHO (2007). *International Classification of Functioning, Disability and Health (ICF)*. www.who.int/classifications/icf/en.

Wigg, E. H., & Semel, E. M. (1984). *Language Assessment and Intervention for the Learning Disabled* (2nd ed.), Columbus, OH: Charles E. Merrill.

Wilder, D. (1993). Affect, arousal, and stereotyping. In D. M. Mackie & D. L. Hamilton (Eds.), *Affect, cognition, and stereotyping: Interactive processes in group perception* (pp. 87-109). San Diego: Academic Press / Harcourt Brace, Jovanovich.

Williams, D., & Wener, D. L. (1996). Cluttering and stuttering exhibited in a young professional. *Journal of Fluency Disorders, 21*, 261-270.

Winkelman, C. L. (1990). Broddelen. In W. M. Mensink-Ypma, *Broddelen en Leerstoornissen*. Utrecht: Bohn, Scheltema & Holkema.

Winkelman, C. L. (1993). Broddelen, een verborgen stoornis. *Logopedie en foniatrie, 6*, 175-179.

Winkelman, C. L. (2006). Terugrekenoefening. In B. W. Bezemer, J. Bouwen, & C. Winkelman, *Stotteren van theorie naar therapie* (pp. 320-321). Bussum: Uitgeverij Coutinho.

Wolk, L. (1986). Cluttering: A diagnostic case report. *British Journal of Disorders of Communication, 2*, 199-207.

Woolf, G. (1967). The assessment of stuttering as struggle, avoidance and expectancy. *British Journal of Disorders of Communication, 2*, 158-171.

Wright, L., & Ayre, A. (2000). *WASSP: the Wright and Ayre stuttering selfrating profile*. Bicester: Winslow.

Yairi, E., & Ambrose, N. (2005). *Early Childhood Stuttering*. Austin: Pro Ed.

Yaruss, S., Logan, K., & Conture, E. (1994). Speaking rate and diadochokinetic abilities of children who stutter. *Journal of Fluency Disorders, 19*, 221-222.

Yaruss, S., & Quesal, R. (2010). Overall assessment of the speaker's experience of stuttering: Documenting multiple outcomes in stuttering treatment. *Journal of Fluency Disorders, 31*, 90-115.

van Zaalen, Y. (2007). Articulatory rate and accuracy in stuttering and cluttering. Proceedings of the First World Conference on Cluttering. Katarino, Bulgaria, 199-205.

van Zaalen, Y. (2007). Differential diagnostic between cluttering and stuttering. Implications for treatment. Paper presented at the 27th World Congress of the International Association of Logopedics and Phoniatrics, Denmark, Goteborg.

van Zaalen, Y. (May, 2008a). Differential diagnostics in cluttering, stuttering and learning disabilities. Kolloquium, Universität Aachen, Germany.

van Zaalen, Y. (May, 2008b). Putting cluttering on the map. Workshop presented at the University of Blagoevgrad, Bulgaria.

van Zaalen, Y. (2009). *Cluttering identified. Differential diagnostics between cluttering, stuttering, and learning disability*. Ph.D. thesis, Utrecht, Zuidam.

van Zaalen, Y. (2010). Assessment of reading and writing: Consequences for speech therapy in fluency disorders. Paper presented at the ECSF, 2010, Antwerp, Belgium.

van Zaalen, Y. (2010). Cluttering: A Language based Fluency Disorder. Paper and seminar presented at Intensive Programme, Belgium, KHBO, Brugge.

van Zaalen, Y. (2010). Cluttering and stuttering: Disfluency, reading, and writing. Paper presented at the European Symposium on Fluency Disorders, Antwerp, Belgium.

van Zaalen, Y. (2010). The defective language automation hypothesis in cluttering. Paper presented at the European Symposium on Fluency Disorders, Antwerp, Belgium.

van Zaalen, Y. (2010). Is cluttering a language based fluency disorder?, *Proceedings of the 2010 IALP Conference in Athens*, pp. 492-498.

van Zaalen, Y. (2010). Speech motor control on word level. Paper presented at 7th CPLOL Congress, Ljubljana, Slovenia.

van Zaalen, Y. (2010). *Stotteren en broddelen: Niet-vloeiendheid, lezen en schrivjven*. Paper presented at the Simea Congress, 2010, Lunteren.

van Zaalen, Y. (2011). Differential diagnostics between cluttering and stuttering, how to do it. Workshop presented at the 9th Oxford Disfluency Conference, Oxford, United Kingdom.

van Zaalen, Y. (2012). Is cluttering a language based fluency disorder? *Proceedings of the International Conference on Stuttering*, pp. 29-35. Rome, Italy.

van Zaalen, Y. (2012). Cluttering understood. Paper presented at the ECSF Conference on Fluency Disorders, Antwerp, Belgium.

van Zaalen, Y. (2012). Differential diagnostics between cluttering and stuttering; How you do it. Seminar. The 7th World Congress on Fluency Disorders, International Fluency Association. Tours, France.

van Zaalen, Y., Abbink, M., & Dejonckere, P. (2012). Is broddelen een op taal gebaseerde vloeiendheidsstoornis? *Tijdschrift Logopedie Vlaamse Vereniging van Logopedisten*.

van Zaalen, Y., & Bochane, M. (2007). "The Wallet story," Paper presented at the 27th World Congress of the International Association of Logopedics and Phoniatrics, Denmark, Goteborg Proceedings, p. 85.

van Zaalen, Y., Cook, S., Elings, J., & Howell, P. (2011). Screening Phonological Accuracy, effects of articulatory rate on phonological encoding. Poster presented at the 2011 Speech Motor Conference, Groningen, the Netherlands.

van Zaalen, Y., Deckers, S., Dirven, C., Kaiser, C., van Kemenade, P., & Terhoeve, A. (2012). Prevalence of cluttering in a school-aged population. Seminar. The 7th World Congress on Fluency Disorders, International Fluency Association. Tours, France.

van Zaalen, Y., & Dejonckere, P. H. (2010). Cluttering a language based fluency disorder. Paper presented at the first online conference on cluttering.

van Zaalen, Y., & van Heeswijk, E. (2012). Linguistic disfluencies in persons with cluttering. Paper presented at the ECSF Conference on Fluency Disorders, Antwerp, Belgium.

van Zaalen, Y., & van Heeswijk, E. (2012). Linguistic fluency in narration of persons with cluttering. Paper presented at the 2012 European CPLOL Congress, The Hague, The Netherlands.

van Zaalen, Y., & van Heeswijk, E. (2012). Linguistic fluency in narrative tasks of persons with cluttering. Seminar. The 7th World Congress on Fluency Disorders, International Fluency Association. Tours, France.

van Zaalen, Y., van Heeswijk, E., & Reichel, I. Linguistic fluency in narrative tasks of persons with cluttering (in preparation).

van Zaalen, Y., Myers, F., Ward, D., & Bennet, E. (2008). The cluttering assessment protocol. Retrieved at http://associations.missouristate.edu/ICA/.

van Zaalen, Y., & Reichel, I. K. (2011). Assessment of the cluttering component in stuttering, One Day Workshop presented at Touro College, New York, USA.

van Zaalen, Y., & Reichel, I. K. (2011). The cluttering component in stuttering. Workshop presented at the 9th World Congress of People Who Stutter. International Stuttering Association. Buenos Aires, Argentina.

van Zaalen, Y., & Reichel, I. K. (May 2014). Prevalence of Cluttering in European adolescents and young adults. Poster. Touro Research Day, New York, USA.

van Zaalen, Y., & Reichel, I. (2014) Cluttering treatment: Theoretical considerations and intervention planning. *Perspectives on Global issues in Communication Sciences and Related Disorders, 4*(2), 57-62.

van Zaalen, Y., & Reichel, I. (2013). Qu'est-ce que le bredouillement? Pistes pour l'intervention orthophonique. *Reeducation Orthophonique*. 256, 119-153 (in French).
van Zaalen, Y., & van Wanseele, B. (2012). Cluttering and Parkinson: Kinematic similarities and differences. Paper presented at the European CPLOL Congress, the Hague, Netherlands.
van Zaalen, Y., van Wanseele, B., Vos, A., van Hoeve, F., & Scheepens, L. (2012). Cluttering and Parkinson: Kinematic similarities and differences. Poster. The 7th World Congress on Fluency Disorders, International Fluency Association. Tours, France.
van Zaalen, Y., Ward, D., Nederveen, A. J., Lameris, J. L., Wijnen, F., & Dejonckere, P. H. (2009). Cluttering and stuttering: Different disorders and differing functional neurologies. Paper presented at the 6th World Congress on Fluency Disorders, Rio de Janeiro.
van Zaalen, Y., Wijnen, F., & Dejonckere, P. H. (2009a). A test of speech motor control on word level productions: The SPA Test (Dutch: Screening Pittige Articulatie). *International Journal of Speech and Language Pathology, 11*(1), 26-33.
van Zaalen, Y., Wijnen, F., & Dejonckere, P. H. (2009b). Language planning disturbances in children who clutter or have learning disabilities, *International Journal of Speech and Language Pathology, 11*(6), 496-508.
van Zaalen, Y., Wijnen, F., & Dejonckere, P. H. (2009c). Differential diagnostics between cluttering and stuttering. *Journal of Fluency Disorders, 34*(3), 137-154.
van Zaalen, Y., Wijnen, F., & Dejonckere, P. H. (2009d). The Predictive Cluttering Inventory-Dutch revised, part two. *Journal of Fluency Disorders, 34*(3), 147-154.
van Zaalen, Y., Wijnen, F., & Dejonckere, P. H. (2011a). Cluttering and learning disability. In D. Ward & K. Scaler Scott (Eds.), *Cluttering: A handbook of research, intervention and education* (pp. 100-14). East Sussex, Psychology Press.
van Zaalen, Y., Wijnen, F., & Dejonckere, P. H. (2011b). Cluttering Assessment: Rationale, tasks and interpretation. In D. Ward & K. Scaler Scott (Eds.), *Cluttering, A handbook of research, intervention and education* (pp. 137-51). East Sussex: Psychology Press.
van Zaalen, Y., & Winkelman, C. (2009). *Broddelen, een (on) begrepen stoornis*. Bussum: Coutinho.
Zajac, D. J., Harris, A. A., Roberts, J. E., & Martin, G. E. (2009). Direct Magnitude Estimation of Articulation Rate in Boys With Fragile X Syndrome. *Journal of Speech, Language, and Hearing Research, 52*, 1370-1379.
Zemlin, W. R., Daniloff, R. G., & Shriner, T. H. (1968). Difficulty of listening to time-compressed speech. *Journal of Speech and Hearing Research 11*, 875-881.
Zonneveld, W., Quené, H. & Heeren, W. F. L. (2011). Sound and sounds, *Studies presented to M. E. H. (Bert) Schouten on the occasion of his 65th birthday*. Utrecht: UiL-OTS, pp. 161-171.
Zylom (2012). Mirror magic. www.zylom.com/nl/gratis-online-spelletjes/zoek-en-vind-spellen/

索引

〈数字〉

1秒あたりの音節数（Syllables Per Second, SPS） 151

〈アルファベット〉

ACC 15
ADD（attention deficit disorder, 注意欠陥障害） 52, 68, 82, 83
AD/HD 46, 50-52, 68, 73, 82-83, 158
ASD 80-81
AVF訓練 111, 114, 118-121, 124, 134, 136-137, 142
BCSQ 104, 166
CLI 4, 22
CSI 67, 68
DAF 134-135
DAS 76-78
DS 79-81
Erickson's Speech Situation Checklist 67
FAF 134
FXS 80-81
HAF 44, 134-135
ICA 7, 32, 169-170
ICD-10 20
ICF 20-21, 50
Levelt ....vi, 3, 23, 27, 104
Leveltの言語産出モデル 23-24, 27, 35, 104, 124
NDF 61, 149
NF-1 82
OMAS 57, 65-66, 104, 159, 161
Overall Assessment of the Speaker's Experience of Stuttering（OASES, Yaruss & Quesal, 2010） 67
PCI 51
PCI-r vi
PD 78, 79
Pitch（ピッチ） 129
POSHA-E 30-31
Praat 40, 57, 59, 66, 69, 88, 99, 119, 121, 127-129, 135, 150
Predictive Cluttering Inventory（クラタリング予測項目、PCI） 50
RDF 61
SDF 148, 149
SLI 78
SMA 15
SMART 87, 94, 98, 106, 117, 121, 126
SPA 64-65, 104, 166
SPI 67
SPS 53, 58, 133
SSI-4 60
Stourneras（1972）の4要素モデル 28, 32, 86-89, 96, 119
tachylalia（早口） 4, 13-14, 41
TS 81-82
WASSP 67
Wright and Ayre 吃音自己評定プロフィール（WASSP, Wright & Ayre, 2000） 67

〈ア〉

あいまい化 68
アサーショントレーニング 117
アスペルガー症候群 80
安定化 97

〈イ〉

言い直し 3, 10, 17, 19, 23, 25, 29, 37-38, 43, 55, 60, 68, 89, 146, 147
医原性の効果 121
維持 97, 113, 142
意味的な錯語 75
イントネーション 39, 137-138
韻律 9, 23, 40, 113-114, 120, 137
韻律パタン 27, 34, 39

〈ウ〉

ウェルニッケ失語 46
運動感覚フィードバック 133
運動障害性構音障害 5, 68, 70, 78
運動性クラタリング 19
運動のプログラミング v
運動プラニング 23, 42

〈エ〉

エビデンスに基づく実践 ....v, 9

〈オ〉

恐れ 3, 29, 72-73, 91, 93, 116-117, 158, 162
音産出正確性スクリーニングテスト（Screening Phonological Accuracy, SPA） 16, 35, 44, 54, 56, 58, 64, 70-71, 106, 144, 155-157, 166
音の繰り返し 25
音の付加 77, 78
音の融合（coalescence） 10, 19
折りたたみ 62, 132, 135

音圧増強聴覚フィードバック (Hightened Auditory Feedback, HAF) ……………………… 134
音韻錯語 ……………………………………… 75
音韻性 ………………………………………… 94
音韻性クラタリング ………… 19-20, 29, 38, 43, 56, 70-71, 79, 113-114, 130, 132
音韻タッピング ……………………………… 126
音韻的エラー ………………………………… 35
音韻的プラニング ………………… 35, 42, 64, 124
音韻の配列 …………………………………… 10
音韻配列のエラー …………………………… 19
音韻符号化 …………… v, 19, 24, 27, 57, 64, 155, 166
音響・音韻処理過程 ………………………… 24, 27
音声的 (phonetic) エラー ……………………… 35
音声プラニング (phonetic planning) ………… 35
音節構造 ……………………………………… 132
音節タッピング ………… 107-109, 114, 122-123, 132-134, 136
音節タッピング訓練 ……… 99, 102, 108, 113-114, 121-122
音節内の構造のエラー ………………………… 35
音節の折りたたみ …………………………… 25
音節の音韻符号化 …………………………… 10
音節の強勢 …………………………………… 7, 33
音節の配列 …………………………………… 29
音節の崩壊 …………………………………… 7
音節や単語構造のエラー ……………………… 56

〈カ〉
外的統制 (外部要因思考) (external locus of control) …………………………………… 101
介入計画 ……………………………………… 113
概念化過程 …………………………………… 24, 27
回避 …………………………………… 87, 91, 149
回避行動 ………………… 73, 87, 100, 158, 162
学習障害 ……………… v, 14, 50-52, 68, 73-75, 158, 169
活動と参加 …………………………………… 20-21
環境因子 ……………………………………… 20-21
観察表 ………………………………………… 103
感情要素 ……………………………………… 28-29, 91
間投詞 (interjection) … 3, 19, 25, 29, 37-38, 45, 55, 60, 68, 75-76, 80-81, 108, 120, 129, 132, 146-147, 150, 167
鑑別診断 ……………… v, 3, 11-12, 51-52, 54, 68-69, 83, 104, 159, 166
緩話症 (bradylalia：遅すぎる発話) ………… 41

〈キ〉
記憶した物語の再生 ………… 26, 54, 63, 144, 152
吃音 …………………………………………… 158
吃音緩和法 …………………………………… 93, 116
吃音重症度検査第4版 (SSI-4, Riley, 2008)
………………………………………… 58, 60-61
吃音中核症状 (stuttering-like disfluencies, SDF)
……………… 3, 11, 25, 33, 38, 55-56, 60-61, 70-71, 73, 75, 79, 81, 83, 114, 116, 147-148, 154, 158, 166
吃音中核症状頻度 …………………… 58, 148-149
吃音予測検査 (Stuttering Prediction Instrument, SPI) (Riley, 1981) ………………………… 67
強化聴覚フィードバック (heightened auditory feedback, HAF) ……………………… 44, 62
強勢 ………………… 10, 33, 38-41, 45, 94, 122-123
強勢パタン ………… 27, 40, 45, 56, 58, 136-137, 146
恐怖 …………………………………… 91-92, 172, 174

〈ク〉
句の繰り返し ……………………… 25, 81, 145, 147
クラタリング・スタタリング (cluttering-stuttering) ………… 11-12, 31, 61, 79-80, 92-93, 96, 109, 113-116, 134, 144, 148, 169, 171
クラタリング・スペクトラム行動 (cluttering spectrum behavior, CSB) ……………………… 7
クラタリング重症度検査 (Cluttering Severity Instrument, CSI) …………… 7, 54, 67, 95, 104, 166
クラタリングと吃音に関する簡易質問項目 (Brief Cluttering and Stuttering Questionnaire BCSQ)
………………………………… 19, 103, 144, 162
クラタリングによく見られる話し方 (cluttering-like speech) ………………………………… 2
クラタリングの暫定的定義 ………………… 15, 34
クラタリングの中核症状 …………………… 32
クラタリング用状況別発話チェックリスト …… 104, 176
クラタリング予測項目 (Predictive Cluttering Inventory, PCI) ……………………………… vi, 12
クラタリング予測項目改訂版 (Predictive Cluttering Inventory-Revised, PCI-r) … 44, 50-51, 103, 144-145, 166
繰り返し …… 22-23, 26, 38, 55, 60, 70, 75, 80-81, 135

〈ケ〉
形式化過程 …………………………………… 24, 27
継次的行動 …………………………………… 15
継次的動作 …………………………………… 15
形態素 ………………………………………… 27
限局性学習症 ………………………………… 74
限局性学習障害 (specific learning difficulties, SLD) …………………………………… 68, 74
言語形式化 ………… 5, 9-10, 15, 19, 23-27, 30, 43, 46, 53, 55, 60, 62-63, 74, 78, 88, 94, 109-111, 115, 129, 131, 134, 138-141
言語産出 ………… 24-28, 39, 50, 52, 63, 78, 94, 138
言語産出上のエラー ………………………… 25

言語産出の非同期性……………………………26
言語自動化………………………………24, 28
言語自動化障害モデル…………………23, 32
言語自動化／同期障害……………………24
言語性クラタリング………………………19
言語聴覚士……………… 7 , 31-32, 44, 112, 169-174
言語聴覚療法……………………………… 171
言語的非流暢性症状………………………37
言語的複雑さ…… 26, 28, 54-56, 60, 62, 66, 70-71, 78, 81, 96, 113-115, 133, 138-139, 141, 147, 151, 158
言語的迷い行動……………………………37, 55
言語の形式化………………………… 115, 145
言語の自動化障害モデル………………………5
言語の複雑さ……………………… 73, 88, 138
言語プラニング…………………… 3 , 60, 63
言語プログラミング………………………37
言語療法士……………………………… 169
顕在性………………………………………88, 90

〈コ〉
語彙検索……………………… 57, 64, 86, 94, 96
語彙辞書……………………………………24
構音運動…………………………………12, 77
構音過程……………………………………24, 27
構音障害……………………………… 22, 31, 68
構音速度… 9-12, 16-18, 34, 46, 55-56, 59-60, 63, 65, 69-71, 74, 81-82, 92, 99-100, 104, 106, 109, 114, 118, 132-134, 150-151, 155-157, 159-161
構音速度の変動（Articulatory Rate Variation, ARV）…………………………… 151
口腔運動……… 54, 57, 65, 77, 92, 124, 144, 159-161
口腔運動能力……………………………… 159
口腔運動評価尺度（Oral-Motor Assessment Scale, OMAS）……………… 57-58, 64-65, 159, 166
肯定的な自己イメージ…………………… 117
肯定的な聴覚フィードバック…………… 120
肯定的なフィードバック………………… 118
語音の配列順序…………………………… 155
国際クラタリング学会（International Cluttering Association, ICA）………………… iii, 7 , 34, 67
国際疾病分類第10版（ICD-10）……………22
国際生活機能分類（International Classification of Functioning, ICF）…………………20
語句の繰り返し………………………… 37-38, 89, 91
語・句の繰り返し……………………………19
語検索………………………………… 19, 23, 57, 75
語構造………………………………………70
語構造のエラー………… 9-10, 19, 35, 69-70, 73, 158
こころの知能指数………………………… 117, 173
個人因子……………………………………21
語想起……………………………… vi, 78, 117, 146
語内のラッシュ……………………………………9

語の一部の繰り返し……………… 147-148
語の折りたたみ（telescoping）…… 9-10, 16, 19, 29, 33, 70, 145, 147, 155-157
語の繰り返し………… 17, 25, 38, 80, 108, 147-148
語の短縮（折りたたみ）………………… 65-66
語の部分の繰り返し…………………… 38, 67-68
語尾音節の繰り返し………………………79
コミュニケーション要素…………………28, 93
語や音節の繰り返し……………………… 174
語や句の繰り返し………………………… 10, 29
語用論……… 22, 38, 58, 86, 94, 96, 110, 113, 115, 141

〈サ〉
最終音節の繰り返し………………………75
再発………………………… 18, 93, 97, 116-117, 142, 171
暫定的定義……………………………………7

〈シ〉
自覚………………………………… 29, 56
自己観察………………………… 103, 105, 124
自己観察表………………………… 98, 103
自己修正……………………… 89-90, 97, 123, 124
自己受容……………………………… 117
自己訂正……………………………… 103
自己統制力………………………………92
自己認識……………………… 52, 89, 91, 95, 124, 142
自己認知……………………………… 101
自己評価………………………… 90, 98, 144, 167, 172
自己モニタリング…… 23, 35, 43, 62, 91, 95-96, 105, 117, 121, 124, 127, 132
自己モニタリングのスキル………………………96
視聴覚フィードバック（Audio-Visual Feedback, AVF）………… 52, 111, 113-114, 118, 121, 133
失行………………………………………76
失語…………………………………………5
失語症………………………………………70
実践に基づくエビデンス……………… v, 9, 18
自閉症スペクトラム障害（autism spectrum disorders, ASD）…………………… vi, 68, 80
習慣化……………………………… 89-90, 97, 100
集中的訓練…………………………………95
柔軟性のある流暢発話の探索（Flexible Fluency Search, FFS）………………… 116, 117
周波数変換聴覚フィードバック（Frequency Altered Auditory Feedback, FAF）………… 134
宿題……………………… 99-102, 105-107, 126, 140
純粋なクラタリング………………… 12, 14
状況別発話チェックリスト………… 66, 95, 176, 177
症状に対する自覚………………………… 102
症状の再発…………………………………97
症状の自覚の弱さ…………………………21
症状の認識（症状の自覚）…… 29, 97, 102, 104, 109

症状への気づき･････････････････････････････96
省略･･･7
書字･･････16, 23, 42-43, 63-64, 68, 74-76, 78, 106, 146
書字のエラー･･･････････････････････････43, 64
ジル・ド・ラ・トゥレット症候群（トゥレット症候群、TS）･･･････････････････････････････81
神経可塑性･･･････････････････････････････95-96
神経原性クラタリング････････････････････68, 78
神経原性障害･････････････････････････････････78
神経線維腫症 1 型（neurofibromatosis type 1, NE-1）･････････････････････････････68, 82
心身機能･････････････････････････････････････21
心身機能と身体構造･･･････････････････････････20
身体機能･････････････････････････････････････21
診断的課題･･････････････････････････････････111
診断的訓練･･････････････94, 97, 104, 114-115, 133
診断的治療･････････････vi, 97, 103-104, 111, 113
診断的・治療的訓練･････････････････････････114
診断的評価･･･････････････････････････････45, 69
診断のための訓練･････････････････････105-106, 109

〈ス〉
スティグマ（烙印）･･････････････････････30, 170
スポンディー････････････････････････････････122

〈セ〉
脆弱 X 症候群（fragile X syndrome, FXS）･･･46, 68, 80
正常範囲あるいは非吃音中核的な非流暢性（non-stuttering-like disfluencies, NDF）･･･････････60
「正常範囲の」非流暢･････････････････････････70
正常範囲非流暢性･･･3, 10, 12, 19, 25-26, 28-29, 34, 37-38, 46, 55-56, 59-60, 66, 68, 75, 79-80, 91
正常範囲非流暢性症状･････7, 9, 11, 37-38, 55-56, 60-61, 68-71, 73, 75, 81-83, 116, 147-149, 154, 158, 166, 176
正常範囲非流暢性症状と吃音中核症状･･･････････147
正常範囲非流暢性症状の数（頻度）･･････････････60
正常範囲非流暢性症状の比率･･･････････････････73
正常範囲非流暢性頻度･････････････････････････58
セルフモニタリング･･････････････････････････104
前帯状皮質（anterior cingulate cortex, ACC）･･･15

〈ソ〉
躁うつ病･････････････････････････････････････46
速度が不規則･････････････････････････････････7
阻止（ブロック）････････････････････････148, 169

〈タ〉
対人コミュニケーション要素･･･････････････････29
大脳基底核･････････････････････8, 12, 15, 46, 78, 81
大脳基底核回路･･･････････････････････････････15

ダウン症候群（Down syndrome, DS）･･･12-13, 68, 79
多音節語･･･9, 19, 33-34, 62, 64, 70-73, 77-78, 90, 92, 99, 106-107, 109, 145
多音節語の繰り返し･････････････････････････147
多音節語の短縮･･･････････････････････････････62
タッピング･･･92, 98-99, 104, 106-107, 109, 122-123, 136
多発性硬化症（multiple sclerosis, MS）･･･････････78
短期集中･････････････････････････････････････99
短期目標････････････････････････････････････101
単語構造のエラー･････････････････････････････10
単語・句の繰り返し･･･････････････････････････23
単語の折りたたみ･････････････････････････76, 80
単語の繰り返し･･･････････････････････････････43
単語の検索･･････････････････････････････････127
短時間の集中訓練･････････････････････････････87
単調･････････････････････････････40, 42, 129, 137
単調さ･･･････････････････････････････････････39
単調な抑揚パタン････････････････････････････137
単なる早口（tachylalia）･･･････････････60, 68, 76

〈チ〉
遅延聴覚フィードバック（delayed auditory feedback, DAF）･･･････････････････････44, 133-134
知的障害（intellectual disabilities, ID）･･････46, 50, 60, 70, 74-76, 79
知的障害者･･･････････････････････････････････46
注意･･･11, 15, 22-30, 39-40, 43-44, 52, 56-57, 62, 73, 76, 82, 86, 89, 97, 100, 103-105, 111, 116, 122-123, 125, 127, 132-134, 136, 138-141, 146, 158, 168
注意欠陥・多動性障害（AD/HD）･･････31, 50, 82
注意力････････････････････････････26-28, 40, 146
中枢性聴覚処理･･･････････････････････････････15
中枢的での言語･･･････････････････････････････78
中枢での言語の不均衡（Central Language Imbalance, CLI）･･･････････････････････････････4, 22
調音結合（overcoarticulation）･･･10, 33-34, 36, 38, 65, 70, 107, 132, 160
聴覚記憶･････････････････････････････16, 44, 63
聴覚・視覚フィードバック訓練･････････････････88
聴覚処理･････････････････････････････････････44
聴覚処理障害･････････････････････････････････52
聴覚的知覚･･････････････････････････････････132
聴覚的認識･･･････････････････････････113-114, 132
聴覚的弁別･･････････････････････････････････132
聴覚的モニタリング･･････････････････62, 121, 131
聴覚フィードバック･････････････････････････133
長期目標････････････････････････････････････101
治療計画（訓練計画）･･･28, 43, 52, 94, 97, 111, 113, 114-116, 126
治療的介入･･････････････････････････････････112

〈ツ〉
つなぎ言葉（フィラー）........................ 25, 33

〈テ〉
ディアドコキネシス............................ 57, 145
手書き... 63-64

〈ト〉
動機づけ......... 98, 101, 111-112, 128-129, 131, 173
統語性クラタリング... 19-20, 29, 38, 43, 71, 94, 113, 115, 129
統語的プランニング...................................65
統語符号化...................................... v, 24, 27
統制感覚...91
トゥレット症候群......................................68
特異的言語障害（Specific Language Impairment, SLI）................................... 17, 51, 68, 78
特定不能の広汎性発達障害（PDD-NOS）.........80

〈ナ〉
内的修正...90
内的動機.. 51, 95
内的動機づけ............................... 53, 97, 106
内的統制（内部要因思考）(internal locus of control).................. 96, 100-101, 105, 107, 120, 124
内的なモニタリング............................ 27, 88
内的フィードバックループ............ 88, 97, 121, 124
ナイトキャンドル効果........................ 40-41, 129
内発的動機..46

〈ニ〉
認知行動療法............................ 91, 117, 173
認知再構成................................. 100-101, 113
認知要素............................... 28-29, 89-90, 92

〈ノ〉
脳内辞書（Mental Lexicon）........ 23, 27, 75, 108

〈ハ行〉
パーキンソン病（Parkinson's disease, PD）... 15, 46, 70, 78, 129
バイリンガル.................................... 53-54
発語失行....................................... 35, 50, 77
発生率.. 11, 14
発達性吃音（developmental stuttering, DS）.....81
発達性発語失行（developmental apraxia of speech, DAS）................................. 36, 68, 76-77
発話運動................... 3, 42, 86, 88, 92, 96, 159
発話運動スキル.....................................107
発話運動制御................................. 64-66, 70-71
発話運動能力.................................. 64, 155
発話運動面..117

発話・運動要素............................... 28, 92
発話エラー................................... 25-26
発話が不明瞭.....................................33
発話産出......... 2-3, 11, 15-18, 25-26, 35, 42-44, 50, 56-57, 60-61, 65, 71, 79, 83, 104, 121-122, 124, 132, 134, 138, 147
発話症状.. 114
発話症状の気づき............................... 105
発話制御..91
発話速度............ vi, 2-4, 7-11, 15-19, 21-29, 33-35, 37-39, 43, 45-47, 52-56, 58-67, 69-71, 76-78, 81-83, 88-90, 92-93, 107-109, 113-120, 123-124, 127, 129, 132-136, 145, 167, 172-173, 176
発話速度課題..................................... 102
発話速度制御............................ 3, 5, 8, 21
発話速度調節の問題............................25
発話のエラー......................................43
発話の自覚....................................... 105
発話の不明瞭さ............................ 62, 114
発話のリズム............................... 41-42, 114
発話不明瞭性......................................23
発話プランニング......... 15, 27, 59, 70, 107, 128
発話への意識......................................89
発話明瞭性の低下....................... 10, 22, 79
発話明瞭度（性）........ v, 3, 9-10, 33, 36, 39-43, 47, 56, 61-63, 78-79, 86, 90, 92, 94, 110, 114, 117, 125-127, 173
発話リズム........... 7, 21, 38, 113, 123, 135, 136
早口.. 76, 80
汎化.......................... vi, 97-98, 112-113, 116, 123

〈ヒ〉
引き伸ばし...... 3, 25, 38, 60, 62, 67-68, 70, 82, 117, 148
低い明瞭度.................................. 59, 176
ピッチ（pitch：声の高さ）... 39, 40, 42, 45, 66, 134, 137
否定的なスティグマ（烙印）...... vi, 29, 31, 72, 74, 117
非典型的な非流暢性症状........................79
人の属性に対する公衆の意見調査　試験版.........30
表出言語の遅れ....................................22
非流暢性症状（正常範囲非流暢性症状）.........33
非流暢性症状比率............................ 70-71
非流暢性比率（ratio of disfluencies, RDF）...... 73, 104, 148

〈フ〉
フィードバックループ...... 89-90, 104, 110-111, 117, 124-125, 130
フィラー... 146
不完全な文..10

不規則な構音速度……………………………… 9
不規則な抑揚パタン…………………………… 146
負の練習………………………………………… 117
不明瞭な発音……………………………………33
不明瞭な発話……………………………… 26, 28
プラニング…… v, 19, 23, 25-27, 29, 35-38, 42, 44-45, 55, 59, 64, 70, 75-76, 88-89, 92, 127, 129-130, 136, 145-146, 155
フレージング（句切り）… 37, 39, 42, 115, 117, 129, 134
プログラミング…………………………………27
プロソディー……………………………………81
ブロック（阻止）… 3, 25, 38, 60, 62, 68-69, 82, 128, 169-171
文構造のエラー………………………… 17, 73, 76
文の言い直し……………………………………17
文の形式化………………………………………26
文法的誤り………………………………………76
文法符号化………………………………………19

〈ヘ〉
平均構音速度（Mean Articulatory Rate, MAR）
……………… 53, 55, 58-60, 66, 71, 73, 82, 133, 150-151, 158, 166

〈ホ〉
母音の中和………………………………………56
ポーズ（話の間）…… 7, 9-11, 23, 25, 33-34, 36-39, 41-42, 45, 58-59, 65, 69-70, 73, 76, 82, 94, 99, 108, 113-115, 117-120, 127-131, 133-134, 136-137, 145, 150, 155-158, 172, 174, 176
ポジティブ心理学……………………………… 117
補足運動野（supplementary motor area, SMA）
………………………………………………15

〈マ〉
マインドフルネス……………………………… 117
迷い発話（maze behavior）………………… 25-26

〈メ〉
明瞭度（性）の低下…………… 18, 57, 81, 87, 120
メトロノーム…………………………… 121-122, 169

〈モ〉
モニター…………………………………… 15, 26
モニタリング… xvi, 15, 18, 23-28, 30, 43, 63, 86-88, 90, 95-96, 104-105, 110, 128
モニタリングスキル…………………… vi, 30, 104
モニタリングの欠如……………………………21
モニタリングの内在化………………………… 125
モニタリングのループ（フィードバックループ）
……………………………………………… 131
物語再生… 3, 16, 55-56, 59, 60, 63, 73, 76, 144-145, 147, 149-150, 153, 158, 166

〈ユ〉
有病率…………………………………… 11-14, 68

〈ヨ〉
抑揚… 21, 23, 33, 39-43, 111, 113-114, 120, 129, 133, 137
抑揚課題……………………………………… 102
抑揚の単調さ……………………………… 39-40
抑揚パタン……………………… 39, 133, 137, 173
読み書き障害…………………………………22, 50

〈ラ〉
乱雑さと落ち着きのなさ………………………22

〈リ〉
罹患率……………………………………………15
リズム…………………………………… 114, 124
リズム障害……………………………………… 5
リズムと抑揚の障害……………………………22
リズムパタン……………………………………53
流暢性形成法………………………………… 116
流暢性障害の鑑別診断プロトコル………… 158, 166
流暢性促進法……………………………………93
流暢性評価バッテリー… 3, 50-51, 54, 58, 60, 62, 95, 103-104, 109

〈レ〉
連続引算課題……… 93, 100, 104, 109-111, 133, 136
レンマ（形態素）………………………………27

〈ロ〉
ロールプレイ…………………………………… 117

〈ワ〉
話者交代（ターン・テーキング）… 38, 45, 94, 117, 128, 134, 136, 141, 146

著者紹介

Yvonne van Zaalen（イヴォンヌ・ヴァンザーレン）博士

研究者で臨床家であり、招待されて多数の講演会で話している。クラタリングの本質と鑑別診断・治療に関する彼女の考えは、流暢性障害の専門領域を世界的に先導するものである。オランダのアイントホーフェンにあるフォンツィス（Fontys）大学の保健革新技術（Health Innovations and Technologies）学科の准教授でかつ主任教授として、健常者と知的障害者の（非）流暢な発話の発話産出と言語処理過程に関する科学的研究と教育を担当している。van Zaalen博士は指導的立場にある流暢性障害専門家として、クラタリングと吃音のある人々の臨床経験を25年以上積み重ねている。彼女は国際クラタリング学会（International Cluttering Association）の会長である（訳注：本書の原文が出版された2015年まで在任）。van Zaalen博士は米国吃音財団のDeso Weiss賞を授与されている。

Isabella K. Reichel（イザベラ・K・レイチェル）博士

ニューヨークにあるトゥーロ（Touro）大学大学院言語病理学専攻の准教授である。30年以上吃音とクラタリングの治療を専門としている。国際クラタリング学会の国際代表委員会の委員長として、学会の多国間協働による研究、出版、セミナー事業の調整役をしている。クラタリングの大学院のコースを常に教えている、北米では数少ない教育者である。

訳者紹介

森　浩一（もり　こういち）［監訳、監訳者まえがき］
　耳鼻咽喉科医師、医学博士（神経科学）
　国立障害者リハビリテーションセンター自立支援局長
　1992年頃より吃音の脳機能についての研究を始め、その後、吃音の行動実験や治療方法の開発研究を行い、2011年より所属施設の病院耳鼻咽喉科で成人吃音相談外来を担当している。日本吃音・流暢性障害学会理事、日本音声言語医学会評議員。

宮本　昌子（みやもと　しょうこ）［監訳、序文、著者序言、第1章、監訳者あとがき］
　言語聴覚士、博士（教育学）
　筑波大学人間系（障害科学域）准教授
　2000年頃より早口言語症と吃音の鑑別診断についての研究を始め、クリニックや教育相談で臨床を行う。2009年よりことばの教室で専門家相談を担当する。日本吃音・流暢性障害学会クラタリング検討ワーキンググループ委員長。

阿栄娜（あるな）［第2.1章～第2.2.6章］
　国立障害者リハビリテーションセンター研究所感覚機能系障害研究部・日本学術振興会外国人特別研究員

安　啓一（やす　けいいち）［第2.2.7章～第2.4章］
　筑波技術大学産業技術学部産業情報学科助教

酒井　奈緒美（さかい　なおみ）［第3.1章～第3.2.4章］
　国立障害者リハビリテーションセンター研究所感覚機能系障害研究部聴覚言語機能障害研究室長

飯村　大智（いいむら　だいち）［第3.3章～第3.3.9章、第6.1章～第6.5.3.3章］
　医療法人社団富家会富家病院リハビリテーション室

今富　摂子（いまとみ　せつこ）［第3.4章～第3.4.4章、付録］
　目白大学保健医療学部言語聴覚学科准教授

原　由紀（はら　ゆき）［第3.4.5章～第3.5章］
　北里大学医療衛生学部リハビリテーション学科言語聴覚療法学専攻講師

見上　昌睦（けんじょう　まさむつ）［第4.1章～第4.4.1章］
　福岡教育大学特別支援教育講座教授

川合　紀宗（かわい　のりむね）［第4.4.2章～第4.5章］
　広島大学学術院（大学院教育学研究科・大学院国際協力研究科）教授・大学院教育学研究科附属特別支援教育実践センター長

前新　直志（まえあら　なおし）［第5.1章～第5.6章］
　国際医療福祉大学保健医療学部言語聴覚学科教授

小林　宏明（こばやし　ひろあき）［第5.6.1章～第5.8章］
　金沢大学人間社会研究域学校教育系教授

灰谷　知純（はいたに　ともすみ）［第6.5.3.4章～第6.7章］
　国立障害者リハビリテーションセンター研究所感覚機能系障害研究部流動研究員

装丁　有泉武己

クラタリング［早口言語症］
──特徴・診断・治療の最新知見　　　　　　　　　　©2018

2018年7月25日　初版第1刷発行

著　者　イヴォンヌ・ヴァンザーレン
　　　　イザベラ・K・レイチェル
監訳者　森　　浩一
　　　　宮本　昌子
発行者　杉本　哲也
発行所　株式会社 学 苑 社
　　　　東京都千代田区富士見2-10-2
　　　　電話(代)　03（3263）3817
　　　　fax.　　 03（3263）2410
　　　　振替　　 00100-7-177379
印　刷　藤原印刷株式会社
製　本　株式会社難波製本

検印省略　　　　　乱丁落丁はお取り替えいたします。
　　　　　　　　　定価はカバーに表示してあります。

ISBN978-4-7614-0800-8　C3037

吃音検査法 第2版

小澤恵美・原由紀・鈴木夏枝・森山晴之・大橋由紀江・餅田哲希子・坂田善政・酒井奈緒美 解説●本体5000円+税/検査図版●本体14000円+税

第2版より検査図版と解説が別売りとなった。解説にはスピーチサンプル（CD-ROM）に加え、症状サンプル（DVD）を付加。「吃音症状および非流暢性の分類」などを再構成した。

シリーズきこえとことばの発達と支援 特別支援教育における
吃音・流暢性障害のある子どもの理解と支援

小林宏明・川合紀宗編著●B5判／本体3500円+税

最新の知見を織り交ぜながら、包括的に吃音を評価、指導・支援する方法について具体的に詳述する。

自分で試す 吃音の発声・発音練習帳

安田菜穂・吉澤健太郎 著●A5判／本体1600円+税

吃音の理解を深め、余分な力を抜いたゆっくりな話し方を日常の困る場面で使えるようにするための書。

成人吃音とともに
▼文章と写真と映像で、吃音を考える

北川敬一 著●A5判／本体3200円+税

さまざまな吃音に関するインタビューから、進学、就職、結婚を考えていく書。付録に60分インタビューDVD

心理・医療・教育の視点から学ぶ 吃音臨床入門講座

早坂菊子・菊池良和・小林宏明 著●B5判／本体1900円+税

吃音の問題について、心理、医療、教育という点からそれぞれの専門家が講義したものをまとめたテキスト。

エビデンスに基づいた吃音支援入門

菊池良和 著●A5判／本体1900円+税

吃音外来医師の著者が、マンガや図表を多用し、吃音の最新情報から支援までをわかりやすく解説。長澤泰子氏推薦！

小児吃音臨床のエッセンス ▼初回面接のテクニック

菊池良和 編著●B5判／本体2300円+税

第一線で活躍している臨床家17名が、初回面接の心得を伝授。次の面接へのつなぎ方など具体例そして資料満載の書。

吃音のリスクマネジメント ▼備えあれば憂いなし

菊池良和 著●A5判／本体1500円+税

「子どもが、からかわれたらどうしよう」と心配な親御さん、吃音の相談に戸惑う医師やST、ことばの教室の先生のために。

子どもの吃音 ママ応援BOOK

菊池良和 著 はやしみこ イラスト●四六判／本体1300円+税

吃音の誤解と正しい情報を知れば、子どもの接し方がわかり、子どももママも笑顔が増えること間違いなし。

吃音のある学齢児のためのワークブック
▼態度と感情への支援

L・スコット編 K・A・クメラ N・リアドン 著
長澤泰子 監訳 中村勝則 訳●B5判／本体2500円+税

吃音に対する態度や感情の実態把握と支援の方法を、すぐに使える教材と豊富な指導事例と共に、わかりやすく解説。

学齢期吃音の指導・支援 改訂第2版
▼ICFに基づいたアセスメントプログラム

小林宏明 著●B5判／本体3600円+税

多くの現場の教師や言語聴覚士に活用されているプログラムの改訂版。プログラムはより簡素化され、資料なども大幅加筆。

るいちゃんのけっこんしき 絵本
▼どもってもつたえたいこと

きだにやすのり 作 木谷アンケン 絵●B5判／本体1600円+税

「どもっていたってちゃんと伝わるわ」吃音のある女の子の実話をもとにした、勇気と友情の絵本。

〒102-0071 東京都千代田区富士見2-10-2　**学苑社**
http://www.gakuensha.co.jp/　TEL 03-3263-3817（代）　FAX 03-3263-2410
info@gakuensha.co.jp